Zurück in den Beruf

Friedrich Mehrhoff, Hans-M.

Zurück in den Beruf

Betriebliche Eingliederung richtig managen

Herausgeber
Friedrich Mehrhoff, Hans-Martin Schian

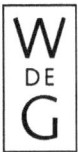

W
DE
G

de Gruyter
Berlin · New York

Herausgeber

Dr. jur. Friedrich Mehrhoff
Deutsche Gesetzliche Unfallversicherung (DGUV)
Stabsbereich für Rehabilitationsstrategien und -grundsätze
Mittelstr. 51
10117 Berlin
friedrich.mehrhoff@dguv.de

Dr. med. Hans-Martin Schian
Arzt für Arbeitsmedizin, Neurologie und Psychiatrie,
Sozialmedizin, Rehabilitationswesen, Physikalische Therapie
Sängerstr. 10
57234 Wilnsdorf
schian@iqpr.de

Das Werk enthält 22 Abbildungen und 7 Tabellen.

ISBN 978-3-11-020231-1

Bibliografische Information der Deutschen Nationalbibliothek

Die deutsche Nationalbibliothek verzeichnes diese Publikation in der Deutschen
Nationalbibliografie; detaillierte bibliografische Daten sind im Internet
über http://dnb.d-nb.de abrufbar.

Projektplanung: Dr. Petra Kowalski.
Herstellung: Marie-Rose Dobler.
Gesamtherstellung: Druckhaus „Thomas Müntzer", Bad Langensalza.
Einbandgestaltung: deblik, Berlin.

Vorwort

Überall in der Welt müssen Menschen arbeiten, um ihren Lebensunterhalt zu verdienen. Wenn, gerade bei Älteren, ihre Gesundheit und damit ihre berufliche Leistungsfähigkeit nachlassen, geraten Lebensplanungen ins Ungleichgewicht. Das wirkt sich auch auf die Betriebe aus, die auf die Arbeitskraft ihrer Beschäftigten angewiesen sind. In diesen Situationen bewährt sich eine soziale Sicherung, die neben präventiven Strategien und finanziellen Hilfen die Anstrengungen auf die betriebliche Wiedereingliederung richtet. Die Ärzteschaft stellt oft die entscheidenden Weichen auf dem Weg „zurück in den Beruf".

Wer es tatsächlich schafft, nach einem schweren Unfall, einer längeren Erkrankung oder trotz chronischer Krankheit wieder in die vertraute Arbeitsumgebung zurückzukehren, wird erkennen, wie viele verschiedene Helfer dazu beigetragen haben. Dieses Buch soll eine im deutschsprachigen Raum bisher einmalige Fundgrube für alle diese Beteiligten eröffnen. Es ist interdisziplinär, ganzheitlich und integrativ angelegt. Die Verfasser der Beiträge suchen den Dialog mit den Lesern, um bei der nächsten Auflage noch aktueller zu sein. Interessenten für die Mitwirkung oder Übernahme von Beiträgen sind willkommen.

Unser Dank gilt dem deGruyter Verlag und im Besonderen Frau Dr. Kowalski für die fachlichen Begleitung und Umsetzung des Buchprojekts. Aber ohne das ideelle Engagement der Autoren, die praktisch ohne finanzielle Gegenleistung ihre Freizeit investiert haben, wäre die Idee nicht umsetzbar gewesen. Der Zuspruch unserer Ehefrauen hat uns zusätzlich motiviert. Und nicht zuletzt haben die finanzielle Unabhängigkeit und die beruflichen Einflüsse aus unseren Haupttätigkeiten diese publizistische Anstrengung ermöglicht. Diese Ausgangslage ist nicht selbstverständlich.

Berlin, Davos und Siegen im Juli 2009   Die Herausgeber

Inhalt

Autorenverzeichnis

Prof. Dr. Jürgen Fischer
FA für Innere Medizin
Ärztlicher Direktor und Leiter der
Klinik Norderney
Deutsche Rentenversicherung Westfalen
Kaiserstr. 26
26548 Nordseeheilbad Norderney
fischer-norderney@t-online.de

Dr. Ulrich Funke
Gesundheitswesen
Audi AG
Neuenburger Str. 75
85045 Ingolstadt
ulrich.funke@web.de

Dr. Detlef Glomm
FA für Arbeitsmedizin
BAD, Gesundheitsvorsorge
und Sicherheitstechnik GmbH
An der Waschau 9
25704 Meldorf
detlef.glomm@t-online.de

Dr. Klaus Klimczyk
FA für Orthopädie
FA für Physikalische und Rehabilitative
Medizin
Spezielle Schmerztherapie
Leiter des Schmerzzentrums
Fachklinik Enzensberg
Höhenstr. 56
87629 Hopfen am See
klaus.klimczyk@fachklinik-enzensberg.de

Dr. Erich Knülle
Arzt für Innere Medizin und
Arbeitsmedizin
FORD-Werke Köln
Leiter Arbeitseinsatz, Rehabilitation
Köln-Niehl
Henry-Ford-Str. 1
50725 Köln
eknuelle@ford.com

Dr. Oliver Kuhnt
Psychologischer Psychotherapeut
Klinischer Neuropsychologe (GNP)
Spezielle Schmerzpsychotherapie
Schmerzzentrum der Fachklinik Enzensberg
Höhenstr. 56
87629 Hopfen am See
oliver.kuhnt@fachklinik-enzensberg.de

Prof. Dr. Stephan Martin
Westdeutsches Diabetes- und
Gesundheitszentrum
am Sana Krankenhaus Gerresheim
Sana Kliniken Düsseldorf
Gräulinger Str. 120
40625 Düsseldorf
s.martin@sana-duesseldorf.de

Dr. Friedrich Mehrhoff
Deutsche Gesetzliche Unfallversicherung
(DGUV)
Stabsbereich für Rehabilitationsstrategien
und -grundsätze
Mittelstr. 51
10117 Berlin, Germany
friedrich.mehrhoff@dguv.de

Prof. Dr. Rolf Merget
Leiter der klinischen Arbeitsmedizin
Berufsgenossenschaftliches Forschungs-
institut für Arbeitsmedizin (BGFA)
Institut der Ruhr-Universität Bochum
Bürkle-de-la-Camp-Platz 1
44789 Bochum
merget@bgfa.ruhr-uni-bochum.de

Prof. Dr. Monika Reuss-Borst
FÄ für Innere Medizin, Rheumatologie,
Internistische Onkologie, Hämatologie
Chefärztin der Klinik Am Kurpark
Rehazentren der Deutschen Renten-
versicherung Baden-Württemberg
Kurhausstr. 9
97688 Bad Kissingen
m.reuss-borst@rehaklinik-am-kurpark.de

Dr. Gisela Riedl
FÄ für Physikalische und Rehabilitative
Medizin
FÄ für Arbeitsmedizin
Certified Disability Management
Professional (CDMP)
Leiterin Bereich Reha/Case Management
Support
Fachklinik Enzensberg
Höhenstr. 56
87629 Hopfen am See
gisela.riedl@fachklinik-enzensberg.de

Ralf Schesser
Manualtherapeut, OMT-DVMT,
Schmerztherapie
Master of Physiotherapy (University of
South Australia)
Physiotherapeutische Leitung Schmerz-
zentrum, Orthopädie und Traumatologie
Fachklinik Enzensberg
Höhenstr. 56
87629 Hopfen am See
ralf.schesser@fachklinik-enzensberg.de

Dr. Hans-Martin Schian
Arzt für Arbeitsmedizin, Neurologie und
Psychiatrie,
Sozialmedizin, Rehabilitationswesen,
Physikalische Therapie
Sängerstr. 10
57234 Wilnsdorf
schian@iqpr.de

Dr. Michael Spallek
Arzt für Arbeitsmedizin, Chirotherapie,
Sportmedizin, Umweltmedizin
Trineweg 13
34225 Baunatal
michael.spallek@volkswagen.de

Jens Thiemich
Fachreferent für Ergonomie
Volkswagen Nutzfahrzeuge,
Gesundheitswesen
Brieffach 2594
Postfach 210580
30405 Hannover
jens.thiemich@volkswagen.de

Abkürzungsverzeichnis

ABD	Arbeitsgemeinschaft für Berufs- und Umweltdermatologie
AGG	Allgemeine Gleichbehandlungsgesetz
AGS	Ausschuss für Gefahrstoffe der Bundesanstalt für Arbeitsschutz und Arbeitsmedizin
AHB	Anschlussheilbehandlung
APMS	Arbeitsplatzmanagementsystem
AR	Anschlussrehabilitation
ArbschG	Arbeitsschutzgesetz
ASiG	Arbeitssicherheitsgesetz
AU	Arbeitsunfähigkeit
AWMF	Arbeitsgemeinschaft Wissenschaftlich-Medizinischer Fachgesellschaften
ÄZQ	Ärztliche Zentrum für Qualität in der Medizin
BA	Bundesagentur für Arbeit
BAG	Bundesarbeitsgericht
BAR	Bundesarbeitsgemeinschaft für Rehabilitation
BAUA	Bundesanstalt für Arbeitsschutz und Arbeitsmedizin
BEM	betriebliches Eingliederungsmanagement
BFW	Berufsförderungswerk
BG	Berufsgenossenschaft
BGF	betriebliche Gesundheitsförderung
BGI	Berufsgenossenschaftliche Informationen
BGM	betriebliches Gesundheitsmanagement
BIH	Bundesarbeitsgemeinschaft der Integrationsämter und Hauptfürsorgestellen
BK	Berufskrankheit
BKV	Berufskrankheiten-Verordnung
BMAS	Bundesministerium für Arbeit und Soziales
BMI	Body-Mass-Index
BMWF	Bundesministerium für Wissenschaft und Forschung
BWS	Brustwirbelsäule
CBDMA	Consensus-Based Disability Management Audit
CDMP	Certified Disability Management Professionals
COBRA	chronische obstruktive Bronchitis, ambulant
CRF	cancer-related fatigue
CRPS	chronic regional pain syndrome
DGP	Deutsche Gesellschaft für Pneumologie und Beatmungsmedizin
DGRW	Deutsche Gesellschaft für Rehabilitationswissenschaften
DGUV	Deutsche Gesetzliche Unfallversicherung
DHS	Deutschen Hauptstelle für Suchtfragen
DMP	Disease-Management-Programme
DOT	Dictionary of Occupational Titles

DRV	Deutsche Rentenversicherung
DVfR	Deutsche Vereinigung für Rehabilitation
EAWS	European Assembly Worksheet
EFL	Evaluation funktioneller Leistungsfähigkeit
EinsatzWVG	Einsatz-Weiterverwendungsgesetz
EntgeltFG	Entgelt-Fortzahlungsgesetz
EU	Europäische Union
EuGH	Europäischer Gerichtshof
fokus	funktionsorientierte körperliche Untersuchungssystematik
GdB	Grad der Behinderung
GKV	gesetzliche Krankenversicherung
HWS	Halswirbelsäule
IASP	International Association for the Study of Pain
ICD	International Classification of Diseases
ICF	International Classification of Functioning, Disability and Health
IGT	impaired fasting glucose
ILO	Internationale Arbeitsorganisation
IMBA	Integration von Menschen mit Behinderungen in die Arbeitswelt
iqpr	Institut für Qualitätssicherung in Prävention und Rehabilitation
IVSS	Internationale Vereinigung für Soziale Sicherheit
KBV	Kassenärztliche Bundesvereinigung
KKH	Kaufmännische Krankenkasse Hannover
KMU	kleine und mittlere Unternehmen
LWK	Lendenwirbelkörper
LWS	Lendenwirbelsäule
MBO	Medizinisch-beruflich orientierte Rehabilitation
MDMA	Methylendioxy-N-methylamphetamin
MELBA	Merkmalprofile zur Eingliederung Leistungsgewandelter und Behinderter in Arbeit
MSLT	multipler Schlaf-Latenz Test
MWT	multipler Wachbleibe-Test
NAFDM	Nationales Aktionsforum Diabetes mellitus
NASA	Nationales Ambulantes Schulungsprogramm für erwachsene Asthmatiker
NIDMAR	National Institute on Disability Management and Research
OAD	orale antidiabetische Medikamente
PHS	Periarthropathia humeroscapularis
PTB	posttraumatische Belastungsstörung
PTCA	perkutane transluminale Koronarangioplastie
RADS	reactive airways dysfunction syndrome
RTWC	Return to Work Coordinator
SAR	Schweizerische Arbeitsgruppe für Rehabilitation
SGB	Sozialgesetzbuch
THC	Tetrahydrocannabinol
UV	Unfallversicherung
UVMG	Unfallversicherungs-Modernisierungsgesetz
VDBW	Verband Deutscher Betriebs- und Werksärzte

WAI	Work Ability Index
WHO	World Health Organization
ZNS	Zentralnervensystem

1 Einleitung

Friedrich Mehrhoff und Hans-Martin Schian

1.1 Ziele

Im deutschsprachigen Raum fehlte bislang ein Nachschlagewerk über das Wissen und die Erfahrungen zu der Frage: Wie kann Beschäftigten, die wegen einer Verletzung oder Erkrankung ihre berufliche Leistungsfähigkeit zu verlieren drohen, geholfen werden, damit sie erfolgreich den Weg zurück ins Arbeitsleben finden? Denn rund 95 % aller Behinderungen sind nicht angeboren. Dieses Buch will dazu beitragen, den Blick aller Beteiligten auf die verbleibenden **gesundheitlichen Potenziale und Ressourcen** von Beschäftigten zu konzentrieren statt deren Defizite zu beschreiben – mit der Folge einer weit reichenden Arbeits- oder Erwerbsunfähigkeit oder Arbeitslosigkeit. Insoweit gibt das vorliegende „Kursbuch" die Richtung an, wie in der Gesellschaft, in den Betrieben sowie bei den Leistungsträgern und Dienstleistern in der sozialen Sicherung Strukturen weiterentwickelt werden können. Im Wesentlichen dient das Buch aber als **Ratgeber** für alle, die sich mit der **betrieblichen Reintegration von Beschäftigten, Versicherten, Patienten bzw. Kunden** befassen.

1.2 Zielgruppe

Das Buch richtet sich in erster Linie an alle Ärzte, die mit ihrer Kompetenz die Weichen für eine erfolgreiche Reintegration verletzter oder erkrankter Beschäftigter ins Arbeitsleben stellen: An **Arbeits- und Sozialmediziner sowie Haus- und Fachärzte**, also auch an die **Durchgangs-(D-)Ärzte und die Spezialisten für Rehabilitation**. Zur Zielgruppe gehören zudem alle nichtärztlichen Dienstleister innerhalb und außerhalb der Betriebe, die mit ihrem Fachwissen zur Erhaltung der Beschäftigungsfähigkeit der Bürgerinnen und Bürger beitragen: Die Mitarbeiter der gesetzlichen und privaten Versicherungen und in den Integrationsämtern sowie in den Gesundheitseinrichtungen, etwa **Reha-Berater, Gesundheitsförderer, Technischer Aufsichtsdienst, Ergotherapeuten oder Disability Manager**. Hinzu kommen die Akteure im Betrieb, seien es **Personaler, Interessenvertreter der Beschäftigten oder Sozial- und Gesundheitsdienste**. Die ideale Unterstützung Betroffener gelingt nur durch das Zusammenwirken aller Beteiligter mit gemeinsamen Erkenntnissen und der zentralen Überzeugung: Im Mittelpunkt steht der Mensch – und in diesem Buch besonders seine Beschäftigungsfähigkeit!

1.3 Autoren

Jeder der beteiligten Autoren steht hinter dem Ziel dieses Buches und repräsentiert Kompetenzen und Erfahrungen im „Return to Work": Als Facharzt für Arbeitsmedizin oder/und mit (einer) weiterer Facharztbezeichnung(en) sowie zusätzlich mit besonderen Kenntnissen als Betriebs- und Werksarzt oder in der Rehabilitationsmedizin oder sogar als zertifizierter Disability Manager.

Allen Autoren ist bewusst, dass oft außermedizinische Faktoren für den Reintegrationserfolg ausschlaggebend sind. Ihnen gebührt hohe Anerkennung, in einem noch am Anfang stehenden und sozialpolitisch kritischem Handlungsfeld den Mut zu haben, Ratschläge aus ihrer beruflichen Erfahrung nachlesbar an andere Beteiligte im Reintegrationsprozess weiterzugeben, obwohl vieles davon noch nicht „evidenzbasiert" ist – auch bei Verwendung internationaler Veröffentlichungen. Weiteren Auflagen bleibt vorbehalten, die Aussagen dieses Buches zusätzlich abzusichern und die Beiträge zu erweitern.

1.4 Gliederung

Den Hauptteil des Buches bilden die Beiträge über die in der Praxis am **häufigsten** auftretenden **Krankheitsbilder** mit der einheitlichen Vorgabe, Anleitungen zu erstellen, wer was wie mit wem wann tun sollte, um verletzte oder erkrankte Beschäftigte erfolgreich ins Arbeitsleben zu reintegrieren – sowohl in Groß-, Mittel- und Kleinbetrieben. Die **alphabetische Anordnung** dieser Beiträge erleichtert den Lesern die Orientierung beim Nachschlagen. Trotz der Einzigartigkeit jedes Beitrags haben sich alle Autoren an die Umfangsbegrenzung und an Querschnittsthemen gehalten, wie etwa **Früherkennung, Leistungsfähigkeit, Vernetzung, Selbstbestimmung und Nachsorge** als Erfolgsfaktoren für eine berufliche Reintegration.

Den Fachbeiträgen vorangestellt sind nähere Erläuterungen zu diesen Aspekten, und zwar „Allgemeine Leitgedanken" (Kap. 3) ebenso wie ein Überblick über die „Rechts- und Sozialordnung" (Kap. 2), die entweder Anreize oder Fehlanreize für die Beteiligten bietet und Begriffe klärt wie „betriebliche Wiedereingliederung", „betriebliches Eingliederungsmanagement", „stufenweise Wiedereingliederung" oder „Leistungen zur Teilhabe im Arbeitsleben".

1.5 Abgrenzung

Dieses Buch tritt nicht mit Lehrbüchern der Medizin und des Rechts in Konkurrenz. Grundlegende Kenntnisse, auch zur Berufskunde, werden vorausgesetzt und genutzt. Die Ausführungen konzentrieren sich, unter Berücksichtigung der Seitenbegrenzung, auf die **Tipps zur betrieblichen Reintegration** unterschiedlich kranker Beschäftigter in Einzelfällen, ohne generell und abschließend zu definieren, welcher Arbeitsplatz oder Beruf für wen noch eröffnet oder verschlossen ist. Indes hilft das Buch bei der zunehmend wichtigeren **Begutachtung**, etwa **von Leistungen zur Teilhabe am Arbeitsleben**, die den Entscheidungen der Versicherungen über Renten oder Schadensersatz vorgelagert ist. An diesem Ansatz können sich Bücher zur Begutachtung orientieren. Erkenntnisse über Berufskrankheiten will der vorliegende Titel hingegen nicht weiterentwickeln. Die Risiken, einen Unfall oder eine Erkrankung während der Arbeit zu erleiden, sind nur für die Einschätzung einer nachhaltigen betrieblichen Reintegration von Bedeutung, also um präventiv Risikofaktoren für die Zukunft auszuschließen.

2 Rechts- und Sozialordnung

Friedrich Mehrhoff

2.1 Einleitung

Eigentlich sollte niemand etwas gegen die betriebliche Reintegration Beschäftigter mit gesundheitlichen Störungen einwenden. Fast alle profitieren davon. Der Staat möchte, nicht zuletzt wegen der verlängerten Lebensarbeitszeiten, dass die Bürgerinnen und Bürger beschäftigungsfähig bleiben. Viele Unternehmer können wegen der demografischen Entwicklung gute und ausgebildete Mitarbeiter nicht so leicht entbehren. Die Beschäftigten müssen selbst etwas für die Stärkung und die Kontinuität ihrer Arbeitskraft tun, auch weil das bisherige Leistungsspektrum der sozialen Sicherung in Fällen vorzeitiger Erwerbsminderung nicht mehr wie bisher über Solidarsysteme finanzierbar ist. Und vielen Dienstleistern für die Betriebe müsste das Ziel der betrieblichen Reintegration entgegenkommen, weil z. B. die Ärzte und Integrationsdienste daran verdienen oder, wie die Versicherungen, davon profitieren, indem sie dauernde Geldleistungen oder Schadensersatz sparen.

Trotz dieser Win-Win-Situation tauchen immer wieder Spannungen und Barrieren auf, die es zu überwinden gilt. Das liegt an unterschiedlichen ökonomischen und sozialen Interessen. Anreize, mitunter auch Fehlanreize, einer erfolgreichen betrieblichen Reintegration gibt der Staat durch die Rechtsordnung vor. Viele Arbeitgeber meinen, die Rechte der Schwerbehinderten und die Sozialleistungen seien zu komfortabel, so dass Beschäftigte eher nach diesen Vergünstigungen streben als zurück in die Arbeit. Das Ansehen jener in der Gesellschaft, die noch mit 55 Jahren arbeiten, scheint geringer als das derjenigen, die es geschafft haben, eine Frührente zu erhalten. In diesem Spannungsfeld agieren die Sozialversicherungen, wenn sie die gesetzliche Vorgabe umsetzen wollen, der beruflichen Teilhabe Vorrang vor Rentenleistungen einzuräumen. Dabei sind sie auf Ärzte und sonstige Dienstleister angewiesen, die über die Beschreibung von „Arbeitsunfähigkeiten" hinaus ihre Aufgabe in der Stärkung der Beschäftigungsfähigkeit ihrer Patienten und Kunden sehen.

Das vorliegende Buch will einen praktischen Beitrag zur Auflösung dieses Dilemmas leisten. Deswegen verfolgt dieses Kapitel über die Rechts- und Sozialordnung nicht den traditionellen Ansatz, das Sozialgesetzbuch IX (Rehabilitationsrecht) als zentrales soziales Leistungsrecht in den Mittelpunkt zu rücken. Vielmehr orientiert sich die Gliederung an den **Hauptbeteiligten bei der betrieblichen Reintegration Beschäftigter mit gesundheitlichen Störungen**, an deren Rechten und Pflichten sowie an den Rechtsbeziehungen untereinander. Dadurch werden vorhandene und fehlende Anreize deutlich, deren Kenntnis oft der entscheidende Erfolgsfaktor ist.

Nach einem Überblick über die Rolle des Staates werden die Interessen der kranken Beschäftigten vorangestellt, um sie anschließend denen der Arbeitgeber gegenüberzustellen. Aus dem Blickfeld dieser Sozialpartner erscheinen alle externen Helfer

als Dienstleister in der betrieblichen Reintegration, wozu im Wesentlichen die Sozialversicherungen gehören. Denn an sie zahlen im Regelfall sowohl die Arbeitgeber als
auch die Arbeitnehmer Beiträge.

Die Ausführungen beschränken sich nicht auf Schwerbehinderte im rechtlichen Sinne. Denn der Erfolg einer betrieblichen Reintegration, ob bei Krankheiten oder nach
Unfällen, hängt vom frühen Erkennen und Intervenieren ab. Die Schwerbehinderten-
Eigenschaft steht dabei nicht im Mittelpunkt. Bewusst wird in diesem Buch der Begriff
Beschäftigter gewählt. Denn die betriebliche Reintegration beschränkt sich nicht auf
die Arbeitnehmer der gewerblichen Wirtschaft, sondern umfasst auch die Angestellten
im öffentlichen Dienst, ja sogar die Beamten. Selbständige und leitende Angestellte,
deren betriebliche Reintegration genauso wichtig ist, sind dabei mit eingeschlossen,
weil vieles für sie entsprechend gilt.

2.2 Die Rolle des Staates

Den deutschen Sozialstaat prägen die beiden Prinzipien **Solidarität** und **Subsidiarität**.
Die soziale Sicherung, etwa der Schutz vor dem Risiko, krank und arbeitslos zu werden, ist nicht freiwillige Sache der Bürgerinnen und Bürger, sondern gemeinsame
Pflicht einer Gesellschaft. Diese wesentlichen Lebensrisiken decken soziale Versicherungen ab, die von Arbeitgeber- und Arbeitnehmerseite paritätisch selbst verwaltet
und jeweils zur Hälfte durch Beiträge finanziert werden. Der Staat macht rechtliche
Vorgaben, meist durch Gesetze, und kontrolliert deren Einhaltung, etwa die des Sozi-
alversicherungsrechts, durch das Bundesversicherungsamt.

Indes existiert in Deutschland *kein* eigenes Gesetz zur betrieblichen Reintegration.
So finden sich in verschiedenen Sozialgesetzbüchern, entsprechend dem gegliederten
sozialen Sicherungssystem, Vorschriften über Leistungen zur beruflichen Teilhabe. Seit
dem 01. 07. 2001 enthält das SGB IX viele für alle Rehabilitationsträger geltende
Pflichten zur Förderung der Teilhabe am Arbeitsleben. Dort hat der Gesetzgeber an
zentraler Stelle (2. Teil) auch das Recht der **Schwerbehinderten** zusammengefasst, wo
etwa die Ausgleichsabgabe (§ 77) der Arbeitgeber geregelt ist. Dieser Geldbetrag richtet sich nach der Beschäftigungsquote, honoriert also die in der Beschäftigung Schwerbehinderter erfolgreichen Betriebe, berücksichtigt die Betriebsgröße und wird von den
Integrationsämtern eingezogen, die es zur finanziellen Unterstützung von betrieblichen Eingliederungsmaßnahmen verwenden.

Um Menschen mit gesundheitlichen Störungen den Weg zurück in die Arbeit zu
erleichtern, enthält die Rechtsordnung verstreut, über das SGB IX hinaus, die Beschäftigung fördernde Regelungen, die auch von der Rechtssprechung mitgestaltet werden.
Gerade das Arbeitsrecht, das die Rechtsbeziehungen zwischen Arbeitgebern und Ar-
beitnehmern regelt, schützt vor einer Kündigung im Falle einer Krankheit der Beschäftigten und schreibt den Arbeitgebern Pflichten vor: So müssen diese z. B. den Nachweis erbringen, alles im Sinne eines betrieblichen Eingliederungsmanagement gemäß
§ 84 Abs. 2 SGB IX zu tun, damit kranke Beschäftigte reintegriert werden. Entsprechend einer Grundsatzentscheidung des Bundesarbeitsgerichts vom 12. 07. 2007 soll
nach diesem **Ultima-Ratio-Prinzip** erst dann eine krankheitsbedingte Kündigung
rechtswirksam sein. Der Schutz vor dem Verlust von Arbeitsplätzen Schwerbehinderter (§ § 85ff SGB IX) beginnt gemäß § 2 Abs. 3 SGB IX schon bei einem Grad der Behinderung (GdB) von 30%, nicht erst bei 50%!

Letztlich dienen weitere Errungenschaften im Recht der deutschen sozialen Sicherung dem erleichterten Rückweg Beschäftigter mit gesundheitlichen Störungen in den Beruf. Dazu zählt die Entgeltfortzahlung der Arbeitgeber bei einer Arbeitsunfähigkeit über die ersten 6 Wochen hinweg (EntgeltFG). Neue Spezialgesetze, etwa das Einsatz-Weiterverwendungsgesetz (EinsatzWVG) für kranke oder verletzte Soldaten und Helfer nach Auslandseinsätzen ab 01. 01. 2008 (BGBl I 2007, 2861–2870), ergänzen die Regeln, ebenso wie die Eindämmung von Frühpensionierungen von Beamten durch Vorgaben etwa des Bundesministerium des Innern insbesondere für die Begutachtung der Dienstunfähigkeit. Hinzu kommt das Allgemeine Gleichbehandlungsgesetz (AGG) vom 18. 08. 2006 (Antidiskriminierungsgesetz; www.antidiskriminierungsstelle.de), das auch behinderte Beschäftigte einbezieht, aber nur Schadensersatz nach sich zieht und nicht den Arbeitsplatz sichert. Das Gleiche gilt für die europäischen und internationalen Regeln, etwa die UN-Konvention über die Rechte von Menschen mit Behinderungen, die seit dem 28. 03. 2009 in Deutschland ratifiziert ist und als nationales Recht gilt, wozu auch die Teilhabe am Arbeitsleben gehört (Art. 27).

Während der Staat lange Zeit die Verrechtlichung als ausschließliches Mittel zum Schutz der Beschäftigten im Arbeitsverhältnis auffasste, veränderten sich in den letzten Jahren, auch wegen der demografischen Entwicklung, die gesetzgeberischen Strategien. Die alternde Bevölkerung in Deutschland und Europa erfordert nicht allein eine Bildungs- und Familienpolitik, die finanzielle Anreize bietet für mehr berufsorientierte Fähigkeiten und eine familienfreundliche Arbeitswelt. Vielmehr stärkt die Erhaltung der Arbeitskraft Beschäftigter mit gesundheitlichen Störungen die Wettbewerbsfähigkeit der deutschen Wirtschaft, will man sich nicht nur auf ausländische Fachkräfte konzentrieren („blue card"). Deswegen hat die Bundesregierung unter Federführung des Bundesministeriums für Arbeit und Soziales (BMAS) Aktionen wie „50plus", die Initiative www.jobs-ohne-barrieren.de" und das Projekt www.gesunde-arbeit.net in die Welt gerufen (siehe auch www.netzwerk-betrieb-reha.de).

2.3 Die Beschäftigten

Eine Teilmenge der Menschen mit Behinderungen sind kranke oder behinderte Beschäftigte. Für sie gilt der im SGB IX seit dem Jahr 2001 verankerte Leitgedanke der Selbstbestimmung: **„Nichts über uns ohne uns"**. Daraus hat sich die Rechtsstellung der Betroffenen als Leistungsberechtigte gegenüber den Rehabilitationsträgern verändert. Die Beschäftigten als Sozialversicherte verfügen etwa über Wunsch- und Wahlrechte, über Beteiligungsrechte und, seit dem 01. 01. 2008 (BudgetVO), über ein Recht auf persönliche Budgets. Darunter fallen auch Leistungen zur Teilhabe am Arbeitsleben: Die Berechtigten erhalten von den Rehabilitationsträgern nicht nur Sachleistungen, sondern auch einen Geldbetrag, den sie als Vertragspartner, damit also als Kunden der Leistungserbringer, selbst ausgeben können.

Der Königsweg liegt in der Wechselwirkung zwischen der **stärkeren Selbstbestimmung** und der **ernsthaften Motivation der Beschäftigten**, nach einer Krankheit oder einem Unfall den Weg wieder zurück ins Arbeitsleben zu finden, anstatt in ein soziales Loch zu fallen oder sich auf eine Frühverrentung einzurichten. Das Ziel lautet: **Lieber gesund arbeiten als krank feiern.**

Oft hängt die betriebliche Reintegration indes ganz entscheidend von **Einflüssen der Angehörigen, Freunde und Kollegen** des betroffenen Beschäftigten ab. Wenn sie

ihre persönliche Beziehung dazu nutzen, um vom Weg zurück in die Arbeit abzura-
ten, gelingt er auch nicht nachhaltig. Deswegen sollten professionelle Wegbegleiter
das Umfeld des Betroffenen immer in ihre Eingliederungsstrategie mit aufnehmen.

Ohne den Willen der Beschäftigten, wieder zu arbeiten, gehen alle Bemühungen
von Integrationshelfern ins Leere. Zwar gibt es Mitwirkungspflichten im Sozialrecht,
sowohl bei der medizinischen Versorgung als auch bei Leistungen zur Teilhabe am
Arbeitsleben. Aber sie führen meist nicht zur betrieblichen Reintegration, sondern nur
zum Streit über den Verlust von Ansprüchen gegenüber den Sozialleistungsträgern.
Gleiches gilt für das betriebliche Eingliederungsmanagement (BEM). Bietet der Arbeitgeber ein BEM an und lehnen die Beschäftigten ab, wird nicht die Integration realisiert, sondern oft nur eine krankheitsbedingte Kündigung rechtssicher vorbereitet. In
allen Fällen, in denen eine Reintegration erfolgreich sein soll, müssen Methoden gefunden werden, um die betroffenen Beschäftigten zu überzeugen, dass sich Arbeiten
lohnt.

Eine Schlüsselrolle für Einzelfälle in der Reintegration, aber auch für deren Bedeutung in der Gesellschaft, nehmen die **Interessenvertreter der Beschäftigten** ein: Gewerkschaften, Betriebs- und Personalräte sowie Schwerbehindertenvertreter zu gewinnen, sich nicht nur auf Lohnforderungen, sondern auf die Beschäftigungsfähigkeit
ihrer Kolleginnen und Kollegen zu konzentrieren, bedeutet eine der großen Herausforderungen in der Zukunft. Das Gleiche gilt für die **Behinderten- und Selbsthilfe-
organisationen**. Sie alle könnten mit ihrem Rat und ihren Rechtsinstrumenten (Be-
triebsvereinbarung/Tarifverträge) zur Erreichung des Ziels, Beschäftigte mit
gesundheitlichen Störungen ins Arbeitsleben zu reintegrieren, erheblich beitragen. Gerade beim betrieblichen Eingliederungsmanagement, der Pflicht der Arbeitgeber, verfügen die Interessenvertreter gemäß § 84 Abs. 2 SGB IX über ausgeprägte Mitbestim-
mungsrechte. Diese Gestaltungsrechte helfen den Beschäftigten, auch mittels des
Datenschutzes, den Anschluss ans Arbeitsleben nach einer Krankheit oder nach einem Unfall nicht zu verlieren.

2.4 Die Arbeitgeber

Vor dem 01. 05. 2004 spielten die Arbeitgeber im Kontext der betrieblichen Reintegration kranker Beschäftigter eine untergeordnete Rolle. Diese Aufgaben übernahmen die
Träger der sozialen Sicherung. Erst ab dem Inkrafttreten der Pflicht zum betrieblichen
Eingliederungsmanagement in § 84 Abs. 2 SGB IX vollzog sich ein Paradigmenwechsel.

2.4.1 Paradigmenwechsel

Im Arbeitsverhältnis zu den Beschäftigten haben die Arbeitgeber Fürsorgepflichten zu
beachten. Eine gesetzliche Ausformung liefert das Arbeitsschutzgesetz (ArbschG). Arbeitsplätze und Arbeitsbedingungen dürfen die Beschäftigten möglichst nicht krank
machen. Auch legte das Arbeitssicherheitsgesetz (ASiG) schon in der alten Fassung
fest, dass sich die betrieblichen Akteure früh um die „betriebliche Eingliederung" be-
mühen sollten. Aber wenn trotz aller Maßnahmen zum Arbeits- und Gesundheitsschutz, an dem mehrere beteiligt sind, Beschäftigte krank werden, kümmerten sich bis
zum 01. 05. 2004 kaum die Arbeitgeber, sondern meist nur die Sozialversicherungen

um die medizinische Versorgung und die berufliche und gesellschaftliche Reintegration und finanzierten sie auch.

An den Pflichten der Leistungsträger, Leistungen gemäß dem SGB IX zu bezahlen, hat sich zwar nichts geändert. Aber das betriebliche Eingliederungsmanagement (BEM) verpflichtet die Arbeitgeber zu einem proaktiven und begleitenden Handeln mit dem Ziel, die Beschäftigten im Arbeitsprozess zu halten. Diese Rechtspflicht zum Tun, die neben jener im Arbeitsschutzgesetz steht, wird mitunter gleichgesetzt mit der betrieblichen Gesundheitsförderung. Aber diese freiwillige Leistung, die häufig von der gesetzlichen Kranken- und Unfallversicherung gemäß § 20a SGB V finanziell unterstützt wird und für die es auch steuerliche Vergünstigungen gibt, soll Krankheiten verhindern, etwa durch gesundes Essen in der Mittagspause, oder erste Beschwerden lindern, etwa durch Rückenschulen. Das BEM indes wiegt ungleich schwerer, weil es erst nach einer gewissen Arbeitsunfähigkeit einsetzt, etwa mit einem Angebot zur Hilfe für Krebserkrankte. Großbetriebe verfügen, schon länger als seit Mai 2004, über eigene Ressourcen zur Umsetzung des BEM. Kleine und mittlere Betriebe (KMU), in denen rund 80 % aller Beschäftigten arbeiten, sind überwiegend auf außerbetriebliche Dienstleister angewiesen.

Ungeachtet aller Rechtsfragen, die die neue Rechtspflicht des BEM mit sich bringt, befinden sich auf dem ökonomischen Königsweg alle diejenigen Arbeitgeber, die BEM nicht als Bürde oder Bürokratie, sondern als geeignetes Instrument für einen „gesunden" Betrieb im Wettbewerb auffassen. Die betriebswirtschaftlichen Ziele liegen in der Reduzierung der Arbeitsausfälle, die pro Beschäftigten oft 400 Euro am Tag ausmachen, und in der Erhaltung der Leistungsfähigkeit von Fachkräften, die wegen der demografischen Entwicklung immer älter werden, ohne dass qualifizierte Jüngere den Platz einnehmen können. Denn statistisch gibt es in Deutschland (2007) zwar nur 13,9 % Fälle mit Langzeit-Arbeitsunfähigkeit (>6 Wochen). Diese machen aber 41,9 % aller Ausfalltage aus – ungeachtet der Kosten der Entgeltfortzahlung. 16,4 % aller Arbeitsunfähigkeits-Fälle dauern mehr als 2 Wochen und verursachen 66,3 % aller Arbeitsunfähigkeits-Tage (Quelle: BKK-Report 2008).

Ein frühes Betreuungssystem schützt indes Beschäftigte nicht vor Kündigungen im Rahmen des Kündigungsschutzgesetzes. Und trotz des BEM werden Unternehmer weiterhin Beschäftigte in Altersteilzeit schicken, auch wenn dadurch mitunter die Qualität der Produktion oder Dienstleistung leidet. Weltweit wird ein Trend beobachtet, das Engagement von Unternehmen bei der Reintegration Beschäftigter mit gesundheitlichen Störungen dann zu honorieren, wenn der Erfolg über ein Audit zur sozialen Verantwortlichkeit (Social Responsibility) oder zum Disability Management (Consensus-Based Disability Management Audit, CBDMA) nachgewiesen wird (www.disability-manager.de). Zunehmend wirkt sich dieser Trend auf die Prüfung der Bonität (Kreditvergabe) aus und beim Aktienkurs der DAX-Unternehmen. Im Übrigen prüfen immer mehr Unternehmen die (personelle) Zuverlässigkeit von Auftragnehmern (Zulieferern), wozu auch die Frage gehört, was diese bei der Reintegration Beschäftigter mit gesundheitlichen Störungen tun. Diese Strategien gilt es, im deutschen und internationalen Wirtschaftsraum auszubauen.

2.4.2 Betriebliches Eingliederungsmanagement

Viele aufgeworfenen Rechtsfragen, die darauf abzielten, den Anwendungsbereich der neuen Rechtspflicht der Arbeitgeber einzuengen, haben sich zwischenzeitlich weitestgehend geklärt. Die Rechtsprechung der Arbeitsgerichte hat den Anwendungsbereich des § 84 Abs. 2 SGB IX in fast allen Fällen weit ausgelegt.

So gilt die **Pflicht zum BEM für alle Arbeitgeber**, ob groß oder klein, auch für den öffentlichen Dienst und die Beamten. Das Bundesarbeitsgericht (BAG) hat am 12. 07. 2007 entschieden, dass die Vorschrift nicht nur auf Schwerbehinderte im Sinne des SGB IX 2. Teil (Schwerbehindertengesetz) angewendet werden muss, sondern auf alle Beschäftigten, die 6 Wochen oder länger arbeitsunfähig sind. Unbestritten ist im Übrigen, dass die Arbeitgeber ein BEM nicht nur im Falle von arbeitsbedingten Krankheiten ihrer Beschäftigten durchführen müssen, sondern unabhängig von der Krankheitsursache, die also auch im privatem Umfeld liegen kann.

Erst nach der oben genannten wichtigen BAG-Entscheidung zieht aber ein Nichtstun spürbare Rechtsfolgen für Arbeitgeber nach sich. Zwar sieht das SGB IX weiterhin keine Bußgelder vor, aber krankheitsbedingte Kündigungen sind nur rechtssicher, wenn die Gerichte davon überzeugt werden, dass zuvor ein BEM durchgeführt worden ist (Ultima-Ratio-Prinzip). Dieser Nachweis bedeutet indes nicht im Umkehrschluss, dass die kranken Beschäftigten verpflichtet sind, die Angebote der Arbeitgeber anzunehmen. Wie im Sozialrecht können indes die Beschäftigten aus der abgelehnten Mitwirkung umgekehrt keine Vorteile ziehen. Im Falle des BEM kann der Arbeitgeber zudem Gesundheitsdaten nur im Einverständnis mit den Betroffenen speichern, verarbeiten und weitergeben. Außerdem sind die Beteiligungsrechte der Interessenvertreter der Beschäftigten zu beachten, die in § 84 Abs. 2 SGB IX ebenso aufgeführt sind, wie „soweit erforderlich" die Einbeziehung der Betriebs- und Werksärzte. Einzelheiten zur Rechtsprechung und zum Schrifttum sind im sehr informativen Diskussionsforum des Kölner Instituts für Qualitätssicherung in Prävention und Rehabilitation iqpr (www.iqpr.projekte.laufendeprojekte.de) nachlesbar.

Viele Arbeitgeber nehmen die Pflicht zum BEM sehr ernst. Das gilt besonders für Großunternehmen in Deutschland, die indes schon vor Inkrafttreten des § 84 Abs. 2 SGB IX Reintegrationsprogramme, zusammen mit ihren Betriebs- und Werksärzten, eingeführt hatten. Aber viele der kleinen und mittleren Betriebe, die im Zuge der demografischen Entwicklung unter dem Fachkräftemangel besonders leiden, kennen diese Vorschrift immer noch nicht. Insbesondere wird BEM mit der betrieblichen Gesundheitsförderung und manchmal sogar mit dem Arbeits- und Gesundheitsschutz gleichgesetzt, obwohl der Königsweg in der Vernetzung aller Präventionsbemühungen einschließlich des BEM liegt. Deswegen sprechen einige zu Recht vom Oberbegriff „betriebliches Gesundheitsmanagement"(siehe das BMAS-Projekt www.gesunde-arbeit.net).

Viele Arbeitgeber wünschen sich bei ihren Eingliederungsbemühungen eine effiziente Dienstleistung mit einem Eingliederungserfolg. Denn sie möchten ihre Fachkräfte im Betrieb halten, wozu sie möglichst früh einsetzende, umfassende und nachhaltige Hilfestellungen benötigen. Nach diesem Standard suchen auch die Rehabilitationsträger, um daran ihre Entscheidungen knüpfen zu können, ob und wie sie Prämiensysteme entwickeln, die ihnen § 84 Abs. 3 SGB IX ermöglicht. Dieses Anreizsystem steckt immer noch in den Kinderschuhen. Bisher hat die Bundesarbeitsgemeinschaft für Rehabilitation (BAR) den Arbeitgebern in Deutschland die Dienste der Reha-Träger in Form eines Flyers angeboten (www.bar-frankfurt.de). Doch Kriterien, die aus ihrer Sicht ein gutes BEM darstellen, liegen bisher trotz aller Bemühungen noch nicht vor, sind aber im oben genannten Forschungsprojekt des BMAS zu erwarten (www.gesunde-arbeit.net).

2.4.3 Leitsätze zur Qualität

Ein gutes BEM im oder für den Betrieb muss stets die Frage beantworten: Wer macht was wie und wann mit wem? **Disability Management**, so der internationale und über das BEM hinausgehende Begriff, enthält deshalb eine Reihe von Merkmalen, an denen sich Arbeitgeber und deren Dienstleister orientieren sollten. An diesen Leitsätzen können sich Vergütungen und Gewährleistungen, Prämiensysteme der Versicherungen und die Arbeits- und Sozialgerichte bei der Frage orientieren, ob ein Arbeitgeber die rechtlichen Voraussetzungen für eine krankheitsbedingte Kündigung ausreichend erfüllt.

- **„Top down" anstatt „bottom up":**
  Die Unternehmensspitze muss hinter dem Ziel stehen, das Profil eines „gesunden" Betriebes aufzubauen. Denn § 84 Abs. 2 SGB IX definiert Arbeitgeberpflichten, die zu der Unternehmensführung gehören und nicht nachlässig delegiert werden dürfen. Die Manager dürfen nicht nur auf Zahlen schauen, sondern müssen sich um die Menschen kümmern, die im Wesentlichen die Produktivität des Unternehmens beeinflussen. Dafür stehen Kriterien als Nachweis für eine aufrichtige Haltung zur Verfügung.
- **Lieber gesund arbeiten als krank feiern:**
  Strategien einer nachhaltigen Leistungsfähigkeit auf der Basis gegenseitigen Vertrauens sind anzustreben. Denn nur wenn die Beschäftigten sicher sind, dass ihre Offenheit über Krankheiten nicht missbraucht werden, lassen sie sich helfen und motivieren, ihre Leistungsfähigkeit zurückzugewinnen. Eine wichtige Rolle spielen die Arbeitnehmervertretungen, also die Betriebs- und Personalräte sowie Schwerbehindertenvertreter. Mit ihnen sind Vereinbarungen zu schließen und Texte (Flyer/ Schreiben) an die Beschäftigten abzustimmen, um Missverständnisse zu vermeiden.
- **Absprechen statt stille Post zulassen:**
  Prozesse und Strukturen müssen transparent oder nachlesbar sein. Spontane Gefühle „aus dem Bauch heraus" und der Versuch, in Einzelfällen zu helfen, schaffen keine Verlässlichkeit. Vielmehr bilden Betriebs- und Integrationsvereinbarungen (www.integrationsaemter.de) ebenso wie von allen Betriebsangehörigen nachlesbare Regeln die überzeugende Kommunikationsgrundlage (siehe auch www.rehadat.de). Einige Best-Practice-Modelle sind unter www.jobs-ohne-barrieren.de nachlesbar. Sie bieten Hilfestellungen und keine neuen Bürokratien.
- **Proaktives Handeln sichert den Erfolg:**
  Die in § 84 Abs. 2 SGB IX gesetzte Frist von 6 Wochen Arbeitsunfähigkeit sollte nicht abgewartet werden. Vielmehr haben die Betriebe ein Klima des unkomplizierten Ansprechens zu schaffen. Viele chronische Erkrankungen und damit der Hilfebedarf können oft schon vor Ablauf der 6-Wochen-Frist erkannt werden, etwa der Diabetes einer Verkäuferin oder eine posttraumatische Belastungsstörung bei einem Lokführer. Zu diesen arbeitsplatzbezogenen Bewertungen einer medizinischen Diagnose können insbesondere die Arbeitsmediziner beitragen. Wenn sich Beschäftigte früh und freiwillig öffnen, kann früh vermieden werden, dass das Band zum Arbeitsleben langfristig verloren geht. Umgekehrt kann es gelingen, Beschäftigte ohne ein aufdringliches und aufwendiges BEM gesund und arbeitsfähig werden zu lassen, wenn eine Reintegration in aller Regel zu erwarten ist, auch wenn die Arbeitsunfä-

higkeit über 6 Wochen hinaus geht, etwa nach dem Kreuzbandriss einer Bankange-
stellten.

- **Wer fragt, der führt:**
  Führungskräfte dürfen nicht nur Leistungsdruck bei den Beschäftigten erzeugen,
  sondern müssen sich auch um deren Leistungsfähigkeit kümmern. Ob Unternehmen es ernst meinen, einen „gesunden" Betrieb zu organisieren, lässt sich an der
  entsprechenden Schulung der Führungskräfte erkennen. Auf die Tagesordnung gehören die Gesundheit der Mitarbeiter und die Umsetzung eines BEM. Die Führungskräfte bilden bei Leistungsveränderungen als Folge gesundheitlicher Störungen
  einen Schlüssel für einen betrieblichen und proaktiven Umgang mit Informationen
  über Krankheiten mit dem Ziel einer erfolgreichen Reintegration ins Arbeitsleben.
- **Die Spinne im Netz spinnt die Fäden:**
  Gesundheitspotenziale in der räumlichen Umgebung eines Betriebes sind möglichst
  zu bündeln, um die Leistungsfähigkeit der Beschäftigten zu stärken. Die vorhandenen Fachärzte, Ambulanzen und Kliniken haben sich an den betrieblichen Belangen der Beschäftigten zu orientieren. Die Kenntnisse über Arbeitsplätze helfen dabei, Beschäftigte nicht nur gesund, sondern wieder arbeitsfähig zu machen. Die
  Betriebe können Besichtigungen der Arbeitsplätze oder Videos über Arbeitsplätze
  anbieten, um die medizinische Kompetenz zu nutzen und sich durch leistungsfähige Mitarbeiter selbst im Wettbewerb zu stärken (siehe Kap. 2.6.1 Ärzte und Kliniken).
- **BEM ist nur ein Teil des Ganzen:**
  Prävention vor Krankheit und Alter gelingt nur in der Kombination von Arbeits- und
  Gesundheitsschutz mit betrieblicher Gesundheitsförderung und dem BEM. Viele
  sprechen zu Recht von einem einheitlichen Gesundheitsmanagement. Die jeweiligen Erkenntnisse dieser Präventionsprogramme, die vom Gesetzgeber in verschiedenen Vorschriften geregelt sind, können wechselseitig genutzt werden. Andererseits
  ergibt sich aus der Analyse von Krankheiten bei Beschäftigten, dass neben privaten
  Ursachen durchaus auch Arbeitsbedingungen eine Rolle spielen, ohne dass gleichzeitig entschädigungspflichtige Berufskrankheiten anerkannt werden müssen. Dabei
  helfen manchmal kleine Veränderungen in den Arbeitsbedingungen.

2.4.4 Gefährdungsbeurteilungen

Gemäß § 5 Abs. 1 Arbeitsschutzgesetz haben die Arbeitgeber durch eine Beurteilung
der für die Beschäftigten mit ihrer Arbeit verbundenen Gefährdung zu ermitteln, welche Maßnahmen des Arbeitsschutzes erforderlich sind (Gefährdungsbeurteilung). Diese schriftlich zu dokumentierende Beschreibung der Gesundheitsrisiken an den Arbeitsplätzen berücksichtigt besonders gefährdete Personen (Frauen) und gefährdende
Faktoren, etwa mechanische, elektrische und biologische Gefährdungen oder Gefahr-
stoffe (Feuchtarbeit, Dämpfe, Stäube). Dazu haben die Beteiligten der Gemeinsamen
Deutschen Arbeitsstrategie (BMAS/LASI/DGUV) im Jahr 2008 eine „Leitlinie Gefährdungsbeurteilung und Dokumentation" verabredet (www.dguv.de). Die Umsetzung
der Gefährdungsbeurteilungen durch die Arbeitgeber wird nicht nur kontrolliert, etwa
durch den Technischen Aufsichtsdienst der Träger der gesetzlichen Unfallversicherung,
sondern bietet allen Beteiligten bei der Reintegration in den Betrieb eine ideales Hilfsmittel bei der Frage, an welchem Arbeitsplatz können Beschäftigte mit gesundheitli-

chen Störungen wieder eingesetzt werden, und insgesamt für den Profilvergleich zwischen verbleibenden Fähigkeiten und den Anforderungen am Arbeitsplatz. Damit dienen diese Dokumente im Betrieb den externen Dienstleistern bei den Maßnahmen nicht nur zur Prävention arbeitsbedingter Gesundheitsgefahren, sondern auch zur Rehabilitation bei allen Krankheitsfolgen, egal aus welcher Krankheitsursache.

2.5 Rehabilitationsträger

Die Rechtsgrundlagen und Leistungsspektren der Reha-Träger werden hier nur insoweit vorgestellt, als sie, etwa in der Akutversorgung und der medizinischen Rehabilitation, mit der betrieblichen Reintegration kranker Beschäftigter zusammenhängen. Deswegen wird die Pflegeversicherung ausgeklammert, die Integrationsämter hingegen werden einbezogen, obwohl sie nicht zu den Rehabilitationsträgern im rechtlichen Sinne gehören. Auch die Träger der Jugend- und Sozialhilfe, die im SGB IX (§ 6) als neue Leistungsträger aufgenommen wurden, spielen in der Praxis der präventiven Maßnahmen zur Teilhabe am Arbeitsleben eine untergeordnete Rolle und werden deshalb hier vernachlässigt.

2.5.1 Sozialgesetzbuch IX

Mit Inkrafttreten des SGB IX am 01. 07. 2001 wurde das bis dahin verstreute Rehabilitationsrecht in einem Gesetzbuch zusammengefasst und setzte der Gesetzgeber grundlegende und zukunftsweisende Akzente in der deutschen Sozialordnung nach dem Motto „die Behindertenpolitik ist die Speerspitze der Sozialpolitik". Die wichtigsten Rechtsprinzipien werden hier erläutert, soweit sie sich auf die Teilhabe am Arbeitsleben beziehen.

Selbstbestimmung Betroffener

Allein schon die geänderte Begrifflichkeit gibt die Richtung vor: Von der Rehabilitation zur Teilhabe (Oberbegriff) beschreibt die Teilhabe von Menschen mit Behinderungen in der Gesellschaft. Dazu gehören Maßnahmen zur medizinischen Rehabilitation (§ § 26ff) und zur Teilhabe am Arbeitsleben (§ § 33ff) sowie in der Gemeinschaft (früher: „soziale Rehabilitation"). An zahlreichen Stellen im SGB IX finden sich Beispiele für diesen Paradigmenwechsel. Dazu zählen die Wunsch- und Wahlrechte (§ 9), die Beteiligungsrechte (§ 13 Abs. 6) und die Arbeitsassistenz (§ 33 Abs. 8 Nr. 3).

Seit dem 01. 01. 2008 haben Menschen mit Behinderungen einen Anspruch auf ein persönliches Budget. Die Sachleistung wird also ersetzt durch eine zweckgebundene Geldleistung, mit der behinderte Menschen selbst Leistungen einkaufen können, auch die zur Teilhabe am Arbeitsleben. Ein weiterer an den Interessen der Betroffenen orientierter Ansatz befindet sich im Gesetz zur Einführung der unterstützten Beschäftigung (Werkstätten für Behinderte) seit dem Inkrafttreten am 30. 12. 08/BGBl. I 2008 S. 2959), wovon u. a. ein Mehr an Reintegration behinderter Menschen in den ersten Arbeitsmarkt erwartet wird.

Kooperationspflichten

Die Pflicht zur Zusammenarbeit richtet sich in erster Linie an die Rehabilitationsträger, aber auch an die Leistungserbringer, also an die von den Reha-Trägern bezahlten Dienstleister. Die gemeinsamen Servicestellen für Rehabilitation (§ § 22ff) sollen den

Beschäftigten, aber auch den Arbeitgebern (siehe § 84 Abs. 2) helfen, den zuständigen Reha-Träger für die geeignete Leistung im Einzelfall zu finden. Die Adressen aller dieser Servicestellen finden sich unter www.bar-frankfurt.de. Die gemeinsamen Empfehlungen (§ 13) der Reha-Träger bieten ein weiteres Fundament, auf dem die Leistungsberechtigten ihre Teilhabe aufbauen können. Dazu gehört die zur „nahtlosen Teilhabe" und die zur „Zusammenarbeit zwischen Betriebs- und Werksärzten mit Haus- und Fachärzten": Alle gemeinsamen Empfehlungen wurden auf der Ebene der Bundesarbeitsgemeinschaft für Rehabilitation (BAR) verabredet und im Wortlaut unter www.bar-frankfurt.de veröffentlicht.

Prävention

An zahlreichen Stellen lassen sich Vorschriften finden, die ein frühes Handeln vorgeben, um in der „sozialen Spirale" nachrangige Sozialleistungen zu vermeiden, wobei die Erhaltung des Arbeitsplatzes im Vordergrund steht. Dazu zählen die Gleichstellung behinderter Menschen bei einem GdB von 30 % (§ 2 Abs. 3) und die stufenweise Wiedereingliederung (§ 28), die nicht die Arbeitgeber, sondern die Rehabilitationsträger bezahlen – auch das Arbeitsentgelt. Diese Leistungsart wird oft verwechselt mit dem betrieblichen Eingliederungsmanagement (§ 84 Abs. 2), obwohl die Instrumente ineinandergreifen müssen. Alle Leistungen gemäß dem SGB IX werden im Übrigen von den Reha-Trägern finanziert. Deswegen macht es aus Sicht eines Arbeitgebers wirtschaftlichen Sinn, Experten zu beauftragen, die diese Leistungen für seine Beschäftigten aus dem „Gemeinschaftstopf" der Sozialversicherung einwerben.

Leistungsfähigkeit

Das SGB IX regelt nicht nur Ansprüche auf Sozialleistungen, sondern betont auch, dass die Erhaltung der Leistungsfähigkeit der Menschen/Beschäftigten mit Behinderungen Aufgabe der Leistungsträger und Leistungserbringer ist. Denn dadurch wird der Grundsatz „Rehabilitation vor Rente" umgesetzt. Er findet sich wieder in vielen Regeln und Maßnahmen zur Qualitätssicherung, aber auch zur Begutachtung über die Gewährung von Sozialleistungen (§ 14 Abs. 5). Defizitorientierte Gutachten, die also nur beschreiben, was Beschäftigte nicht können, reichen nicht aus. Das hat die Rechtsprechung entschieden (BAG DB 2008, 189, 190). Das BSG hat in der Grundsatzentscheidung im Jahr 2008 zudem klargestellt, das immer erst eine Reintegration ins Arbeitsleben geprüft werden muss, bevor eine Rente gewährt wird. Das gilt auch für die gerichtliche Überprüfung der Entscheidung der Reha-Träger.

Stufenweise Wiedereingliederung

§ 28 SGB IX bietet den Reha-Trägern die gesetzliche Grundlage, kranke Beschäftigte stufenweise, also stundenweise oder teilweise, wieder an die Belastungen des Arbeitslebens heranzuführen (Hamburger Modell). Die Ärzte können diese Maßnahme verordnen, obwohl die Patienten noch (rechtlich) arbeitsunfähig sind. Deswegen hat während dieser Maßnahme, ebenso wie bei der Belastungs- und Arbeitserprobung, der zuständige Sozialleistungsträger die Kosten zu übernehmen, nicht der Arbeitgeber. Diese Reintegrationshilfe der Reha-Träger ist aber von der Rechtspflicht der Arbeitgeber zum betrieblichen Eingliederungsmanagement (§ 84 Abs. 2 SGB IX) zu unterscheiden und auch nicht mit der Aufgabe der Betriebs- und Werksärzte in der „betrieblichen Wiedereingliederung" gemäß dem Arbeitssicherheitsgesetz zu verwechseln. Alle drei Rechtsbegriffe haben unterschiedliche Bedeutungen im gemeinsamen Handlungsfeld „Zurück in die Arbeit", sind aber Bestandteile eines „Instrumentenkastens".

Neben dem SGB IX, das bezogen auf die Rehabilitation übergreifend für alle Reha-Träger gilt, regelt der Gesetzgeber Einzelheiten in Spezialgesetzen der Sozialleistungsträger, die deren besondere Zuständigkeit und deren Einzelleistungen widerspiegeln. Der Überblick darüber konzentriert sich wiederum auf die Reintegration kranker Beschäftigter ins Arbeitsleben.

2.5.2 Gesetzliche Krankenversicherung

Für die Leistungen zur Teilhabe am Arbeitsleben gemäß §§ 33ff SGB IX sind die Krankenkassen nicht zuständig (§ 6 Abs. 1 Nr. 1). Sie übernehmen nur die Finanzierung der Leistungen in der Akutversorgung und die der medizinischen Rehabilitation ihrer Versicherten, mit Ausnahme der Leistung zur stufenweisen Wiedereingliederung (siehe oben S. 12), die auch die GKV zahlt. Darüber hinaus enthalten weder die Reha-Leitlinien des Bundesausschusses Ärzte-Krankenkassen noch die Verträge zur integrierten Versorgung gemäß SGB V, dem Recht der gesetzlichen Krankenkassen, Regelungen und Maßnahmen zur betrieblichen Reintegration Beschäftigter mit gesundheitlichen Störungen. Zusammen (oft) mit den Trägern der gesetzlichen Unfallversicherung kümmern sich die Krankenkassen gemäß § 20a SGB V zwar um Maßnahmen zur betrieblichen Gesundheitsförderung. Auch unterstützen einige Krankenkassen zunehmend die Arbeitgeber in deren Aufgaben zum BEM. Aber die Finanzierung von Maßnahmen zur arbeitsplatzbezogenen Rehabilitation fällt nicht darunter.

Hinzu kommt, dass die Krankenkassen ihre Versicherten, aber auch die Arbeitgeber, in den ersten 6 Wochen der Entgeltfortzahlung kaum über die Maßnahmen zur betrieblichen Reintegration beraten. Die Krankenversorgung wird durch die Kassenärztlichen Vereinigungen als Selbstverwaltung der Ärzteschaft sichergestellt oder durch die Krankenhäuser sowie in den ambulanten oder stationären Einrichtungen zur medizinischen Rehabilitation. Die Arbeitgeber wissen oft nicht, ob oder wann die Beschäftigten wieder zurück zur Arbeit kommen, was den Betriebsablauf stört und die Chancen der Beschäftigten auf eine Reintegration reduziert. Erst kurz vor Ablauf der 6-wöchigen Entgeltfortzahlung nutzen einige Krankenkassen über ihren Medizinischen Dienst das sog. Krankengeld-Fallmanagement, das die Belastungen der Krankenkassen durch die Zahlung von Krankengeld ab der 6. Woche Arbeitsunfähigkeit verringern soll. Einen ähnlichen Anreiz schaffen Fälle von Langzeit-Arbeitsunfähigkeit, die die Krankenkassen analysieren und um die sie sich kümmern (Case-Management).

2.5.3 Gesetzliche Rentenversicherung

Die Deutsche Rentenversicherung Bund (www.drv-bund.de), die mit den regionalen Untergliederungen das Risiko der Beschäftigten gegen den Verlust der Arbeitskraft im Alter gesetzlich absichert, ist für ihre Versicherten zwar sowohl für die Leistungen zur medizinischen Rehabilitation als auch für die der Teilhabe am Arbeitsleben zuständig, um nicht zuletzt Rentenleistungen möglichst zu vermeiden. Aber sie erfährt oft zu spät vom Bedarf nach Teilhabeleistungen im Einzelfall. Dann sind oft schon Chronifizierungen eingetreten und die Bande zum Arbeitsleben, zumindest emotional, abgerissen.

Um frühe und passende Anträge auf Maßnahmen zur Teilhabe am Arbeitsleben gemäß § 31 Abs. 2 SGB VI zu erhalten, haben seit dem Jahr 2007 einige regionale Rentenversicherer das Projekt Web-Reha (www.web-reha.de) aus der DRV-Rheinland in NRW übernommen. Dort suchen Betriebs- und Werksärzte, abgesichert durch einen 3-seitigen Vertrag mit der Rentenversicherung und den Arbeitgebern, proaktiv nach Beschäftigten, die zur Stärkung ihrer Leistungsfähigkeit einer Rehabilitationsmaßnahme bedürfen. In die weitere Prüfung und in die Begleitung der Maßnahmen zur Teilhabe sind die Sozialmedizinischen Dienste einbezogen (siehe Kap. 6 Herzerkrankungen). Die DRV-Bund mit ihren Regionalstellen unterstützen zunehmend auch die Arbeitgeber im BEM. Indes fehlt es ihnen derzeit oft wegen der Vielzahl der Fälle nicht nur an zeitlicher Zuwendung für den Einzelfall, sondern auch an betrieblicher Nähe.

2.5.4 Gesetzliche Unfallversicherung

Einer der Strukturvorteile der UV-Träger, also die Berufsgenossenschaften für den gewerblichen Bereich und die Unfallkassen für den öffentlichen Dienst, liegt in deren Betriebsnähe. Denn die Betriebe sind ihre Mitglieder. Sie werden unterstützt von den UV-Trägern im Arbeits- und Gesundheitsschutz. Alle Beschäftigten in Deutschland sind pflichtgemäß gegen Arbeitsunfälle und Berufskrankheiten versichert, obwohl nicht sie, sondern die Arbeitgeber allein die Beiträge zahlen. Das Leistungsspektrum der UV-Träger umfasst als einzigem Sozialversicherungszweig alle Maßnahmen zum Arbeits- und Gesundheitsschutz, zu betrieblichen Gesundheitsförderung, der Akutversorgung, der medizinischen Rehabilitation bis hin zur Leistung zur Teilhabe am Arbeitsleben und in der Gemeinschaft.

Hauptziel der UV-Träger ist es, Beschäftigte, die durch die Berufstätigkeit verletzt wurden oder erkrankt sind, wieder zurück an den Arbeitsplatz zu leiten. Das Management im Einzelfall (Case-Management) übernehmen mit Hilfe der Durchgangsärzte und der unfallmedizinischen Spezialisten die Reha-Manager/Berufshelfer. Die UV-Träger agieren proaktiv, also ohne Antrag. So bieten sie etwa bei Banküberfällen schon früh den Beschäftigten Hilfe an, um der Chronifizierung von psychischen Traumen vorzubeugen. Die Unterstützung der Arbeitgeber im BEM rundet das Leistungsspektrum der UV-Träger ab, das sich zwar auf die kausal auf das Arbeitsleben ausgerichteten Gesundheitsrisiken beschränkt. Aber darüber hinaus bieten die UV-Träger eine umfassende Beratung zur Reintegration kranker Beschäftigter ins Arbeitsleben, auch wenn später andere Rehabilitationsträger zuständig sind. Dieses Modell der **Federführung eines Leistungsträgers** entspricht dem Idealtypus im SGB IX und den Interessen sowohl der Beschäftigten als auch der Arbeitgeber. Über 90 % aller Unfallversicherten werden wieder ins Arbeitsleben reintegriert. Dazu trägt der früh einsetzende „Besuchsdienst", der schon am Krankenbett beginnt, ebenso bei wie der seit 2009 flächendeckende eigene Job-Vermittlungsdienst (www.job-bg.de). Einzelheiten sind dem ab 01.01.2009 geltenden Unfallversicherungs-Modernisierungsgesetz (UVMG) zu entnehmen (SGB VII) und der Website der Dachorganisation, der Deutschen Gesetzlichen Unfallversicherung unter www.dguv.de, wo auch die Erstkommentierung des UVMG erhältlich ist.

2.5.5 Bundesagentur für Arbeit

Die Bundesagentur für Arbeit (BA) bewilligt Leistungen zur Teilhabe am Arbeitsleben gemäß SGB IX, wenn versicherte Beschäftigte arbeitslos geworden sind. Bei Älteren und Langzeitarbeitslosen erhalten die Arbeitgeber finanzielle Zuschüsse (Übernahme von Arbeitsentgelten). Besonders zu erwähnen ist die Aktion 50plus, die Anreize für die Beschäftigung Älterer bietet. Mitunter wird der Ärztliche Dienst der Bundesagentur für Arbeit eingeschaltet, der an den Regionaldirektionen angesiedelt ist. Die Bundesagentur ist Teil der gemeinsamen Servicestellen für Rehabilitation.

Auf Grund der Hartz-Gesetze (SGB II) kommt den Arbeitsgemeinschaften, in denen die Kommunen und die Bundesagentur für Arbeit zusammenarbeiten, besondere Bedeutung nicht nur für die Jobvermittlung Arbeitsloser zu, sondern auch für die Vermeidung von Arbeitslosigkeit auf der Grundlage von Krankheiten/Behinderungen. Ein Case-Management, das präventiv ansetzt, gelingt dort indes nur in seltenen Fällen, wegen der Anzahl der Fälle und der fehlenden Qualität des Fachpersonals.

Zur Klärung der Zuständigkeit im Verhältnis zu den sog. kommunalen Trägern oder Optionskommunen hat der Gesetzgeber im Jahr 2007 entschieden, die alleinige Zuständigkeit der Bundesagentur für Leistungen zur Teilhabe am Arbeitsleben festzulegen. Indes hat das Bundesverfassungsgericht diese Regelung für nicht verfassungsmäßig angesehen und dem Gesetzgeber aufgegeben, bis zum Jahr 2010 klare Verantwortlichkeiten zu treffen. Ab 01. 01. 2009 ist die BA gesetzlich verpflichtet, sich besonders um die Reintegration von krankheitsbedingten Langzeitarbeitslosen zu kümmern. Das wird die Anstrengungen der BA, zusammen mit anderen Reha-Trägern, für die rund 160 000 schwerbehinderten Arbeitslosen (Stand 2009) verstärken.

2.5.6 Integrationsämter

Die 6,7 Millionen (2005) schwerbehinderten Menschen genießen in Deutschland einen besonderen rechtlichen Schutz. Das Schwerbehindertenrecht ist als Teil 2 (§ § 68 ff) im SGB IX zusammengefasst. Eine Schwerbehinderung im rechtlichen Sinne liegt bei einem GdB von wenigstens 50 % vor. Den schwerbehinderten Menschen gleichgestellt sind die mit einem Grad der Behinderung von wenigstens 30 %, wenn sie in Folge ihrer Behinderung ohne die gleiche Stellung einen geeigneten Arbeitsplatz nicht erlangen oder nicht behalten können (§ 2). Über den Antrag auf Schwerbehinderung entscheidet das örtliche Versorgungsamt und über den auf Gleichstellung die Arbeitsagentur. Von Bedeutung sind diese Maßnahmen für schwerbehinderte Menschen, um von den Vorteilen des Kündigungsschutzes zu profitieren (§ § 85ff) und um die besonderen Leistungen zur beruflichen Teilhabe in Anspruch zu nehmen (§ § 101ff).

Diese Aufgaben übernehmen die örtlichen Integrationsämter. Sie kümmern sich auch um die Erhebung und Verwendung der Ausgleichsabgabe von Unternehmen, die ihre Beschäftigungsquote von Schwerbehinderten nicht eingehalten haben und deswegen einen finanziellen Ausgleich zahlen müssen (§ § 71ff). Diese Einnahmen auf Grund der Beschäftigungspflicht der Arbeitgeber fließt in die betriebliche Reintegration Schwerbehinderter zurück, entweder über die Leistungen der Integrationsämter oder über die von einem Beirat im BMAS bewilligten Projekte zur Teilhabe am Arbeitsleben. Dazu zählen auch Leistungen zur Prävention, also zur Vermeidung der beruflichen Ausgliederung Schwerbehinderter oder ihnen Gleichgestellter. Insoweit gehört auch das betriebliche Eingliederungsmanagement zum Aktionskreis der Integrationsämter. Das stellt ausdrücklich § 84 Abs. 2 SGB IX fest. Dazu dienen Integrationsvereinbarungen, die die Arbeitgeber mit der Schwerbehindertenvertretung (§ § 93ff) abschließen. Mustervereinbarungen sind unter www.integrationsaemter.de einsehbar.

2.6 Sonstige Dienstleister

Auf dem Weg zurück in die Arbeit nach einer Krankheit helfen mehr als die Sozialleistungsträger im Sinne des SGB IX. Der Gesundheitsmarkt gehört zu den bedeutendsten Wirtschaftszweigen in Deutschland. Der Lebensraum Betrieb und damit die Arbeitskraft Beschäftigter und so die Produktivität einer Volkswirtschaft nehmen wegen der demografischen Entwicklung (mehr Ältere als Jüngere) einen immer wichtigeren Stellenwert ein. Die Arbeitgeber wünschen sich Unterstützungen nicht nur Arbeitsschutz, sondern auch beim betrieblichen Eingliederungsmanagement. Die Betriebe wünschen sich ihre kranken Fachkräfte schnell zurück. An dieser Perspektive sollten sich externe Dienstleister orientieren. Die Betriebe sind für alle externen Dienstleister von Leistungen zur Teilhabe am Arbeitsleben „soziale" Kunden.

2.6.1 Ärzte und Kliniken

Der Großteil der Ärzteschaft behandelt die Patienten/Kunden, wenn sie als Kranke zu ihnen kommen, weniger aber in deren Rolle als Beschäftigte. Arbeitsunfähigkeiten werden meistens bescheinigt, ohne die genaue Arbeitstätigkeit (Anforderungen der Arbeitsplätze) zu kennen. Gerade bei der Integration kranker Beschäftigter in das Arbeitsleben kommt es aber auf die Leistungsfähigkeit an, um etwa eine erfolgreiche stufenweise Wiedereingliederung (§ 28 SGB IX) zu verordnen und zu begleiten (siehe oben S. 12). Das gilt auch für Maßnahmen zur Belastungs- und Arbeitserprobung. Haus- und Fachärzten in Praxis und Klinik hilft dabei die „Arbeitshilfe für die stufenweise Wiedereingliederung in den Arbeitsprozess" der BAR (www.bar-frankfurt.de). Ansätze liefern auch die „Richtlinien des Bundesausschusses der Ärzte und Krankenkassen" über die Beurteilung der Arbeitsunfähigkeit und die Maßnahmen zur stufenweisen Wiedereingliederung (Arbeitsunfähigkeitsrichtlinien). Hinzu kommen die Leitlinien zur sozialmedizinischen Leistungsbeurteilung bei koronarer Herzkrankheit, Bandscheiben- und bandscheibenassoziierten Erkrankungen und chronisch obstruktiven Lungenkrankheiten und Asthma bronchiale.

   Unter anderem wegen fehlender finanzieller Anreize kommen diese Maßnahmen zur Einleitung und Begleitung von betrieblicher Reintegration der Patienten meist zu kurz. Eine Verknüpfung mit der medizinischen Rehabilitation bietet den Königsweg. Aber dazu geben die Reha-Richtlinien der gesetzlichen Krankenversicherung zusammen mit der KBV keine Vorgaben. Ein Hemmnis liegt darin, dass die gesetzliche Krankenversicherung zwar längerfristige Arbeitsunfähigkeit vermeiden möchte, weil sich dadurch die Zahlung von Krankengeld erübrigt – nach den 6 Wochen Entgeltfortzahlung (Kap. 2.5.2 Gesetzliche Krankenversicherung). Aber für Leistungen zur Teilhabe am Arbeitsleben und für Arbeitslosigkeit ist die GKV nicht zuständig, anders hingegen die Träger der gesetzlichen Unfallversicherung, die von den zugelassenen Ärzten (D-Ärzten) eine frühzeitige Identifizierung von Bedarf an Maßnehmen zur Rehabilitation und zur betrieblichen Reintegration verlangen. Der Ärztevertrag der DGUV sieht sogar eine Gebühr für die Anregung und Begleitung einer Arbeitserprobung und Belastungstherapie vor (www.dguv.de).

Fachärzte für Arbeitsmedizin haben die Wechselwirkungen zwischen Arbeit und Gesundheit in ihrer Weiterbildung gelernt. Gerade **Betriebs- und Werksärzte** stehen täglich nicht nur vor den Herausforderungen der Prävention von Berufskrankheiten und arbeitsbedingten Gesundheitsgefahren, etwa durch arbeitsmedizinische Vorsorgeuntersuchungen. Sondern sie sind, mitunter federführend, eingebunden in die Maßnahmen zur betrieblichen Reintegration nach Unfällen und Krankheiten. Informativ ist die Website des Bundesverbandes der Betriebs- und Werksärzte (www.vdbw.de). Diese werden in § 84 Abs. 2 SGB IX (BEM) als einzige Facharztgruppe besonders erwähnt und begleiten eine stufenweise Wiedereingliederung (§ 28 SGB IX) entweder im Großbetrieb oder (als externe Dienstleister) in Klein- und Mittelbetrieben. Obwohl sie im Arbeits- oder Auftragsverhältnis zu den Arbeitgebern stehen, verfügen sie wegen ihrer ärztlichen Schweigepflicht über ein besonderes Vertrauensverhältnis zu den Beschäftigten und einen engen Kontakt zu den niedergelassenen Kollegen und zu denen in der Klinik. Gerade diese Kommunikation wünschen sich auch die Rehabilitationsträger, die über die BAR eine gemeinsame Empfehlung zur „Zusammenarbeit zwischen Haus- und Fachärzten und Betriebs- und Werksärzten" verabschiedet haben (www.bar-frankfurt.de). Die Deutsche Rentenversicherung in NRW nutzt auf der Grundlage eines Vertrages, in den auch die Arbeitgeber eingebunden sind, Werks- und Betriebsärzte und, über die Ärztekammer, auch Haus- und Fachärzte zur frühzeitigen Erkennung eines Rehabilitationsbedarfs (www.web-reha.de). Die DGUV kooperiert mit dem VDBW in mehrfacher Hinsicht, zur Prävention und Rehabilitation bei Berufskrankheiten und zur Weiterbildung von Disability Managern (www.disability-manager.de). Weiterhin kümmern sich Sozialmediziner um die Beurteilungen von Leistungen nicht nur am Leben in der Gemeinschaft, sondern auch immer mit Bezug auf den allgemeinen Arbeitsmarkt.

Nur wenige **Akutkliniken** kombinieren die Erstversorgung früh und nahtlos mit Maßnahmen zur medizinischen Rehabilitation und, was noch besser ist, mit denen zur Teilhabe am Arbeitsleben. Prototypen dafür sind die neun BG-Kliniken in Deutschland, z. B. die BG-Klinik in Ludwigshafen (www.bgu-ludwigshafen.de). BG-Kliniken spiegeln das umfassende Leistungsspektrum der UV-Träger wieder. Dieses Angebot „alles unter einem Dach" steht nicht nur den Unfallversicherten offen (www.bg-kliniken.de). Zwar verfügt auch die übrige Kliniklandschaft in Deutschland über gute Ansätze, etwa die im SGB V vorgesehenen Projekte zur „integrierten Versorgung" zwischen der Akutklinik und einer Reha-Einrichtung. Aber diese Einrichtungen bieten, nicht zuletzt weil es dafür im Regelfall keine Vergütung gibt, keine Leistungen zur Teilhabe am Arbeitsleben, die sich eng am Betrieb und am Arbeitsplatz der Patienten orientieren.

Indes gibt es einige erfolgreiche Ansätze: **Ambulante Reha-Einrichtungen** bieten bereits betriebsnahe Konzepte (ASR in Köln/Mannheim) ebenso wie einige Reha-Kliniken, die meist im räumlichen Umfeld von Großbetrieben ganz konkrete Angebote liefern (FORD, Köln). Gerade durch das BEM entstehen seit dem Jahr 2004 zunehmend Kontakte zwischen Betrieben und Reha-Einrichtungen, deren Mitarbeiter, etwa über Videos oder Begehungen, die besonderen Bedürfnisse der Betriebe kennen lernen (www.degemed.de). Die Rehabilitationsträger sollten idealtypisch „am runden

Tisch" solche Konzepte begleiten. In diesem Kontext nimmt die Bedeutung der sog. ärztlichen Hilfsberufe, die Ergo- und Physiotherapeuten, zu. Denn sie bekommen die Aufgabe, die Patienten nicht nur fit für den Alltag zu machen, etwa durch Muskelstärkung, sondern sie gezielt in ihrer beruflichen Leistungsfähigkeit zu stärken, damit sie, möglichst mit nachhaltiger Wirkung, an ihren alten Arbeitsplatz zurückkehren können.

2.6.2 Teilhabedienste

Die Teilhabe am Arbeitsleben bildet eine wichtige Säule der Teilhabe am Leben in der Gesellschaft. Deswegen regelt das SGB IX besonders dieses Leistungsspektrum in den § § 33ff. Die Vorschriften richten sich in erster Linie an die Rehabilitationsträger und an die Leistungserbringer. Letztlich dienen beide Beteiligtengruppen den Arbeitgebern und den Beschäftigten. Ziel ist es, in jedem Einzelfall (Case-Management) Beschäftigte ins Arbeitsleben zu reintegrieren, wenn der Verlust des Arbeitsplatzes durch Unfall oder Krankheit droht. Alle Teilhabedienste müssen sich über die Bedeutung des Rechts, aber vor allem über das Zusammenspiel von Sozial- und Arbeitsrecht, klar sein. Denn nicht nur die Sozialleistungen, sondern die Rechte der Beteiligten innerhalb des Betriebes, vom Kündigungsrecht bis zur Betriebsverfassung, also das Recht der Interessenvertretung, müssen in die Waagschale geworfen werden, um Anreize und Motivation für eine erfolgreiche Reintegration ins Arbeitsleben zu fördern.

Die wichtigsten Dienstleister in der beruflichen Teilhabe sind die **Berufsförderungswerke** (www.arge-bfw.de), die Berufsbildungswerke (Jugendliche) und die Integrationsfachdienste, die sich nicht nur der beruflichen Integration Schwerbehinderter widmen. Wie die Integrationsämter leisten sie neben den Eingliederungshilfen für Schwerbehinderte besondere Dienste zur Nutzung des besonderen Kündigungsschutzes oder, im Rahmen ihres gesetzlichen Auftrags, Beratungen der Arbeitgeber im BEM. Unter der Website www.Integrationsaemter.de sind alle Integrationsfachdienste und -firmen aufgelistet, die über die Ausgleichsabgabe finanziert werden und sich für qualifizierte Dienstleistungen in Unternehmen anbieten.

Eine Verbreitung von Informationen für Beteiligte im Reintegrationsprozess bildet REHADAT (www.rehadat.net), ein webgestützter Dienst der deutschen Wirtschaft, etwa zur Hilfsmittelberatung oder zur Suche geeigneter Teilhabedienste. Zunehmend erweitern die **Arbeitsmediziner** auf der Grundlage des § 84 Abs. 2 SGB IX ihr Leistungsspektrum über den klassischen Bereich der Prävention (Arbeits- und Gesundheitsschutz) hinaus. Überbetriebliche Dienste kümmern sich um arbeitsmedizinische Vorsorgeuntersuchungen und um die Umsetzung des BEM. Weitere Informationen liefert der Verband Deutscher Betriebs- und Werksärzte (www.vdbw.de). Hinzu kommen die Dienste der freien Wohlfahrtspflege, etwa die der Kirchen (www.diakonie.de/ www.caritas.de). Informationen und Beratungen bieten zahlreiche Behindertenorganisationen und Selbsthilfegruppen einschließlich der Verbraucherberatungen und Gewerkschaften an.

Jeder betriebliche Teilhabedienst muss besondere rechtliche, medizinische und berufskundliche Kompetenzen besitzen. Die Rechte und Pflichten der Beteiligten zu kennen gehört zum Rüstzeug eines Case-Managements „Zurück in den Beruf". Ohne Assessment, also ohne Abgleich von Fähigkeiten des Einzelnen mit den Anforderungen des Arbeitsplatzes, gelingt keine dauerhafte betriebliche Reintegration. Auch die Medizin greift zu kurz, wenn nicht das biopsychosoziale Modell der International

Classification of Functioning, Disability and Health (ICF) genutzt wird. Denn oft bilden andere Faktoren, die über die psychische und physische Wiederherstellung von Funktionen hinausgehen, entscheidende Barrieren, etwa wenn familiäre oder befreundete Berater die Teilhabekunden vom Weg zurück in den Beruf abbringen und diese damit demotivieren, was dann oft in der Abhängigkeit von Sozialleistungen (Renten) mündet. Der Prozess der „stufenweisen Wiedereingliederung" gemäß § 28 SGB IX muss wie die „berufliche Belastungs- und Arbeitserprobung" sehr eng von den Teilhabediensten begleitet werden. Dazu liefern die Empfehlungen der BAR zahlreiche Tipps (www.bar-frankfurt.de).

2.6.3 Disability Manager

Seit dem Jahr 2004, zeitgleich mit der Einführung des BEM, begann die Erfolgsgeschichte eines neuen Berufsbildes. Heute (2009) gibt es fast 800 Fachleute, die einen Nachweis erbracht haben, dass sie kranke Beschäftigte betrieblich reintegrieren können. Deren Ausbildung und Prüfung beruhen auf 25 Modulen und 9 wesentlichen Kompetenzen nach einem internationalen Standard. Die Zentrale und das Führungsgremium befindet sich im „National Institute on Disability Management and Research" (NIDMAR) in Victoria, Kanada. Neben Deutschland haben viele andere Organisationen in der Welt die Lizenzrechte erworben. Die Deutsche Gesetzliche Unfallversicherung (DGUV), die die Prüfungsrechte für den deutschsprachigen Raum (Deutschland, Österreich, Schweiz) besitzt, kümmert sich mit wichtigen Bildungspartnern um die Qualität der Disability Manager und um deren Qualitätssicherung. Denn das Zertifikat bleibt nur erhalten, wenn 20 Weiterbildungsstunden pro Jahr nachgewiesen werden. Einzelheiten ergeben sich aus www.disability-manager.de.

In Deutschland sind nahezu doppelt so viele Certified Disability Management Professionals (CDMP) tätig wie in der ganzen restlichen Welt zusammen. CDMP übernehmen nicht nur das Case-Management der Eingliederung, sondern können in den Betrieben eine Struktur aufbauen, die zu einem guten Disability Management und einem gutem BEM führt. 20% der CDMP arbeiten in Großbetrieben, 80% als externe Dienstleister für kleinere und mittlere Betriebe, etwa in Sozialversicherungen, insbesondere in der gesetzlichen Unfallversicherung. Weil das Management von Einzelfällen zunimmt, verbreiten sich quasi unterhalb der CDMP-Ebene, die einem Master-Niveau entspricht, die Bildungsangebote für einen „Return to Work Coordinator" (RTWC), die dem Bachelor-Niveau entsprechen. Pilotprojekte zu einem solchen „Eingliederungsmanager" laufen derzeit in Deutschland an. Das Besondere aller Disability Manager gegenüber den Case-Managern, etwa in einzelnen Versicherungen, liegt in ihrer Ausrichtung auf die Beschäftigten in den Betrieben und in der Koordination möglichst aller Beteiligter „aus einer Hand", um gemeinsam das Ziel der betrieblichen Reintegration zu organisieren. Deswegen sind sie auch Teil des Audits „CBDMA" (siehe Kap. 2.4.1 Paradigmenwechsel).

2.6.4 Private Versicherungen

Wegen des im Prinzip komfortablen Systems der sozialen Sicherung in Deutschland greifen nur wenige private Versicherungen, die einen Gesundheits- oder Personenschaden über die Berufsunfähigkeits- die private Unfall- oder Haftpflichtversicherung abwickeln müssen, auf ein Management zurück. Aber aus wirtschaftlichen Gründen, also um etwa Renten zu vermeiden oder den Schadensersatz gering zu halten, gehen viele Versicherungen dazu über, Versicherten/Geschädigten durch eigene Dienste frühe qualitative und nachhaltige Gesundheitsleistungen anzubieten, oft mit dem Ziel der Reintegration ins Arbeitsleben.

In Deutschland existieren Dienstleister, die im Auftrag verschiedener privater Versicherungen, vor allem bei gewichtigen oder komplizierten Verletzungen/Erkrankungen, ein Gesundheitsmanagement anbieten. Zu ihnen gehört der Rehabilitations-Dienst (www.rehabilitations-dienst.de) der GenRe (Köln). Diese Dienste werden von Rechtsanwälten respektiert, wenn sie einen Ethikstandard nachweisen, den der Deutsche Verkehrsgerichtstag (Goslar) zuletzt im Jahr 2008 bestätigt hat. Dazu gehört die Begleitung durch einen unabhängigen Beirat. Dieser Aktionskreis privater Versicherungen erweitert sich stetig. Es lohnt sich, deren Engagement zu nutzen und mit dem Leistungsspektrum der gesetzlichen Versicherer zu kombinieren. Denn oft sind Beschäftigte gesetzlich und privat versichert. Dann entsteht ein erfolgreiches Gesamtpaket „Zurück in den Beruf" besonders, wenn jeder dazu einen finanziellen und organisatorischen Beitrag leistet. Der Anstoß und die Koordination müssen oft von außen kommen, da sich die Versicherer ansonsten meist erst in einem späteren Stadium, wenn es um den Regress untereinander geht, in Verbindung setzen.

2.7 Über Deutschland hinaus

Weltweit sind Unternehmen daran interessiert, gut arbeitende und ausgebildete Beschäftigte im Betrieb zu halten, auch wenn sie gesundheitlich eingeschränkt sind. Denn oft lassen sich solche Mitarbeiter, wenn überhaupt, nur durch einen hohen wirtschaftlichen Aufwand ersetzen. Das gilt besonders für Entwicklungsländer in Afrika, aber auch in Südamerika, wo es nicht viele Fachkräfte gibt. In dem Maße, wie die Wirtschaft und global agierende Unternehmen „Grenzen überschreiten", interessieren sie und ihre Dienstleister sich dafür, wer im „Return to Work" warum erfolgreich ist.

2.7.1 Internationales

Zunächst kümmern sich internationale Organisationen um länderübergreifende Konzepte und Strategien. Ein Beispiel ist die Weltgesundheitsorganisation (WHO) in Genf (Schweiz), welche die unter Mitwirkung vieler Experten aus der ganzen Welt erstellte International Classification of Functioning, Disability and Health, kurz ICF, zur grenzübergreifenden Benutzung empfiehlt. Denn die Funktionen der Menschen, und damit deren Leistungsfähigkeit, lassen sich weltweit einheitlich beschreiben, ungeachtet der unterschiedlichen sozialen Sicherungssysteme (Kap. 3 Allgemeine Leitgedanken). Auf die weltweit einheitliche Anwendung ist auch die Konvention der Vereinten Nationen über die Rechte behinderter Menschen angelegt. Sie enthält im Artikel 27 (Arbeit und Beschäftigung) die Forderung nach Erhaltung von Arbeitsplätzen für Behinderte. Diese UN-Konvention wird derzeit in den Staaten der Welt durch Ratifizierung in nationales Recht umgewandelt, so etwa in Deutschland mit Geltung vom 28. 03. 2009. Die Internationale Arbeitsorganisation (ILO) hat im Jahr 2001 einen Leitfaden zum „Return to Work" erarbeitet und von Vertretern der Arbeitgeber und Beschäftigten vieler Länder verabschiedet. Dieser „Code of Practice" zum Disability

Management steht in verschiedenen Sprachen zur Verfügung (www.ilo.org). Auch die Internationale Vereinigung für Soziale Sicherheit (IVSS) mit Sitz in Genf tauscht sich in Ausschüssen, in denen Vertreter der sozialen Sicherheit aus aller Welt sitzen, über Konzepte und Strategien zur Rehabilitation und zum „Return to Work" aus. Diesem umfassenden Integrationsauftrag widmet sich auch „Rehabilitation International" mit Sitz in New York, eine Dachorganisation aller Akteure zur Integration Behinderter in die Gesellschaft. Dort existiert auch eine spezielle Kommission zur beruflichen Reintegration (www.riglobal.org).

Die treibenden Kräfte, die Reintegration ins Arbeitsleben praktisch umsetzen, sind aber oft die Unternehmen selbst mit ihren Dienstleistern, etwa den sozialen Versicherungen. In einigen Ländern äußert sich die politische Überzeugung in Gesetzen, die Pflichten beschreiben. Ein gutes Beispiel ist das BEM als Pflicht aller Arbeitgeber in Deutschland. Andere Länder setzen auf die Überzeugung der Unternehmen und verstärken wirtschaftliche Anreize: So wird in der Schweiz durch einen Medienkampagne der Invalidenversicherung das Bewusstsein aller Bürgerinnen und Bürger gestärkt, dass sich die Rückkehr an den Arbeitsplatz lohnt, sowohl für die Arbeitgeber als auch für die Beschäftigten. Einen Überblick über verschiedene Ansätze und Systeme in der Welt zum „Return to Work" bietet das gleichnamige Buch von Riek Prins (Initiative der IVSS).

Einen weltweiten Austausch über alle Themen um das „Return to Work" bieten die Internationalen Foren zum Disability Management, zuletzt das in Berlin. Abstracts der Vorträge und Ergebnisse der Workshops sind veröffentlicht unter www.ifdm2008.de. Das 5. Forum findet in Los Angeles vom 13.–16. September 2010 statt (www.ifdm2010.com), das 6. Forum in London 2012 und das 7. Forum in Neuseeland 2014. Auf diesen Weltkongressen werden ständig neue Erkenntnisse zu internationalen Standards in Bildung, Forschung und Praxis zum Disability Management thematisiert. Dazu nimmt eine federführende Rolle das oben genannte Institut „NIDMAR" in Kanada ein. Dort treffen sich regelmäßig die Lizenznehmer aus aller Welt, die Disability Manager aus- und weiterbilden sowie prüfen. Hinzu kommt ein internationaler Standard für ein Audit zum Disability Management in Unternehmen, das auf Konsens der Sozialpartner basiert und deswegen „Consensus-Based Disability Management Audit" (CBDMA) heißt. Auch in Deutschland haben bereits Unternehmen diesen Standard erfüllt, etwa Ford, Chemion oder die Berufsförderungswerke als Arbeitgeber. Lizenznehmer und Zertifizierer in Deutschland ist die DGUV, die diese Aufgabe gemeinsam mit dem Institut iqpr erfüllt (www.iqpr.de).

2.7.2 Europa

Herzstück Europas ist die Europäische Union (EU), der vertragliche Zusammenschluss von derzeit 27 Ländern. Die EU mit dem Europäischen Parlament und der Regierung (Kommission) baut nicht nur Zölle und Handelsschranken untereinander ab, um den freien Binnenmarkt in einem Wirtschaftsraum sicherzustellen, sondern gestaltet viele Lebensbereiche der europäischen Bürger durch rechtliche Vorgaben (Richtlinien), auch das soziale Europa.

Im Gegensatz etwa zum Arbeits- und Gesundheitsschutz mit detaillierten europäischen Regeln zu Gefahrstoffen und zur Gestaltung von Arbeitsbedingungen gibt es keine Direktiven der EU an die Mitgliedsstaaten, wie im Einzelnen „Return to Work" gestaltet werden muss. Gleichwohl existieren Strategiepapiere und „Best-Practice-Projekte", jeweils von der EU-Kommission initiiert, um das Ziel Beschäftigungsfähigkeit („employability") der Beschäftigten in Europa zu erreichen. Zielgruppe sind besonders kranke und ältere Beschäftigte, die aus dem Arbeitsleben herauszufallen drohen und durch Programme dort gehalten werden sollen, etwa durch die Projekte der Bundesregierung zu „50plus" oder „Jobs ohne Barrieren" (www.jobs-ohne-barrieren.de).

Eine darüber hinausgehende Gesetzgebungskompetenz der EU in der Gestaltung der nationalen Sozialordnungen gibt es nicht. Deswegen entscheidet häufig der Europäische Gerichtshof (EuGH) in Einzelfällen, ob die Freizügigkeit der europäischen Bürger und Unternehmen eingeschränkt wird, etwa wenn Sozialversicherungen eines Landes ihren Versicherten Sozialleistungen nur von Dienstleistern eines Landes anbieten und bezahlen. Die bisherigen Urteile bezogen sich indes auf Leistungen zur medizinischen Rehabilitation und zu Hilfsmitteln oder auf Geldleistungen, nicht aber auf Leistungen zur Teilhabe am Arbeitsleben. Andere EU-Richtlinien, etwa zur Gleichbehandlung, sind in deutsches Recht umgewandelt worden (AGG) oder beziehen sich auf die Rechte Behinderter (Antidiskriminierung).

Über die Europäische Union hinaus tauschen sich Länder auf dem Kontinent „Europa" auch zu Themen von allgemeinem Interesse, also zum „Return to Work", aus. Den institutionellen Rahmen bildet der Europarat in Straßburg (Frankreich). Dort kam es vor Jahren zu einem Systemvergleich im „Return to Work". Diese Ausarbeitung und die Empfehlungen richteten sich nicht nur an die Länder der Europäischen Union, sondern auch darüber hinaus (Russland, Balkan etc.). Eine europaweite Ausrichtung pflegt zudem das internationale Netzwerk RI-Europe (www.riglobal.org), in dem sich ohne institutionellen Rahmen verschiedene Mitglieder Europas im Rahmen von „Rehabilitation International" (New York) austauschen und positionieren. Die DGUV hat vorerst bis zum Jahre 2012 eine federführende Rolle übernommen und fördert besonders die Entwicklung von „Return to Work" in Europa (E-Mail-Kontakt über: Ri-Europe@dguv.de). Daneben gibt es zahlreiche europäische Nicht-Regierungs-Organisationen (non-governmental organisations).

3 Allgemeine Leitgedanken

Friedrich Mehrhoff und Hans-Martin Schian

3.1 Einleitung

Der Weg zurück in den Beruf von Beschäftigten nach Unfällen oder bei akuten und chronischen Erkrankungen hängt stets von den kulturellen, sozialen und gesundheitlichen Bedingungen des jeweiligen Landes ab, in dem Arbeit gesucht wird. Aber weltweit gehört zur Erfolgsformel einer beruflichen Reintegration, den verletzten oder erkrankten Beschäftigten auf dem Weg von der Diagnose über die Planung der Behandlung bis zur Zielerreichung, also der nachhaltigen Sicherung der Arbeitsfähigkeit möglichst „alle Steine aus dem Weg zu räumen". Es gilt die richtigen Leistungen aus der Vielfalt der Angebote der Träger der sozialen Sicherung und der mit ihnen verbundenen Leistungserbringer herauszufinden, diese zu koordinieren, zu vernetzen und vor allem damit so früh wie möglich zu beginnen. Für die jeweils Betroffenen ist ein von ihnen akzeptierter Weg zu finden.

Der Grundgedanke des deutschen Systems der sozialen Sicherung lautet (SGB I, § 10): „Wer körperlich, geistig oder seelisch behindert ist oder wem solch eine Behinderung droht, hat unabhängig von der Ursache der Behinderung ein Recht auf Hilfe, die notwendig ist, um

- die Behinderung abzuwenden, zu beseitigen, zu verbessern, ihre Verschlimmerung zu verhüten und ihre Folgen zu mildern und
- einen seinen Neigungen, Fähigkeiten und Kenntnissen entsprechenden Platz insbesondere im Arbeitsleben zu sichern."

Das SGB IX ist Ausdruck des Wandels vom fürsorgenden zum aktivierenden Sozialstaat – ein Paradigmenwechsel, in den Vorgaben der WHO, des Europarates und der Europäischen Union hineinwirken, aktivierende Elemente zu fördern und die aktive Rolle der Betroffenen zu stärken. Die EU hat dies schon in ihrer Sozialcharta ausgedrückt und unterstützt mit dem Thema „Employability für alle", insbesondere für benachteiligte Menschen, so auch für Behinderte, die Förderung der Beschäftigungsfähigkeit und Teilhabe. Grundprinzip ist, die Leistungsfähigkeit der Betroffenen zu erhalten bzw. wiederherzustellen und finanziellen Ausgleich nur dann zu gewährleisten, wenn die eigene Leistungsfähigkeit zur Wiederherstellung einer eigenen Existenz und zur eigenen Erlangung von Einkommen nicht ausreicht. Die Grundsätze „Rehabilitation vor Rente" oder „Prävention vor Rehabilitation" sind zwar nicht neu, jedoch sind die Zugangsrechte durch § 3 des SGB IX „Prävention vor Rehabilitation" und durch § § 83, 84 im Sinne des betrieblichen Eingliederungsmanagements deutlich verbessert. Zudem ist die Teilhabe ein Grundprinzip, was sich in allen Deklarationen und Empfehlungen der letzten Jahre wiederfindet, so auch in der UN-Konvention über die Rechte Behinderter (vgl. Kap. 2.2).

3.2 Kombination von Prävention und Rehabilitation

Die Kodifizierung des Rehabilitationsrechts im Sozialgesetzbuch (SGB IX) wirkt weit in den Integrationsprozess und damit bis in die Unternehmen hinein. Auf der Basis des SGB IX hat die BAR eine für die Praktiker wie für die Betroffenen gleichermaßen wichtige „Gemeinsame Empfehlung der Rehabilitationsträger zur nahtlosen, zügigen und einheitlichen Erbringung von Leistungen" veröffentlicht (www.bar-frankfurt.de). Das SGB IX hat sich einerseits zur Eigenständigkeit der einzelnen Leistungsträger auf der Basis der eigenen Sozialgesetzbücher bekannt, andererseits Leistungen zur Wiederaufnahme der Arbeit einer gemeinsamen Zielsetzung unterworfen. Ein anderes Musterbeispiel ist die „Gemeinsame Empfehlung zur Teilhabeplanung". Hier bekennen die Leistungsträger sich dazu, dass Teilhabe eigentlich erst erreicht ist, wenn die Betroffenen in der Lage sind, wieder selbständig über sich zu bestimmen und ihr Einkommen zur Existenzsicherung und erwünschten Lebensqualität selbst erzielen können.

Die internationale Bewegung zum „Return to Work" mündet in ein „Disability Management", das auf der Empfehlung der Internationalen Arbeitsorganisation (www.ilo.org) basiert, an deren Formulierung auch Deutschland beteiligt war. Danach soll „die Managementstrategie bei Behinderung am Arbeitsplatz verzahnt werden mit der Förderung eines sicheren und gesunden Arbeitsplatzes, einschließlich der Arbeitsschutzmaßnahmen, einer Risikoanalyse bei der Anpassung des Arbeitsplatzes, mit einem frühen Eingreifen und Zuführen zur Rehabilitation Beschäftigter verbunden mit kompetenten Disability Managern." Unglücklich gewählt ist der Begriff des „Disability Management" nur insoweit, als das Ziel nicht Behinderung, sondern Befähigung („ability") ist. Dieser Leitfaden, der im Wesentlichen von kanadischen Fachleuten unter internationaler Begleitung und nach deutschem Vorbild entwickelt wurde, hat das SGB IX beeinflusst. Dies ist unschwer aus § 3 „Prävention vor Rehabilitation" und § 84 Abs. 2 über das betriebliche Eingliederungsmanagement zu ersehen (vgl. Kap. 2.4.2).

§ 84 Abs. 2 SGB IX ist eine Präventionsvorschrift für die Arbeitgeber, die auf die Veränderung von Gesundheitsstrukturen nicht nur im Einzelfall, sondern im Betrieb ausgerichtet ist. Dieses betriebliche Eingliederungsmanagement verbindet zwangsläufig den Betrieb mit sämtlichen Ressourcen des sozialen Sicherungssystems, insbesondere des Gesundheitswesens einschließlich des Gesundheitsschutzes im Betrieb (Abb. 3.1). Der Weg zurück in den Beruf schließt viele Akteure und Leistungen ein und verlangt einen ganzheitlichen Ansatz von Prävention und Rehabilitation einschließlich der Nutzung aller relevanten Gesundheitsdaten im Betrieb. Dies ist erforderlich zur Verhinderung von Ausgliederung genauso wie zur Förderung der Eingliederung. Der Gesetzgeber begründet dies folgendermaßen: „Durch die gemeinsame Anstrengung aller Beteiligten soll ein betriebliches Eingliederungsmanagement geschaffen werden, das durch geeignete **Gesundheitsprävention** das Arbeitsverhältnis möglichst dauerhaft sichert. Die Regelung verschafft der Gesundheitsprävention am Arbeitsplatz dadurch einen stärkeren Stellenwert, dass die Akteure unter Mitwirkung des Betroffenen zur Klärung der betroffenen Maßnahmen verpflichtet werden." Der Brückenschlag zum Arbeitsschutz und zur betrieblichen Gesundheitsförderung (§ 20 SGB V) rundet die optimale Strategie ab. Das Arbeitsschutzgesetz verpflichtet nämlich die Akteure, insbesondere die Arbeitsmediziner, zur Mitwirkung an der betrieblichen Eingliederung, ebenso wie § 84 Abs. 2, in dem die Betriebs- und Werksärzte ausdrücklich erwähnt sind.

Ursachenanalyse	Leistungen und Hilfen ausloten

• Sichtweise des Betroffenen
• Begehung
• Gefährdungsbeurteilung
• Gesundheitsbericht
• Betr. Sozialberatung
• …
	• gemeinsame Servicestelle/
	  Integrationsamt kontaktieren
	• stufenweise Wiedereingliederung?
	• Leistungen zur Teilhabe am
	  Arbeitsleben (z. B. Arbeitshilfen)
	• …

Möglichkeiten zur Überwindung der Arbeitsunfähigkeit und zur Sicherung des Arbeitsplatzes	
• Herstellung eines arbeitsschutz- rechtskonformen Arbeitsplatzes	• Optimierung des Arbeitsplatzes • Arbeitszeit und Arbeitsorganisation • Qualifizierung • Reha-Maßnahmen • Eingliederungsplan

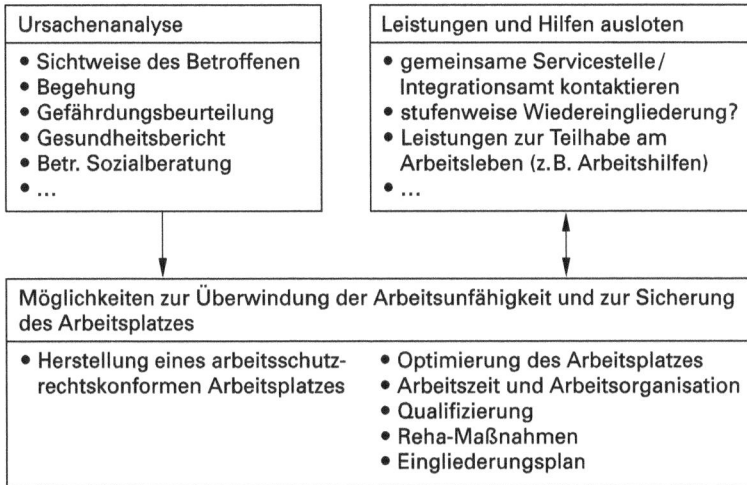

Abb. 3.1: Suchprozess des § 84 Abs. 2 SGB IX.

3.3 Vom Defizitdenken zur Leistungsfähigkeit

Leistung bedeutet im Englischen „performance" und beinhaltet, was ein Mensch in seiner üblichen Umwelt, respektive in seinem sozialen Umfeld, tut und wie er ins gesellschaftliche Leben einbezogen ist. Der Begriff beschreibt die tatsächlichen Aufgaben und das Handlungsfeld einer Person unter den Gegebenheiten ihres Kontextes und ihres Willens zur Durchführung. Leistungsfähigkeit („capacity") beinhaltet die Fähigkeit eines Menschen, bestimmte Aufgaben durchzuführen im Sinne des bestmöglichen Leistungsvermögens. Es ist also das höchstmögliche Niveau einer Funktionsfähigkeit, was ein Mensch in bestimmten Bereichen (etwa in der Arbeitswelt) zu einem bestimmten Zeitpunkt erreichen kann.

Um dies „diagnostisch" zu erfassen, benötigt man eine „standardisierte Umwelt", wonach die Umwelteinflüsse durch eine standardisierte Umgebung und durch standardisierte Aufgaben neutralisiert werden. Dabei können bekannte Versuchsanordnungen zugrunde gelegt werden (standardisiertes Leistungsumfeld) ebenso wie eine fiktive Umwelt, von der angenommen wird, dass sie einen einheitlichen Einfluss ausübt. Als Maßstab für Leistung und Leistungsfähigkeit dient in jedem Fall das **Normalitätsprinzip**, das bei der Leistungsmessung in der gewerblichen Wirtschaft verbreitet ist (Refa, MTM) und sich in § 2 SGB IX und in der ICF wiederfindet.

Diese Leistungsmessung beruht auf international anerkannten Standards, die trotz unterschiedlichster Leistungsansprüche in unterschiedlichen sozialen Gemeinschaften die Leistungswelten miteinander vergleichbar machen. Aber die unterschiedlichen Ansprüche und Arbeitsbedingungen wirken sich auf den Menschen in seiner Leistung und Leistungsfähigkeit aus. Sie beanspruchen ihn häufig weit über Gebühr, was sich dann an Statistiken über Krankenstände und an Morbiditäts- und Mortalitätsstatistiken ablesen lässt.

Dass der objektiv gemessene Befund und die beobachtete Leistung und Leistungsfähigkeit nicht immer deckungsgleich sind, kann als Auswirkung der üblichen Umwelt im Gegensatz zur standardisierten verstanden werden: Im gewohnten Umfeld leisten

Patienten mehr als in einem standardisierten Umfeld. So ist eine Hausfrau mit einem leichten Schlaganfall schon in ihrer eigenen Küche wesentlich „leistungsfähiger" als in der Übungsküche einer Reha-Einrichtung. Diese Erkenntnis führt zu der Bewertung von Fachleuten und Betroffenen, zu welchem Zeitpunkt „Gewohnheit" ein für den Erfolg der Reintegration förderlicher Umweltfaktor ist.

3.3.1 Beurteilung der Beschäftigungsfähigkeit

Der Weg zurück in den Beruf erwartet von allen Akteuren einen 3fachen Fokus im Sinne des biopsychosozialem Modell der ICF. Arbeitsbezogenes Potenzial von Menschen mit gesundheitlichen Störungen auf Dauer zu sichern heißt, physische und psychische Leistungsfähigkeiten im Arbeitsleben bzw. Leben in der Gemeinschaft sowie deren Grenzen auszuloten. Beschäftigungsfähigkeit beschreibt alle Kompetenzen, die einen Menschen ausmacht, der wieder arbeiten will, und ermöglicht prognostische Aussagen für eine berufliche Reintegration. Wenn der alte Arbeitsplatz erklärtes Vermittlungsziel der Bundesagentur für Arbeit und anderer Träger von Leistungen zur beruflichen Teilhabe ist, dann ist es zwingend erforderlich, mit den Fachleuten bzw. Beteiligten im Unternehmen direkt zu kommunizieren. Denn sie kennen die Anforderungen der Arbeitsplätze. Kernfragen sind:

- Kann man Fähigkeiten und damit Beschäftigungsfähigkeit messen?
- Gibt es Berufs-, Tätigkeits-, konkrete Arbeitsplatzprofile?
- Lassen sich kognitive und motorische Mindestanforderungen im Arbeitsleben ausdrücken?
- Kann man mit gleichen Items sowohl die Fähigkeiten als auch die Anforderungen beschreiben?
- Wo sind die Grenzen der Messbarkeit der beschriebenen Parameter?
- Gibt es verbindliche interdisziplinäre Methoden, Instrumente und Sprachregelungen?

Bei allem gilt die Formel: Je eingeschränkter die finanziellen Ressourcen sind, je mehr nach Effizienz, Ökonomisierung und Entbürokratisierung gerufen wird, desto präziser muss die Suche nach dem richtigen Arbeitsplatz aufgenommen werden. Denn nur dies garantiert nachhaltigen Erfolg. Vor jeder Maßnahme zur beruflichen Teilhabe ist zu entscheiden, welche Arbeit zu dem Probanden passt. Zwei Ansätze gibt es, merkmals- oder erprobungsorientierte Diagnostik der Fähigkeiten:

- Beim **merkmalsorientierten Ansatz** werden jene Leistungsmerkmale erfasst, von denen man annimmt, dass sie zur Ausübung einer bestimmten Aufgabe benötigt werden. Dies ist der am Prinzip des Assessment orientierte Ansatz zur Feststellung der Leistungsfähigkeit, der von der sich ständig verändernden Umwelt abstrahiert, aber dennoch ein objektives Bild bietet.
- Beim **erprobungsorientierten Ansatz** wird das zu beurteilende Verhalten beobachtet. Dabei werden aber letztendlich auch standardisierte Arbeitsaufgaben zugrunde gelegt.

Welches Konzept man auch anwendet – arbeitsbezogenes Potenzial zu beurteilen ist ein interdisziplinärer Prozess sowohl der Therapeutenteams in der medizinischen Rehabilitation als auch der Integrationsteams bei der Wiederaufnahme der Arbeit.

In der sozialmedizinischen Begutachtung im Rahmen der beruflichen Teilhabe, etwa in der gesetzlichen Rentenversicherung, kommt man an Assessment-Instrumenten zur Bewertung des Leistungsvermögens nicht vorbei. Grundsätzlich wird ein positives und negatives Leistungsprofil erstellt unter quantitativen und qualitativen Aspekten. Dieses Vorgehen erfasst aber lediglich die personenbezogenen Variablen. Diese liefern nur eine unpräzise individuelle Prognose für die betriebliche Wiedereingliederung, weil bei verändertem Leistungsbild und nicht vorhandenem Arbeitsplatz die Anforderungen am allgemeinen Arbeitsmarkt allein nicht weiterhelfen, zumal sie den Gutachtern nicht konkret vorliegen. Daher ist es zwingend notwendig, zunächst auf den alten Arbeitsplatz zu rekurrieren, weil sich so die Anforderungen des Arbeitslebens präzisieren lassen. Zur Beurteilung müssen sie den Gutachtern vorliegen, weil sie sonst auf subjektive Vorstellungen von Arbeit und Arbeitsmarkt angewiesen sind. Sinnvoll ist eine Beurteilung nur, wenn vorher die Ausgangssituation der einzelnen Beschäftigten „anamnestisch" definiert ist. Unverzichtbar ist auch eine ärztliche Untersuchung mit einer klaren Diagnose, um zu wissen, auf welche Funktionsstörungen man bei Maßnahmen besonders achten muss und wie sie verbessert werden können. Sie setzt im Vorfeld der beruflichen Reintegration ein und liefert nur deren Grundlage.

3.3.2 Internationale Klassifikation der Funktionsfähigkeit, Behinderung und Gesundheit (ICF)

Die International Classification of Functioning, Disability and Health beruht auf einem biopsychosozialen Modell. Dieses ganzheitliche Verständnis von Krankheit, Behinderung und Gesundheit hat die WHO in zahlreichen Konsensuskonferenzen zusammengestellt und wurde im Jahr 2001 von allen Staaten angenommen. 2005 erschien die offizielle deutschsprachige Version über Dimdi (www.dimdi.de). Inzwischen beruhen sämtliche modernen Definitionen der Rehabilitation auf diesem konzeptionellen Ansatz (BAR 2005, Schuntermann 2009). Langfristiges Ziel der WHO ist, mit der ICF weltweit Verschlüsselungs- und Informationssysteme der Gesundheitsversorgung zu vereinen, um einen internationalen Überblick über die Lage der Behinderten in der Welt zu bekommen. Ohne auf die Details einzugehen, gilt Folgendes: Über die ICF ist es möglich, die Wechselwirkungen zwischen Person und Umfeld, also die Grundkonzeption der Rehabilitation, und die Interventionen auszuformulieren und, indem man die ICF als Klassifikation nimmt, die Art und Schwere der Behinderung in einer für alle verständlichen Sprache zu dokumentieren.

Nicht nach der Rechtsordnung, aber nach dem Konzept der oben genannten Kontextfaktoren im Sinne der ICF (Abb. 3.2) gelten Personen als funktional gesund, wenn vor ihrem gesamten Lebenshintergrund

- ihre körperlichen Funktionen, also physisch, psychisch und seelisch, der statistischen Norm entsprechen (Konzept der Körperfunktionen und Strukturen),
- sie alles das tun können, was von Menschen ohne Gesundheitsprobleme im Sinne der ICF erwartet wird (Konzept der Aktivitäten) und
- sie ihr Dasein in allen Lebensbereichen, die ihnen wichtig sind, in der Weise und dem Umfang entfalten können, wie es Menschen ohne Beeinträchtigung der Funktionen oder Aktivitäten erwarten können (Konzept der Teilhabe an Lebensbereichen).

```
┌─────────────────────────────────────────────┐
│ Gesundheitsproblem                          │
│ (Gesundheitsstörung oder Krankheit, ICD)    │
└─────────────────────────────────────────────┘

┌──────────────────┐  ┌──────────────┐  ┌──────────────┐
│ Körperfunktionen │  │ Aktivitäten  │  │ Teilhabe     │
│ und -strukturen  │  │              │  │              │
└──────────────────┘  └──────────────┘  └──────────────┘

┌──────────────────────┐      ┌──────────────────────┐
│ Umweltfaktoren:      │      │ Persönliche Faktoren:│
│ • materiell          │      │ • Alter, Geschlecht  │
│ • sozial             │      │ • Motivation         │
│ • verhaltensbezogen  │      │ • Lebensstil         │
└──────────────────────┘      └──────────────────────┘
```

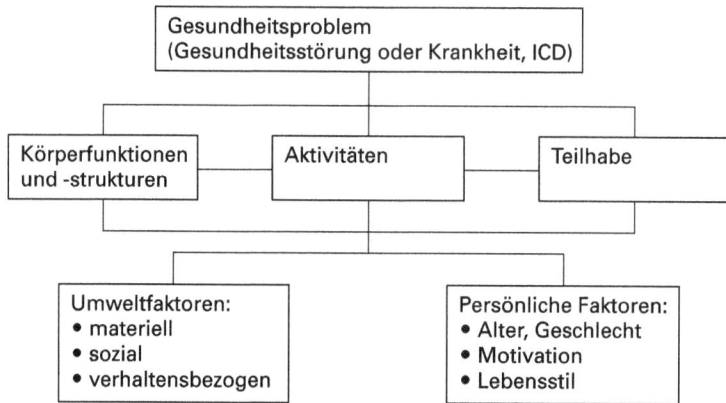

Abb. 3.2: Biopsychosoziales Modell der ICF.

Der funktionale Begriff umfasst also alle Aspekte der funktionalen Gesundheit. Neben den medizinischen Aspekten, die den Organismus betreffen, fallen darunter alle Aspekte des Menschen als handelndes Subjekt (Aktivitäten) und als selbstbestimmtes bzw. gleichberechtigtes Subjekt in der Gesellschaft (Teilhabe). Dies ist für die Sichtweise in der Rehabilitation und auch der beruflichen Integration von zentraler Bedeutung. Die ICF erfasst also nicht nur das optimistische biomedizinische Modell, wonach mit Hilfe der Kuration stets vollständig geheilt werden kann. Die Herausforderung beginnt eben erst richtig, wenn das nicht geht! Dann sind die ständig auf Funktionsstruktur, Aktivitäten und Teilhabe einwirkenden Kontextfaktoren wichtig, die ihrerseits in einer Wechselwirkung zu den Gesundheitsproblemen stehen. Die Kontextfaktoren reichen vom persönlichen Umfeld über die Verfügbarkeit von adäquaten Arbeitsplätzen bis hin zu persönlichen Eigenschaften, wie Alter, Geschlecht, Ausbildung, Motivation und Leistungsbereitschaft. Mit der ICF fahndet man nach den Ressourcen, sowohl nach den Fähigkeiten als auch nach den technischen Ressourcen, um die Fähigkeiten wieder richtig nutzen zu können im Sinne der Fragen, was können die Betroffenen wo noch leisten, woran können sie noch teilhaben und, aus der Sicht der Helfer, wann kann mit welchen Maßnahmen wie eingewirkt werden, um die Arbeitskraft wieder einzusetzen. Dazu muss Klarheit über die Grundbegriffe „Leistung und Leistungsfähigkeit" herrschen (vgl. Kap. 3.4).

Die ICF öffnet zudem das Blickfeld für die Gesamtsituation von Behinderungen. Die Betroffenen setzen sich mit den Folgen ihrer Erkrankung im Sinne der Wechselwirkung ihrer persönlichen Faktoren und mit den Umfeldfaktoren auseinander. Diese Situationsdarstellung ermöglicht in einer gemeinsamen Sprache, die für die Betroffenen und deren Interessenvertreter genauso verständlich ist wie für Leistungsträger/-erbringer, mit den professionellen Beratern die Bedarfe zu bestimmen, die in den persönlichen Ressourcen der Betroffenen ebenso wie in den Ressourcen des Umfeldes liegen. Um Diskrepanzen zwischen den Möglichkeiten der Betroffenen und dem hohen Anspruch ihres Umfelds aufzulösen, dient der auf der ICF basierende Teilhabeplan. Dieses Wechselwirkungsmodell zwischen Mensch und seinem Umfeld hat besonders für die Reintegration ins Arbeitsleben Bedeutung, wo es im Arbeitsschutz und in der Arbeitsmedizin schon lange bekannt ist. Die Wechselwirkung zwischen

Mensch und Arbeit ist nicht nur die Grundlage der primären betrieblichen Prävention. Die Wechselwirkung zwischen den Erkrankungsfolgen der Beschäftigten und deren Umfeld in der Gesellschaft, wozu auch das Arbeitsleben gehört, ist für Kuration, Rehabilitation, Pflege und für die Teilhabe in allen Lebensbereichen von erfolgversprechender Bedeutung.

Für das Management „Zurück in den Beruf", also für die Interventionsplanung, für die Durchführung und Verlaufskontrolle, benötigen alle Akteure ein einheitliches Begriffssystem, um festzustellen, wer sich wo und wann mit welchen Erkrankungen und deren Folgen im sozialen System befindet, um gemeinsam proaktiv die richtigen, professionellen Hilfen zur richtigen Zeit in Anspruch zu nehmen. Das gegliederte System der sozialen Sicherung in Deutschland, das wegen der kreativen Vielfalt durchaus seinen Sinn hat, bringt zwangsläufig, wie in vielen anderen Sicherungssystemen in der Welt, Schnittstellen mit sich, die die Übergänge zwischen mehreren Phasen der Rehabilitation schwierig gestalten. Zumindest eine gemeinsame Sprache zur Verständigung zwischen den in den Phasen agierenden Profis und den Betroffenen ist daher unerlässlich für die Kommunikation, Kooperation und Koordination. Diese wird zwar in den Phasen der medizinischen Rehabilitation als wichtig eingeschätzt, erstreckt sich aber zu wenig auf die Übergänge zur beruflichen Teilhabe.

Letztendlich ist ein solches integratives Teilhabemodell auch die Basis für ein neues Vergütungssystem. Individualisierung, Bedarfsplanung, modularer Aufbau, Einkaufsmodelle, Wunsch- und Wahlrecht oder persönliche Budgets sind sonst gar nicht anders umsetzbar. Alle diese neuen Methoden sollen den Integrationsprozess fördern und die Beschäftigungsfähigkeit erhalten. Gleichwohl stehen Leistungsträger, -erbringer und -berechtigte erst am Anfang der Umsetzung der ICF in die Praxis.

3.3.3 Gemeinsame Sprache überwindet Schnittstellen

Während es in der kurativen Medizin immer noch schwer fällt, aus dem „Gefängnis" des ICD 10 und der DRG auszubrechen und sich den Funktionen und Strukturen zu widmen, haben die Vertreter in der medizinischen Rehabilitation damit weniger Probleme, weil ihre Maßnahmen bereits auf die Aktivitäten und die Teilhabe abzielen.

Ganz darauf ausgerichtet ist die Denk- und Sichtweise der Beteiligten in der beruflichen Integration (Disability-Management), bei denen das Grundkonzept der Teilhabe im Vordergrund steht! Jede sektorale Gruppe hält ihr Denken für richtig:

- Die Kuration meint, dass sie mit ihren Fortschritten in der Diagnose und Therapie die Gesundheit der kranken Beschäftigung wiederherstellt und damit quasi automatisch deren Arbeitskraft. Sie müsse sich um die Partizipation (Teilhabe) nicht aktiv kümmern, weil die Betroffenen in mehr oder weniger überschaubarer Zeit ihre Aktivitäten wiedererlangen und in ihr Umfeld störungsfrei zurückkehren.
- Im Bereich der medizinischen Rehabilitation stehen die Folgen von Behinderungen, insbesondere die Auswirkungen im Sinne der Chronifizierung von Erkrankungen, im Vordergrund der Bemühungen. Insofern konzentriert man sich mehr auf die Förderung von Aktivitäten und auf die Möglichkeiten zur Teilhabe am Leben in der Gemeinschaft.

- Die Akteure in der beruflichen Teilhabe zielen auf die Wiederaufnahme der Arbeit und die Stärkung der Beschäftigungsfähigkeit als Chance zur Teilhabe am Arbeitsleben.

Diese „Sektoriererei" entspricht nicht den Interessen der Betroffenen und letztlich auch nicht denen der Unternehmen. Denn ein Krankheitsverlauf kann alle Aspekte – von der Kuration über die Pflege bis zur Arbeit – berühren. So kann beispielsweise eine kleine Störung der Körperfunktion eine erhebliche Beeinträchtigung der Aktivitäten und damit der Teilhabe in der Gesellschaft zur Folge haben. Man denke nur an den Verlust eines Fingers für einen Klarinettenspieler, was für ihn möglicherweise bedeutet, von der Teilhabe am Musikleben endgültig ausgeschlossen zu sein. Andererseits können erhebliche Aktivitätsverluste und funktionelle Einschränkungen, z. B. die Folge einer Herzerkrankung mit permanentem Therapiebedarf und Einschränkungen der Funktionsfähigkeit, bei gleichzeitig günstigem sozialem Umfeld, geringe Folge für die Teilhabe am Arbeitsleben bedeuten. Niemand weiß dies besser als Betriebsärzte, insbesondere wenn sie im Integrationsteam eines Unternehmens arbeiten, aber auch professionelle Akteure in der kardiologischen Rehabilitation. Die funktionellen Folgen einer Herz-Kreislauf-Erkrankung werden nach definierten Belastungsmustern (Watt) in einer Nomenklatur beschrieben. Betriebsärzte hingegen wissen, dass diese Leistung in Watt für die Leistung einzelner im Arbeitsleben völlig unterschiedliche Folgen haben kann (vgl. Kap. 6 Herzerkrankungen).

3.3.4 Vergleich von Funktionsfähigkeit und Anforderungen

Für die Bedarfsfeststellung im Sinne der ICF vereinfachen praktisch-diagnostische Hilfen die Planung des Weges zurück in den Beruf. Hierzu gibt es einen entscheidenden „Kunstgriff". Die Konzeption von Struktur, Funktion, Aktivität und Partizipation wird, soweit sie sich auf die persönlichen Faktoren der betroffenen Beschäftigten beziehen, zunächst einmal im Sinne der Fähigkeiten verstanden und als **Fähigkeitsprofil** in ein Assessment aufgenommen. Die Kontextfaktoren, zu ihnen gehören insbesondere die Arbeitsbedingungen und Arbeitsanforderungen, werden dem Bereich der Anforderung zugeordnet und als **Anforderungsprofil** im gleichen Assessment verwendet.

Genau betrachtet werden müssen aber die Systeme zum **Profilvergleich**. Denn aus der Diskrepanz von Anforderungs- und Fähigkeitsprofilen wird der Interventionsbedarf abgeleitet. Die Profilvergleiche sollten sich möglichst nah am realistischen Arbeitsplatz orientieren. Ist eine direkte Beobachtung am Arbeitsplatz nicht möglich, so muss man auf merkmalsorientierte Assessments zurückgreifen oder das Anforderungsprofil durch standardisierte Interviews und vergleichbare Beurteilungen näher bestimmen lassen. Hierzu gehört aber immer die Nähe zum Unternehmen und, wenn vorhanden, zu den Betriebsärzten.

Bekannte Verfahren sind **IMBA** (Integration von Menschen mit Behinderung in die Arbeitswelt; Abb. 3.3 sowie unter www.imba.de oder www.marie2007.de) sowie das darin integrierte psychologische Verfahren **MELBA** (Merkmalprofile zur Eingliederung Leistungsgewandelter und Behinderter in Arbeit). Der Schwerpunkt von MELBA liegt in der Erfassung generalisierter Schlüsselqualifikationen wie z. B. Antrieb, Umstellungsfähigkeit, Misserfolgstoleranz etc. Das Instrument **EFL** (Evaluation funktioneller

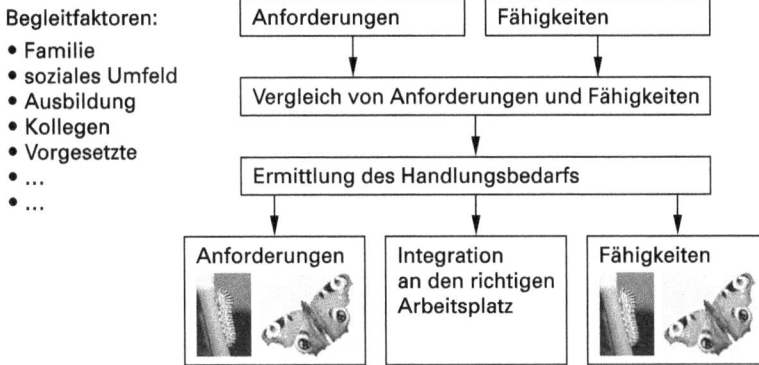

Begleitfaktoren:
- Familie
- soziales Umfeld
- Ausbildung
- Kollegen
- Vorgesetzte
- ...
- ...

Anforderungen   Fähigkeiten

Vergleich von Anforderungen und Fähigkeiten

Ermittlung des Handlungsbedarfs

Anforderungen   Integration an den richtigen Arbeitsplatz   Fähigkeiten

Abb. 3.3: IMBA-Methode.

arbeitsbezogener Leistungsfähigkeit, siehe unter www.efl-akademie.de) findet man in der Schweiz und in Deutschland vor allem in stationären und ambulanten Rehabilitationseinrichtungen. Das Arbeitssimulationsgerät **ERGOS** steht in Berufsförderungswerken und zwei Universitäten. Zum Abgleich individueller Merkmale und Anforderungsprofile (EFL/Ergos) dienen Datenbanken, herausgestellt von NIOSH (USA), die in Deutschland mit verschiedenen Ansätzen in medizinischer und beruflicher Hinsicht angereichert sind und Ergebnisse von Untersuchungen im Auftrag des Europarates enthalten (www.iqpr.assessment.de). Eine Kooperation zwischen Unternehmen und Reha-Einrichtungen, die diese Instrumentarien und Methoden beherrschen, sind von großer Bedeutung für die Wiederaufnahme der Arbeit kranker Beschäftigter. Zur Relevanz der Gefährdungsbeurteilung in diesem Zusammenhang siehe Kap. 2.4.4.

Zusammenfassend ist festzuhalten: Die „Funktionsfähigkeit" sowie der entsprechende Anteil der Aktivitäten wird über die Komponenten der Strukturen und Funktionen dem Fähigkeitsprofil zugeordnet. Dem Anforderungsprofil im sozialen und technischen Arbeitsumfeld werden sämtliche Anforderungen aus dem Bereich der Aktivitäten und der Teilhabe zugeordnet. Vereinfacht gilt der Satz: Der Mensch mit seinen Fähigkeiten und Einschränkungen muss, um Teilhabe zu erreichen, den Anforderungen des Arbeitslebens zwecks Rückkehr in den Beruf gewachsen sein. Im Endeffekt muss der Mensch mit seinen Möglichkeiten seine Lebensbalance wiederfinden, was in einfacher Form Abb. 3.4 zur **„worklife-life balance"** wiedergibt (siehe auch Kap. 10.4). Zahllose Faktoren können dieses doppelte Gleichgewicht zwischen sozialem Leben und Arbeitsleben zum Teil ständig und massiv beeinflussen. Abb. 3.4 zeigt nur zwei elementare, bekannte Faktoren, nämlich Sucht (vgl. Kap. 12 Psychosoziale Störungen) und Verschuldung.

Die praktische Arbeit erfordert jedoch eine Beschränkung auf das Wesentliche. Dem dienen die **Profilvergleichssysteme**: Sie definieren Anforderungen und Fähigkeiten gleichermaßen realistisch und machen, je nach ihrem Anspruch auf Genauigkeit, die Einhaltung der Planungsziele nachvollziehbar und messbar. Der Hintergrund von Profilvergleichssystemen sind entsprechende Messsysteme. Erfahrene wissen, wann sie direkt in die Praxis einsteigen können und wann sie eine „Messung" brauchen. Der Ruf nach Neuentwicklung von Instrumentarien, die mit klar strukturierter Kompatibilität zu existierenden Profilvergleichssystemen und zur ICF passen, wird immer lauter.

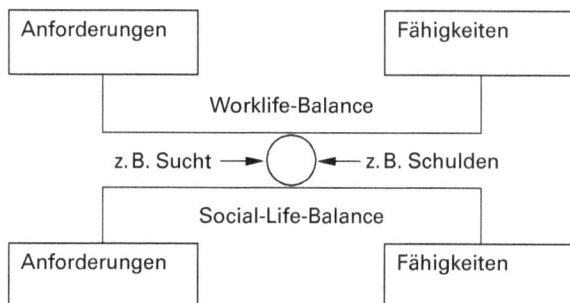

Abb. 3.4: „Functional Health" – Worklife-Life-Balance.

Die Digitalisierung dieser Systeme sollte so weit ausgefeilt werden, dass bewährte Instrumente, die Fähigkeiten und Anforderungen darstellen, implementiert werden können. Solche vermittelnden Instrumentarien erleichtern das Verständnis und die Aktivitäten zwischen allen Mitgliedern eines Integrationsteams. Einen Überblick gibt die Assessment-Datenbank des iqpr (www.iqpr.de).

Alle Systeme vergleichen die erkannten Anforderungen sowie die diagnostizierten Fähigkeiten und definieren den Handlungsbedarf, um daraus das Ziel der Integration ins Arbeitsleben anzustreben, sowohl durch Veränderungen der Anforderungen im Privat- und Arbeitsleben als auch durch die Förderung der Fähigkeiten und Ressourcen im persönlichen Umfeld sowie im Arbeitsleben. Nicht mit den genannten Assessmentsystemen gleichzusetzen sind die Erhebungsverfahren, etwa der von Ilmarinen entwickelte Work-Ability-Index WAI (Kap. 10.4). Ihr Vorteil liegt in der Beschreibung der Arbeitsbedingungen für präventive Zwecke, sie zielen aber nicht ummittelbar auf den Profilvergleich ab und damit auch nicht auf eine individuelle und gezielte Inervention.

3.4 Reintegration als Netzwerkaufgabe

3.4.1 Zusammenarbeit zwischen Betrieb und Dienstleistern

Arbeit hat auch für Menschen mit Behinderungen eine hohe Bedeutung für die Identitätsbildung. Arbeit gibt ihnen einen Lebenssinn vor allem in einer Gesellschaft, die auf berufliche Leistung und Anerkennung ausgerichtet ist. Die Einschränkung der Arbeitsfähigkeit durch Krankheit berühren das Individuum in seiner ganzen Persönlichkeit und umgekehrt genauso das soziale Umfeld in dessen Einstellung und Verhaltensweisen gegenüber den Betroffenen. Diese Wechselwirkung ist nicht länderspezifisch. Drei wesentliche Bedingungen prägen überall auf der Welt den Weg zurück in den Beruf:

- rechtliche Rahmenbedingungen, die Leistungsrechte schaffen und Dienstleistungen ermöglichen,
- Arbeitsbedingungen und Anforderungen der Arbeitsplätze in nationalen und internationalen Unternehmen und
- soziokulturelle Einstellungen zu Fragen der Behinderung auf lokaler und regionaler Ebene.

Dieses Buch greift auf die Erkenntnisse der Akutmedizin und der Rehabilitationspraxis zurück, die im Vorfeld der Wiederaufnahme der Arbeit den Weg ebnen. Die Fachleute müssen wissen, woher ihre „Klienten" aus dem System der „Versorgung" (Abb. 3.5) gerade kommen, wohin sie mit ihrem eigenen Willen gehen sollen und, im Sinne von fördern und fordern, auch mit ihren Helfern gehen müssen. Für diesen Weg muss für den jeweiligen Einzelfall praktisch die „Konvergenz der Systeme" (Abb. 3.6) geebnet werden. Trotz des gegliederten deutschen Sozialsystems bevorzugen die Beschäftigten, genauso wie die Unternehmer, einen Dienstleister, der alle Ressourcen, quasi aus einer Hand, kennt und aktivieren kann. Diese „eine Hand" arbeitet entsprechend Abb. 3.6 in der grauen Zone als „Vermittler, Moderator und Netzwerker".

Die ICF dient dabei als ordnungspolitischer Faktor zur Verbesserung der Kommunikation und Kooperation nach dem Motto **Rehabilitation und Eingliederung ist Netzwerkarbeit**. Die Grundlage dafür ist eine einheitliche Klassifikation von Art und Schwere der Behinderung als Instrument der Verständigung zwischen allen Akteuren, nicht nur unter den Profis, sondern auch mit den Betroffenen, die selbst zu Profis ihrer Behinderung werden sollen. In der Kuration wird eine solche Kommunikation unter allen Beteiligten über das Diagnosesystem der ICD problemlos gelebt. Die Verständigung findet dort ihre Grenzen, wo nicht mehr in 1. Linie über Krankheitsbilder, sondern über die mit ihnen einhergehenden funktionalen Probleme der Betroffenen gesprochen werden muss, also über Veränderungen der Mobilität, der Kommunikation, der Selbstversorgung, des häuslichen Lebens sowie über Fähigkeiten und Barrieren, die den Weg zurück in das Arbeitsleben fördern bzw. versperren.

Betroffene wie Akteure innerhalb und außerhalb der Unternehmen benötigen Grundkenntnisse über unser soziales System, speziell über die Leistungen zur Teilhabe am Arbeitsleben, wie sie im SGB IX zusammengefasst sind. Alle müssten eine Vorstellung von Konzeptionen, Elementen und Reichweiten der Leistungsträger haben. Die Beteiligten müssten in der Lage sein, die Wirkung der jeweiligen durch Leistungserbringer angebotenen Maßnahmen auch abzuschätzen. Solange dies nicht gewährleistet werden kann, ist ein professionelles Management („eine Hand") unverzichtbar.

Berufliche Integration, die ins Unternehmen hineinwirkt, ist Netzwerkarbeit! Wer sich also sachkundig bei jedem Prozessschritt, in der sich „sein Patient, sein Kunde, sein Klient, sein Rehabilitand, sein Beschäftigter" gerade befindet, einschalten will, der muss sich zwangsläufig mit den wesentlichen Errungenschaften und Neuerungen im gesamten sozialen Sicherungssystem befassen, von der Prävention und Kuration über die Rehabilitation und die Pflege.

Zur Vermeidung von Missverständnissen: Dieses Kursbuch bietet keine Patentrezepte. Der jeweilige Leser wird sich eigenverantwortlich entscheiden müssen, inwieweit er den Weg oder ein Stück des Weges zur Wiederaufnahme der Arbeit begleitet und gemeinsam mit den Betroffenen gestalten kann. Er muss zwar einen Überblick über das deutsche Gesundheits- und Sozialsystem haben, aber dafür nicht Experte im Sozial- und Arbeitsrecht oder anderen Fachgebieten sein. Er muss jedoch wissen, wo er selbst und der Betroffene stehen, wohin der Klient will und welche Partner und Akteure er braucht. „Zurück in den Beruf" heißt, krankheitsübergreifende Ziele und Aufgaben durch Nutzung rehabilitativer und integrativer Angebote durchzusetzen, und sich zu vergegenwärtigen, was Prävention und Kuration bereits im Vorfeld dazu beitragen können.

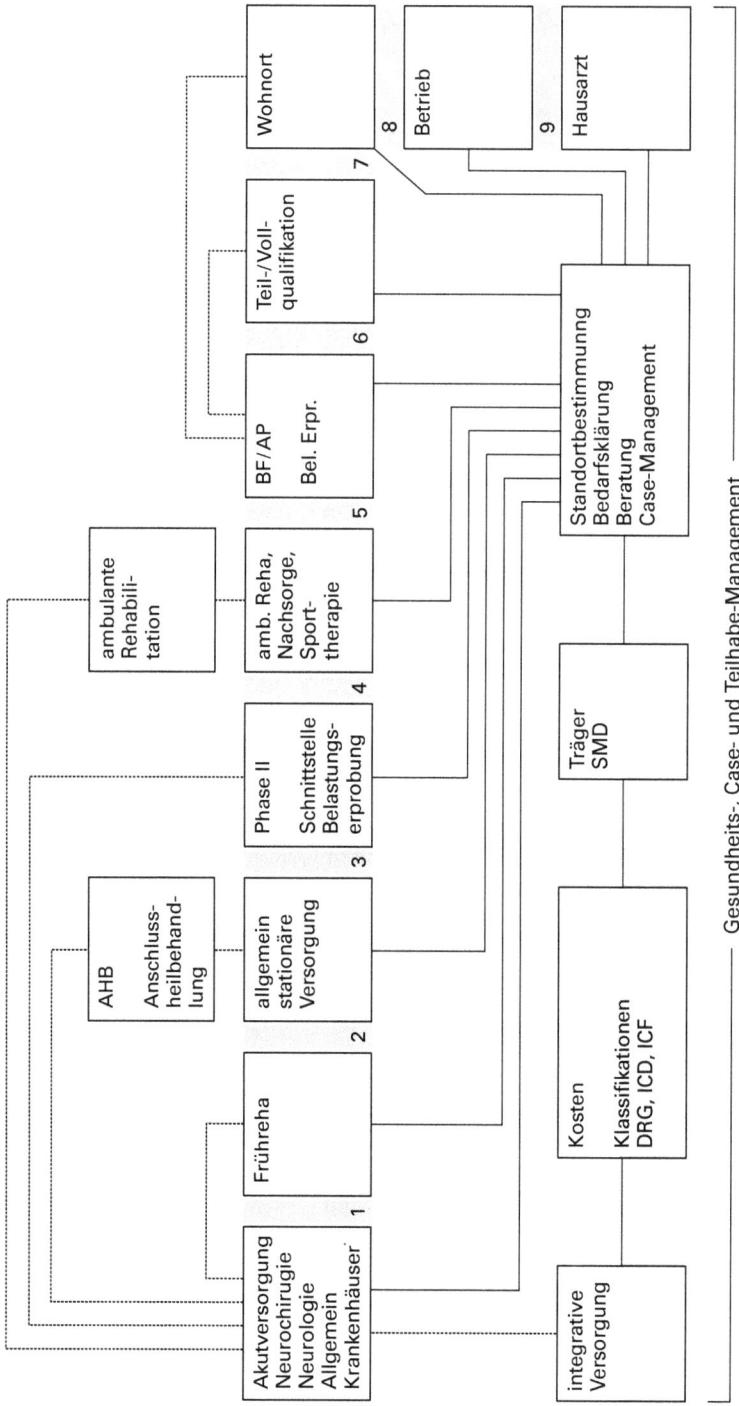

Abb. 3.5: System separater „Kästchen" statt systematische Versorgung. gestrichelte Linie: überwiegend trägergesteuerte „Patienten"-Pfade. durchgezogene Linie: Stellen erforderlichen Assessments und Beratung

Differenzierungen des Sozialsystems sollen sich nicht im Unternehmen abbilden!

Das Unternehmen benötigt **einen Dienstleister,** der alle Ressourcen des Systems kennt und aktivieren kann!

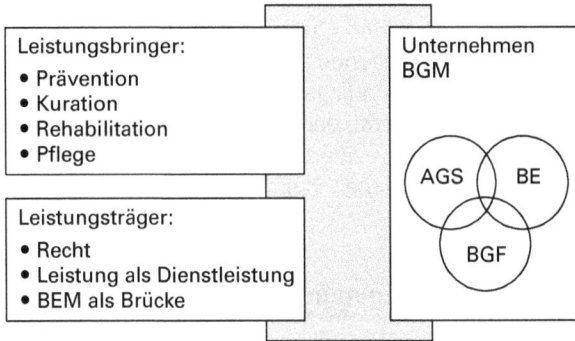

Abb. 3.6: Konvergenz der Systeme. Differenzierungen des Sozialsystems sollen sich nicht im Unternehmen abbilden! Das Unternehmen benötigt *einen* Dienstleister, der alle Ressourcen des Systems kennt und aktivieren kann!

3.4.2 Reintegration ist Teamarbeit

Den Weg zurück in Arbeit gelingt nur durch Teamarbeit zur Findung des individuellen Reintegrationspfades. Die dabei verwendeten Instrumentarien gehören nicht in die Hand eines einzelnen Diagnostikers, sondern des „virtuellen Integrationsteams". Alle Akteure müssen sich untereinander auf solche Instrumentarien verständigen, um über Disziplinen und sektorale Grenzen, auch die der Einrichtungen, hinaus den richtigen Weg gemeinsam mit den Betroffenen zu finden! Viele Experten in der medizinischen Rehabilitation denken automatisch an ihr Therapeutenteam. Wenn das Ziel aber die Wiederherstellung der Beschäftigungsfähigkeit und damit die Reintegration der Beschäftigten in einem Unternehmen ist, so müssen sie diese Ergebnisse ihrer interdisziplinären Arbeit in einen gemeinsamen Entlassungsbericht formulieren. Hausärzte sowie Unternehmen, die je nach Größe ein eigenes Integrationsteam haben oder externe Experten einschalten, müssen über die Berichte nachvollziehbare Hinweise für künftige Maßnahmen zur betrieblichen Teilhabe enthalten. Insbesondere Haus- und Betriebsärzte verstehen diese Berichte und nehmen die Empfehlungen auf, um die Arbeitsaufnahme am besten gemeinsam zu gestalten. Das auf die Person zentrierte Prinzip medizinischer Rehabilitation wird verbessert, wenn dem Reha-Team bereits früh Umfeld und Arbeitsanforderungen bekannt sind.

Je besser das Wechselspiel zwischen Leistungserbringern, -trägern und -berechtigten sowie Unternehmen durchstrukturiert werden kann, desto integrativer gestaltet sich der Gesundheitsverlauf einerseits und der erwerbsbiografische Verlauf andererseits. Gute Beispiele gibt es in Nordrhein-Westfalen mit dem Projekt Web-Reha (www.web-reha.de) der Deutschen Rentenversicherung Rheinland in Kooperation mit den Reha-Kliniken und Unternehmen, das derzeit auf andere Regionen der DRV-Bund übertragen wird. Die beteiligten Betriebs- und Werksärzte dürfen Reha-Maßnahmen gemäß SGB VI (§ 31 Abs. 2) initiieren. Auch die Gesetzliche Unfallversicherung, u. a. die Verwaltungs-BG (Thüringen), nutzt ihre Nähe zu den Betrieben, also ihren Mitgliedern. Die D-Ärzte empfehlen etwa eine Maßnahme zur stufenweisen Wiedereingliederung/ Arbeitserprobung und erhalten dafür eine Vergütung.

Alle erkennen, dass ohne den direkten Kontakt zu den Unternehmen auf die Dauer kein Weg zurück in den Beruf führt. Sie alle wissen, dass die Kooperation zwischen Versicherung, Fachleuten, Einrichtungen und Unternehmen in dem Maße besser wird, wie auf einheitliche Begriffe, Dokumentationen und Instrumente zurückgegriffen wird. Diese Daten dienen gleichzeitig als Grundlagen für die Evaluation, Forschung und Qualitätssicherung und damit für eine Zertifizierung und Auditierung. Mit belastbaren Daten gelingt eher der Beweis für eine „evidenzbasierte" Wirksamkeit, die nicht nur in der Medizin, sondern in der betrieblichen Reintegration überzeugend wirkt. Dort befindet man sich indes erst am Anfang.

3.5 Von der Fürsorge zur Selbstbestimmung

Selbstbestimmung Behinderter und von Behinderung bedrohter Menschen ist als Leitziel der Rehabilitation in § 1 SGB IX festgeschrieben. Dies bedeutet einen Paradigmenwechsel vom fürsorgenden zum aktivierenden Sozialstaat mit der Konsequenz der Verlagerung von Selbstbestimmung und Verantwortung auf die Betroffenen. Menschen mit Behinderung sollen wie alle anderen Bürgerinnen und Bürger das Recht haben, ihr Leben nach eigenen Vorstellungen, unter Berücksichtigung von Individualität und Autonomie, zu gestalten. Gleichwohl sind gerade Menschen mit Behinderungen bei ihrer Lebensführung auf die Unterstützung durch professionelle Akteure angewiesen, die in Deutschland besonders viel und in hoher Qualität angeboten wird. Sie sind engagiertes Handeln für die Betroffenen gewohnt. Der Paradigmenwechsel erfordert nunmehr, das Potenzial der Betroffenen gemeinsam zu entdecken und dadurch deren Selbstbestimmung (Hilfe zur Selbsthilfe) zu aktivieren. Allen ist klar, dass ohne Aktivität und Initiative der Leistungsberechtigten, also ohne deren Motivation, kein selbstbestimmtes Leben möglich ist.

Dieses Selbstverständnis müssen etwa Disability Manager genauso erst entwickeln wie die Betroffenen. Auf dem Weg zurück in den Beruf müssen die Beteiligten sehr subtil erforschen, wie viel Selbstbestimmung möglich und wie viel professionelle Hilfe notwendig ist. Disability Manager sind also Teil eines umfassenden Hilfssystems, das aus dem Case Manager, anderen Experten, Assistenzen, aus Familie, Freunden und Freiwilligen besteht. Sie müssen zusammenwirken, damit die Betroffenen ihr eigenes „Selbstkonzept", entsprechend den Neigungen und Fähigkeiten, erkennen, ohne dass dies fremdbestimmt und entwürdigend wirkt (vgl. Kap. 2.5.1).

Alle Beteiligten müssen lernen, in der Zielplanung möglichst frühzeitig auf Augenhöhe miteinander die Bedürfnisse, Möglichkeiten und Wirkungen von Maßnahmen abzuschätzen, ein Ziel realistisch zu erkennen und den Weg bis zum Ziel auch gemeinsam zurückzulegen. Und das ist bei behinderten Menschen nicht anders als bei allen anderen, die auf dem modernen Arbeitsmarkt erfolgreich ihre Arbeitskraft verkaufen wollen: funktionsfähige, normale, flexible Menschen, die permanent ihre Kompetenzen ergänzen und auf dem neuesten Stand halten, durchsetzungsfähig sind und sich gleichsam als „Ich-AG" im Unternehmen selbst vermarkten können.

Beratung, Information und für alle transparente Bedarfsfeststellungen, und zwar in allen Belangen, kann ja nur die Grundlage gemeinsamer Wege werden. Beratung bedeutet konkret, dass Professionelle und Betroffene gemeinsam daran arbeiten, welche Maßnahmen wann und wie eingeleitet werden und welche Ziele erreicht werden sollen. Insofern ist es gut, den Betroffenen selbst zuzuhören: Solange sie noch unter dem Eindruck der akuten Erkrankung stehen und damit zu kämpfen haben, sich selbst wiederzufinden, also aus der depressiven Hoffnungslosigkeit wieder Perspektiven zu gewinnen, sind sie besonders auf Rat und Hilfe angewiesen. Dabei sind vornehmlich die zuerst involvierten Ärzte, die meist von den Krankenkassen und den UV-Trägern finanziert werden, gefordert. Im weiteren Verlauf kann das Hilfesystem in Schulung, Informationsvermittlung und Erlangung der Selbständigkeit übergehen. Nach der Phase der medizinischen Rehabilitation sollten die Betroffenen ihr Selbstkonzept kennen und in der Lage sein, sich selbst zu managen. Wenn dies im Entlassungsbericht niedergelegt ist, hätte das Integrationsteam im Unternehmen, etwa für die stufenweise Wiedereingliederung, die richtige Grundlage.

Zweifellos ist der Weg vom Patienten zum selbstbewussten Beschäftigten lang. Die Erwartungen der Betroffenen gehen dahin, die Vorteile professioneller Beratung zu genießen, die einem aber nichts „aufs Auge drücken", sondern ihnen die Wahl lassen. Selbstbestimmung und Selbstverantwortung sind unlöslich miteinander verbunden, so im Rahmen der Lebensführung, der Einhaltung von Diäten, des Medikamentenmanagements und der eigenen Kontakt- bzw. Stellensuche. Die Betroffenen wünschen sich Hilfen in folgender Reihenfolge, was sich aus einem von der Deutsche Vereinigung für Rehabilitation (DVfR) veranstalteten Workshop im Jahr 2008 in Rheinsberg (Fürst-Donnersmark-Stiftung) ergeben hat (www.dvfr.de, www.fds.de):

- zuerst sensible, unabhängige und Ängste abbauende Beratung, um überhaupt wieder Perspektiven zu entwickeln,
- unmittelbar danach Beratung durch die erstbehandelnden Ärzte der Leistungsträger (KV/UV),
- dann Schulungen und unabhängige und vertrauensvolle Informationen,
- erst später Verbandsberatung,
- Broschüren erst, wenn die Betroffenen Klarheit gewonnen haben über Krankheitsbild und Folgen, damit sie aus ihnen auch Gewinn ziehen können.

Letztlich geht es darum, dass Betroffene ihre eigene Leistungsfähigkeit einschätzen können, Hilfen stets willkommen heißen, aber nicht in Passivität verfallen, und ihre Lebensführung vom morgendlichen Aufstehen bis zum abendlichen Zu-Bett-Gehen in die eigene Hand nehmen. Diese eigene Motivation und Zielsetzung muss der Betroffene dem professionellen Akteur mitzuteilen lernen, damit dieser weiß, wo er ansetzen kann. Dieses Wechselspiel muss geübt werden. Im oben genannten Seminar aus dem Jahre 2008 äußerten die Betroffenen ihre Einschätzungen wie folgt:

- Die im Gesetz verankerte eigenverantwortliche Beteiligung der Leistungsberechtigten ist in der Praxis weder bei den Leistungserbringern noch bei den Leistungsträgern angekommen. Das gilt auch für den Zugang zu Maßnahmen der beruflichen Teilhabe. Der Weg zurück in den Beruf, also die letzte Zielstrecke, ist am wenigsten untersucht, definiert und handlungsgerecht aufbereitet.
- Individualisierung und Flexibilisierung der Rehabilitation sind Schlagworte, die dem Bereich der Selbstbestimmung und Eigenverantwortlichkeit zwar entgegenkommen, aber erst Standards, qualitätsgesicherte Module und leistungsgerechte Preise schaffen die Basis für ein gleichberechtigtes Wechselspiel.

- Der Zugang zur beruflichen Rehabilitation, also Antragstellung und Genehmigung der Maßnahmen, ist zwar für die Profis transparent, aber äußerst selten für die Betroffenen. Das führt zu Brüchen, Irritationen und vor allem zu erheblichen Zeitverlusten, die immer auch finanzielle Verluste bedeuten, für die Betroffenen selbst zudem Verluste substanziellen Wissens und von Gesundheit. Und das kostet wieder Geld.

3.6 Lebenslanges Lernen

Auf dem Weg zurück in den Beruf, also im Zusammenhang mit Leistung und Leistungsfähigkeit, nimmt die demografische Entwicklung einen zunehmenden Stellenwert ein. Langsam, aber sicher bewegt man sich aus der defizitären Beschreibung hin zu positiven Möglichkeiten älterer Beschäftigter.

Im Sachverständigengutachten zur Entwicklung im Gesundheitswesen wird darauf aufmerksam gemacht, wie eng Bildung und sozioökonomischer Status einerseits und Gesundheit und Arbeitslosigkeit zusammenhängen.

Für alle Bereiche der Wiedereingliederung, aber besonders für die, die nicht an den alten Arbeitsplatz führen, ist der Erfolg, außer von der gesundheitlichen Einschränkung, von der fachlichen Qualifikation und vom Bildungsstand der betroffenen Beschäftigten abhängig. Wenn man sich den gesamten Prozess der Rehabilitation vom Unfallereignis oder einer akuten Erkrankung bis hin zur Eingliederung vergegenwärtigt, dann sind es folgende Rehabilitationsziele, die sich zum globalen Ziel Teilhabe an der Gesellschaft und der Gemeinschaft vereinen, zu der auch die Teilhabe am Arbeitsleben gehört:

- Teilhabe am Leben in Familie oder Partnerschaft,
- selbstbestimmtes und sinnvolles Leben,
- selbständige Haushaltsführung,
- Selbständigkeit in der Lebensführung,
- Selbständigkeit in den alltäglichen Verrichtungen,
- Fähigkeit, aktiv mit der Umwelt zu kommunizieren,
- Fähigkeit, aktiv am Umweltgeschehen teilzuhaben.

Teilhabe am Arbeitsleben heißt aber nicht immer „mit Gewalt" zurück in den alten Job, sondern auch berufliches Fortkommen. Es heißt zudem lebenslanges Lernen, um immer den aktuellen Anforderungen gewachsen zu sein (BMAS, Rehafutur Schlussbericht der wissenschaftlichen Arbeitsgruppe, Juni 09). Bei der Wiederaufnahme der Arbeit sind kurative und rehabilitative Elemente nicht abgeschlossen. Die Eingliederungsmanager müssen zu jedem Zeitpunkt der Reintegration die medizinischen Chancen und den Nachsorgebedarf prüfen. Gerade bei neurologischen Patienten (vgl. Kap. 9 Neurologische Erkrankungen), aber auch bei anderen Krankheitsbildern ist die Nachsorge von besonderer Bedeutung, weil hochkomplexe, wiederholende Trainingseinheiten langfristig neue Remissionschancen eröffnen.

Im Arbeitsleben geht es nicht um einen leidensgerechten, leichten oder schonenden Arbeitsplatz. Mit Hilfe der Bestimmung der Anforderungen des Arbeitsplatzes und der Fähigkeiten muss es möglich sein, variabel auf beiden Seiten zu reagieren. Für die Betroffenen heißt das, sich selbst „ranzunehmen", um soziale Kompetenzen wiederzuerlangen, und bereit zu sein, neue berufliche Fähigkeiten aufzubauen und zu trainieren. Für die Disability Manager (vgl. Kap. 2.6.3) muss hingegen klar sein, was den

Betroffenen an Motivationskraft und Leistungsvermögen abverlangt wird. Die behinderten Beschäftigten sind ja nicht Gesunde, Neugierige und Motivierte, wie am Anfang ihres Berufslebens, sondern im innersten Kern vom Schicksal Geplagte, die mit der Kompensation von Restbehinderungen und dem Training und Aufbau neuer Fähigkeiten stark beansprucht sind.

Deshalb ist von eminenter Bedeutung, dass die Reha-Einrichtung neben den medizinischen Daten Informationen über das Bildungsniveau, die Interessen, die berufliche Laufbahn, die Umweltfaktoren und die familiären Bedingungen der Betroffenen weitergibt. Der Integrationsprozess enthält für die Betroffenen immer den Entwurf eines neuen Lebensbildes in Kombination mit der Aufnahme und dem Erhalt der Arbeit. Daher ist stets zunächst der Ansatz zu verfolgen, die Betroffenen in ihr altes Arbeitsumfeld zu integrieren, wo sie einerseits Erfahrungen haben und andererseits ein kommunikatives Umfeld wiederfinden. Dennoch muss gleichzeitig das Kenntnis-, Bildungs- und fachliche Arbeitsniveau der Betroffenen analysiert werden, weil gerade diese Umbruchphase eine Chance darstellt, sie auf den besten Stand zu bringen.

Die Ansprüche auf dem Arbeitsmarkt haben sich gewaltig verändert. Dort werden höhere Flexibilität und damit subtilere Anforderungen an kognitive, geistige, seelische, körperliche Leistungsfähigkeit erwartet. Bildung und Gesundheit sind die beiden Eckpfeiler für berufliche Tätigkeit und Leistungsfähigkeit. Die Gesundheit ist nicht nur eine Frage gesunder Lebensführung, sondern auch der Bildung, die ihrerseits auf den Gesundheitszustand der Betroffenen Einfluss hat. Es gehört zur allgemeinen soziologischen Erkenntnis, dass mit höherem Bildungs- und Finanzstatus der Gesundheitsstatus steigt. Diese Personen können mit ihrer Gesundheit für- und vorsorglicher umgehen. Sie werden auf dem „Weg zurück in den Beruf" unterstützt durch Leistungen gemäß SGB IX wie:

- stufenweise Wiedereingliederung,
- Arbeitsanpassung durch Hilfsmittelersatz,
- Arbeitsassistenz,
- finanzielle Zuschüsse,
- Beratungskonstanz, Begutachtungskompetenz, Zuständigkeitsklärung,
- Maßnahmen zur beruflichen Bildung wie Teilförderung.

Berufliche Bildung für Behinderte ist keine Gettoisierung, sondern bedeutet Inklusion beruflicher Rehabilitation im Sinne der Qualifikation und ist damit Bestandteil des Bildungssystems. Nachhaltige Eingliederung gelingt nicht durch Crash-Kurse, durch die Betroffene „auf Teufel komm raus" zurück in den alten Beruf getrieben werden sollen. Dieser kürzeste Weg bedarf der intensiven Klärung und ist sicher bei einem großen Prozentsatz nicht falsch. Aber auf diesem Wege werden die Chancen angepasster Qualifizierung nicht ausreichend genutzt. Wenn schon Rehabilitation, dann auch Rehabilitation des Geistes und der Kenntnisse im Sinne des biopsychosozialen Modells. Und dazu gehört das psychomentale Training einschließlich der fachlichen Kenntnisse. Vollqualifikation (Umschulung) bietet den Betroffenen oft die einzige Chance, wieder fachliche Qualifikation zu erlangen, sie abzuschließen und sich damit neu zu bewerben.

Individualisierung und Flexibilisierung heißt für die Betroffenen, ein höchstmögliches berufliches Bildungsniveau zu erreichen, und für die professionellen Einrichtungen schafft es den Einstieg, den unmittelbaren Kontakt mit der Arbeitswelt und konkret mit den Betrieben in der Region aufzunehmen. Sie sind die Arbeitgeber, und nicht die Leistungsträger oder die Leistungserbringer geben Arbeit. Beide sorgen zwar dafür, dass die Beschäftigten wieder „fit für die Arbeit" werden. Das Arbeitsangebot liegt aber bei den Unternehmen und nicht nur mit der Vorgabe „Wir brauchen Bandarbeiter, wir brauchen Schrauber". Dieser Satz verkürzt den Blick für die Qualität der Beschäftigten, für die Forderung nach nicht nur Fachkenntnissen, sondern auch nach einem Kommunikationsniveau. Denn störendes Verhalten und schlechte Arbeit verderben die ganze Produktion.

Aus diesem Ansatz heraus wird sich dann herausstellen, wer durch lebenslanges Lernen nicht nur sein Niveau hält, sondern tatsächlich sein Niveau ständig verbessert, ohne der Anforderung nach einer „fliegenden, eierlegenden Wollmilch-Sau" zu entsprechen, also nach einem flexiblen, mobilen, stets gesunden, jungen Arbeitnehmer. Inzwischen verstärkt sich der Respekt der Unternehmen vor diesem „Wolf im Schafspelz". Teamgeist und Kenntnis über das Produkt sind unverzichtbar, was nur durch fachliche Qualifikation und das Bildungssystem erreicht werden kann. Das Gleiche gilt für die betriebliche Reintegration Behinderter. Die Akteure im Betrieb sind die richtigen Gesprächspartner für die Experten in der Rehabilitation. Denn im Unternehmen kennt man die Anforderungen vom einfachsten bis zum hochqualifizierten Arbeitsplatz am besten.

3.7 Sozial denken und wirtschaftlich handeln

Reintegration in die Arbeit hilft Beschäftigten wie Selbständigen bei der Existenzsicherung und der Lebensqualität. Geld zu verdienen durch die eigene Arbeitskraft gehört zum Kernbereich des Lebens von Individuen und von Gesellschaften. Soziale Solidarsysteme, die den Weg Einzelner zurück in die Arbeit unterstützen, tragen zur Produktivität der Wirtschaft und zu deren Wettbewerbsfähigkeit bei – gerade in Zeiten der immer älter werdende Bevölkerung und des Fachkräftemangels. Im Jahr 2030 ist jeder zweite Deutsche über 60 Jahre alt. Deswegen schließen sich soziales Denken, bezogen auf kranke oder behinderte Mitbürger, und wirtschaftliches Handeln, gleichermaßen bezogen auf die Betriebs- wie die Volkswirtschaft, nicht aus. Vielmehr bietet die Wechselwirkung allen Beteiligten im Reintegrationsprozess einen vorurteilsfreien Antrieb, das Beste für die betroffenen Beschäftigten zu, damit sich für alle eine Win-win-Situation ergibt.

Die Betroffenen selbst müssen wieder fit für die Arbeit werden, weil sie vom Verdienst abhängen, nicht nur kurzfristig, sonder nachhaltig. Wegen der längeren Lebensarbeitszeit, also der später einsetzenden Altersversorgung (Rente) der Solidarsysteme, müssen die Beschäftigten selbst in die Erhaltung ihrer Arbeitskraft investieren. Deswegen geht es beim „Return to Work" nicht um die frühzeitige Zurückführung an den Arbeitsplatz, sonder um die langfristige Erhaltung der Leistungsfähigkeit von Mitarbeitern. Davon profitieren letztlich die Arbeitgeber und die Volkswirtschaft. Zwar weiß jeder Unternehmer, dass der Ausfall durch kranke Beschäftigte ihn schätzungsweise 400 Euro pro Tag kostet, neben der Entgeltfortzahlung in den ersten 6 Wochen auch deswegen, weil andere Mitarbeiter Überstunden leisten müssen. Aber wenn er sie ganz verliert, weil sie nicht mehr einsatzfähig sind, beginnt der aufwendige und störungsanfällige Prozess der Einarbeitung neuer Mitarbeiter. Insgesamt gehen der deutschen Wirtschaft jährlich über 70 Milliarden Euro durch die insgesamt 500 Millionen Tage der Arbeitsunfähigkeit verloren.

Die Versicherungen, insbesondere die Sozialversicherungen, gleichen durch ihre Leistungen den krankheitsbedingten Ausfall der Arbeitskraft finanziell ab. Neben den kurzfristigen Zuwendungen des Kranken- und Verletztengelds ab der 6. Woche der Arbeitsunfähigkeit fallen volkswirtschaftlich besonders die Frühberentungen ins Gewicht. Rund 2,5 % der deutschen Bevölkerung scheidet frühzeitig, also vor dem Renteneintrittsalter, aus gesundheitlichen Gründen aus dem Erwerbsleben aus. Diese Mehrkosten, die Arbeitgeber, Beschäftigte und Staat über Beiträge und Steuermittel refinanzieren müssen, belaufen sich auf 10 Milliarden Euro pro Jahr. Diese Frührentner zahlen zudem keine Beiträge zur Sozialversicherung, weil sie nicht mehr erwerbsfähig sind. Insgesamt profitieren alle Versicherungen, auch die privaten, von Maßnahmen der Prävention und Rehabilitation. Denn damit vermeiden sie Folgekosten (Renten/Schadensersatz) und schützen gleichzeitig die betroffenen Beschäftigten vor dem Fall in die nächste Ebene der sozialen Spirale.

Wenn sich also alle Beteiligten auf die wirtschaftliche Bedeutung des Reintegrationsprozesses konzentrieren, indem finanziell und strukturell, im Sinne eines Case Managements und des betrieblichen Eingliederungsmanagements, investiert wird, um das Herausfallen aus dem Arbeitsleben zu vermeiden, hätten alle etwas davon: die Gesellschaft, die Beschäftigten, die Unternehmer und deren Dienstleister, also Versicherungen und sonstige Leistungserbringer. Zur strategischen Zusammenarbeit trägt bei, sich die unser soziales Sicherungssystem ordnenden Prinzipien und Rechtsbeziehungen klarzumachen (vgl. Kap. 2 Rechts- und Sozialordnung), aber auch Fortschritte in den Bemühungen um die berufliche Reintegration bei den häufig vorkommenden Krankheitsbildern zu erzielen.

Eine Gruppe der entscheidenden Weichensteller bildet die Ärzteschaft. Wenn sie Krankheit überwinden hilft und ihr Augenmerk mehr auf die Beschäftigungsfähigkeit statt auf die Verordnung und Verwaltung der Arbeitsunfähigkeit legt, hat eine soziale Gesellschaft einen wichtigen Schritt gemacht, um die Formel anzustreben, die unsere sozialen Sicherungssysteme erhält: Sozial denken und wirtschaftlich handeln!

4 Diabetes mellitus

Stephan Martin

4.1 Einleitung

Das Thema Diabetes mellitus („Zuckerkrankheit") als Kapitel eines Buches, in dem es um die Wiedereingliederung in die Arbeitswelt geht, ist sicher für den einen oder anderen Leser überraschend. Insbesondere der Typ-2-Diabetes, der früher auch als „Altersdiabetes" bezeichnet wurde, tritt immer häufiger auf und führt zu schwerwiegenden gesundheitlichen Schäden, die Rehabilitationsmaßnahmen notwendig machen: So geht man heute in Deutschland von 8 Millionen diagnostizierten Diabetesfällen aus, wobei es noch eine hohe Dunkelziffer von bisher unentdeckten Erkrankungen gibt. Zusätzlich erkranken immer jüngere Patienten an Diabetes mellitus, so dass immer mehr Personen im erwerbstätigen Alter betroffen sind. Neben Komplikationen an Augen, Nerven und Nieren führt Diabetes mellitus zu Herz-Kreislauf-Erkrankungen wie Herzinfarkt und Schlaganfall (vgl. Kap. 6 Herzerkrankungen).

Insofern stellt diese Erkrankung in zunehmendem Maße ein ökonomisches Problem dar, nicht nur für das Gesundheitssystem, sondern auch für die Volks- und Betriebswirtschaft: Auf Grund von Berechnungen aus Krankenkassendaten sind im Jahr 2001 pro Jahr und Patient 188 Euro für Entgeltfortzahlung und 1140 Euro für Frühverrentung als reine Mehrkosten aufgrund von Diabetes mellitus entstanden (Köster et al. 2006). Angesichts der eben genannten Erkrankungszahlen handelt es sich um einen jährlichen Gesamtschaden von über 10 Milliarden Euro (1,5 Milliarden Euro für Entgeltfortzahlungen und 9,1 Milliarden Euro für Frühverrentungen), der hauptsächlich zu Lasten der Betriebe geht. Hinzu kommen noch die Produktionsausfälle von 150–400 Euro pro Tag, je nach Beschäftigung, die in dieser Rechnung nicht berücksichtigt sind.

Da die Lebensarbeitszeit in den kommenden Jahren steigen wird, ist das Thema Diabetes mellitus für die Sicherung des Wirtschaftsstandortes Deutschland von entscheidender Bedeutung. Wird die Erkrankung früh erkannt, kann sie sehr gut mit einer Änderung des Lebensstils behandelt und können Komplikationen verhindert werden. Da der Typ-2-Diabetes in der Regel zunächst keine Beschwerden hervorruft, wird er häufig zu spät diagnostiziert und von den Betroffenen lange nicht als ernste Erkrankung wahrgenommen. Der Diabetes mellitus wird im Rahmen der gesundheitlichen Vorsorge bei der Sicherung der Gesundheit der Beschäftigten und bei der Reduktion der Lohnnebenkosten künftig eine wichtige Rolle spielen. Die geänderten Arbeitsbedingungen durch die Technisierung der Arbeitswelt, etwa in Form von Computerarbeitsplätzen, die zu körperlicher Inaktivität und Übergewicht führen, sind für die Häufung des Typ-2-Diabetes mit verantwortlich. Somit tangiert der Diabetes mellitus das Thema Arbeitbedingungen, um das sich auch die Gewerkschaften, Betriebs- und Personalräte kümmern sollten. Insofern spielt der Diabetes mellitus nicht nur beim Thema „Zurück in die Arbeit" eine wichtige Rolle, sondern schon früher beim Thema „Nicht in die Krankheit".

4.2 Krankheitsbild

Unter Diabetes mellitus versteht man eine Reihe an Erkrankungen, die alle zu einer Erhöhung des Blutzuckers führen. Die beiden am häufigsten vorkommenden Diabetesformen sind der Typ-1- und der Typ-2-Diabetes, wobei der zuletzt genannte über 90 % der Diabeteserkrankungen ausmacht. Andere Diabetesformen sind der pankreoprive Diabetes, der bei Erkrankungen des Pankreas auftritt, und einige sehr seltene, primär genetisch bedingte Diabetesformen. Eine weitere Diabetesform stellt der Schwangerschaftsdiabetes dar. Im Folgenden wird nur auf die beiden häufigsten Diabeteserkrankungen, den Typ-1- und Typ-2-Diabetes, eingegangen.

4.2.1 Typ-1-Diabetes

Der Typ-1-Diabetes entsteht durch eine Zerstörung der insulinproduzierenden Zellen durch das Immunsystem, so dass sich ein Insulinmangel entwickelt. Früher wurde diese Form des Diabetes auch „jugendlicher Diabetes" bezeichnet, da er sich in der Mehrzahl der Fälle im **Kindes- und Jugendalter** manifestiert. Jedoch ist heute bekannt, dass diese Diabetesform in jedem Lebensalter auftreten kann, wobei in fortgeschrittenem Alter die Differenzialdiagnose zum Typ-2-Diabetes manchmal sehr schwerfällt. In der Regel sind vom Typ-1-Diabetes Betroffene nicht übergewichtig und berichten bei der Manifestation die klassischen Symptome wie Durst, vermehrtes Wasserlassen und Gewichtsverlust. Meist haben diese Personen keine weiteren Erkrankungen (Bluthochdruck oder Fettstoffwechselstörungen).

4.2.2 Typ-2-Diabetes

Der Diabetes mellitus Typ 2 wurde früher auch „**Altersdiabetes**" bezeichnet, tritt aber heute auch schon bei Jugendlichen und jungen Erwachsenen auf. Bei dieser Form des Diabetes produziert der Körper in der Frühphase wesentlich höhere Mengen an Insulin als bei entsprechend Gesunden. Der Körper ist aber gegen dieses Insulin resistent, da seine Wirksamkeit durch körperliche Inaktivität und Übergewicht herabgesetzt wird. Reicht die **kompensatorische Mehrproduktion von Insulin** nicht mehr aus, kommt es zum langsamen Anstieg des Blutzuckers. Insofern sind die geänderten Lebensbedingungen durch die Technisierung in Beruf und Freizeit kombiniert mit einer zu kalorienreichen Ernährung die Hauptursache für den dramatischen Anstieg des Diabetes mellitus Typ 2. Während in den 1960er Jahren unter 1 % der Bevölkerung an Diabetes erkrankt war, hatten 2004 in der Altersgruppe der 50-Jährigen bereits 10–12 %, bei den 60-Jährigen bereits 20–24 % eine Diabetesbehandlung erhalten (Hauner et al. 2007) (Abb. 4.1).

Im Rahmen der KORA-Studie, einer bevölkerungsbasierten Erhebung von Erkrankungen, wurde nachgewiesen, dass nur jeder 2. Betroffene von seiner Krankheit weiß. Ursache ist, dass der Typ-2-Diabetes in der Regel zu **keinen Beschwerden** führt und in der Frühphase nur durch eine Blutuntersuchung nachweisbar ist. Daher wird diese Form des Diabetes meist erst viele Jahre nach dem ersten Auftreten diagnostiziert, häufig im Zusammenhang mit bereits aufgetretenen Komplikationen. Die Diagnose kann entweder durch erhöhte Nüchternblutglukosewerte (venöse Plasmaglukose >126 mg/dl bzw.>7,0 mmol/l) oder durch einen Blutglukosebelastungstest (2 Stunden-

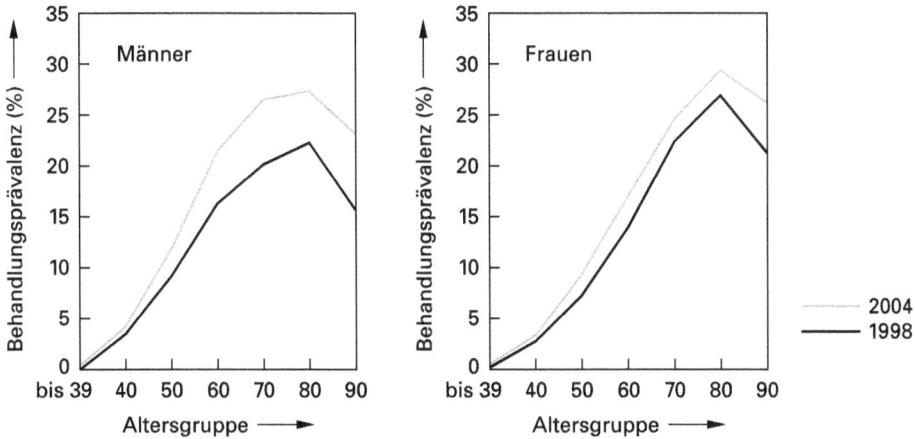

Abb. 4.1: Entwicklung der Häufigkeit des diagnostizierten bzw. behandelten Diabetes.

Wert >200 mg/dl bzw. >11,1 mmol/l) gestellt werden (Abb. 4.2). Zusätzlich finden sich bei den Betroffenen **Risikofaktoren für Herz-Kreislauf-Erkrankungen**, wie erhöhter Blutdruck und erhöhte Blutfette, die ebenfalls durch die zuvor genannten Lebensstilfaktoren bedingt sind und mit dem Begriff **metabolisches Syndrom** zusammengefasst werden. Frauen, bei denen in der Schwangerschaft ein Gestationsdiabetes aufgetreten ist, haben ein hohes Risiko, im Laufe des Lebens an Typ-2-Diabetes zu erkranken.

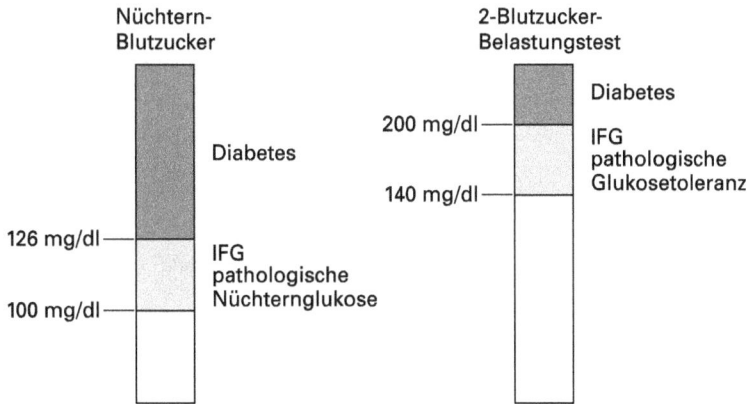

Abb. 4.2: Diagnosekriterien des Diabetes mellitus (venöse Plasmaglukose).

4.3 Komplikationen des Diabetes mellitus

Alle Diabetesformen führen zu Schäden an unterschiedlichen Organsystemen mit zum Teil erheblichen Komplikationen (Abb. 4.3). So kann es zu Schäden an den kleinen Gefäßen **(Mikroangiopathie)** kommen, die zu Nierenschäden (diabetische Nephropathie) bis hin zum Nierenversagen und zu Augenschäden (diabetische Retino-

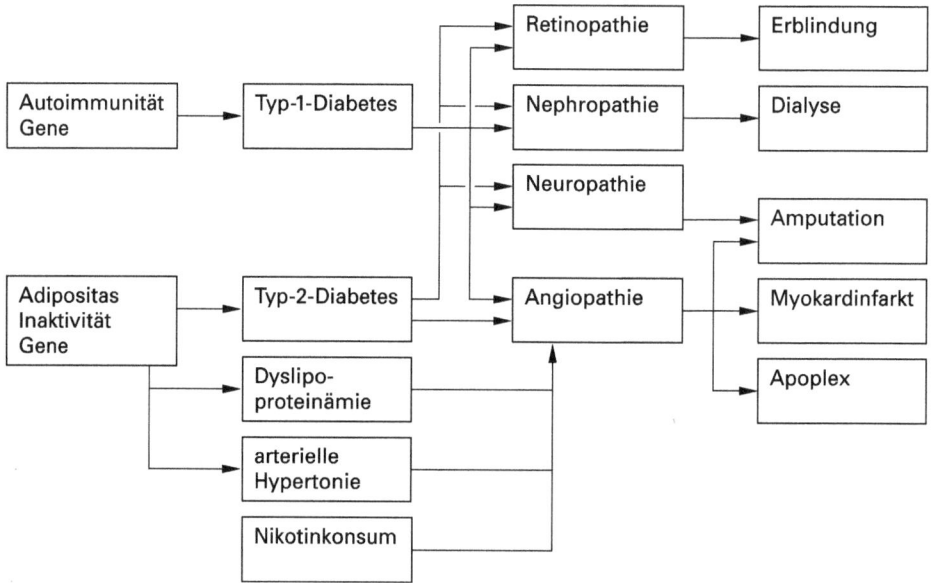

Abb. 4.3: Ursachen und Komplikationen des Diabetes mellitus.

pathie) bis hin zur Erblindung führen können. Zusätzlich wird das periphere Nervensystem geschädigt (**diabetische Neuropathie**), so dass Taubheitsgefühle in den Füßen und Beinen auftreten. Durch die fehlende Wahrnehmung von Schmerzen werden Bagatellverletzungen nicht mehr bemerkt, so dass es zu erheblichen Wunden an den Füßen kommen kann, an deren Endpunkt Amputationen von Füßen oder Beinen stehen können. Weitere Nervenkomplikationen können in Beine und Füße einschießende Schmerzen sein. Ein sehr großer Prozentsatz der betroffenen Männer entwickelt eine erektile Impotenz.

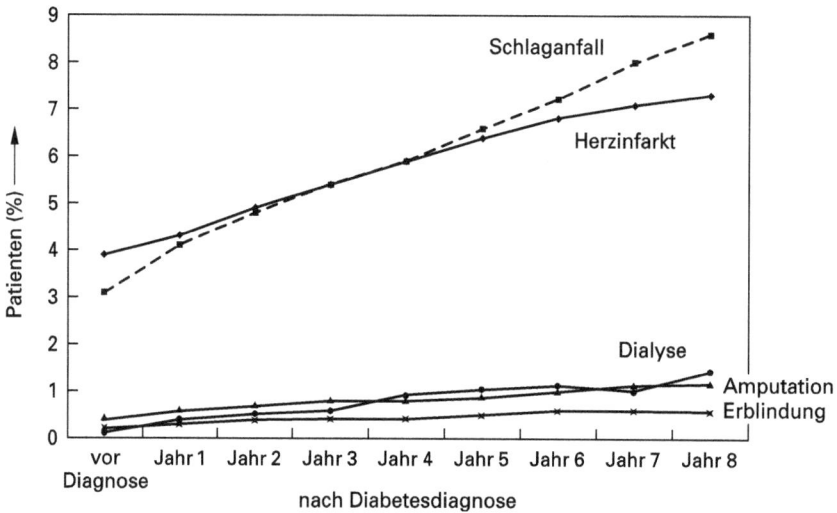

Abb. 4.4: Entwicklung von Diabeteskomplikationen in den ersten Jahren nach Diagnose.

Zusammen mit Bluthochdruck und Fettstoffwechselstörungen, an denen der überwiegende Teil der Personen mit Typ-2-Diabetes parallel erkrankt ist, stellt der Diabetes mellitus einen Risikofaktor für **Herz-Kreislauf-Erkrankungen** dar. Er verursacht Schäden an den großen Blutgefäßen **(Makroangiopathie)**, die zu vaskulären Ereignissen wie Herzinfarkt oder Schlaganfall führen. 7 Jahre nach der Diabetesdiagnose ist bereits in 7% der Fälle ein Herzinfarkt und in 8% ein Schlaganfall aufgetreten (Martin et al. 2007; Abb. 4.4).

4.4 Früherkennung und Prävention

Der Typ-1-Diabetes kann durch den Nachweis spezifischer Antikörpern (ICA, GADA) zwar Jahre vor der Manifestation vorhergesagt werden. Bisher gibt es aber keine Therapie, mit der die Manifestation der Erkrankung verhindert oder zumindest verzögert werden kann. Insofern werden Früherkennungsmaßnahmen bei Typ-1-Diabetes außerhalb von wissenschaftlichen Studien nicht empfohlen.

Im Gegensatz zum Typ-1-Diabetes lässt sich der Typ-2-Diabetes nicht nur vorhersagen, sondern auch verhindern oder zumindest verzögern. Vor der Manifestation des Typ-2-Diabetes durchläuft der überwiegende Teil der Patienten eine Zwischenstufe, die als pathologische Glukosetoleranz bzw. „impaired glucose tolerance" (IGT) bezeichnet wird. Diese Vorstufe des Diabetes, der sog. **Prädiabetes**, kann nur durch einen Blutzuckerbelastungstest nachgewiesen werden. Dabei liegt die Nüchternblutglukose im Normbereich und der 2-Stunden-Wert nach 75 g Glukosebelastung zwischen 140 und 200 mg/dl (vgl. Abb. 4.2). Jedes Jahr entwickeln ca. 5–10% der Personen mit einem Prädiabetes einen Typ-2-Diabetes. Eine Entwicklung hin zur normalen Glukosetoleranz ist jedoch auch möglich. Die Phase des Prädiabetes ist aber nicht ganz ungefährlich, da für die betroffenen Personen bereits ein erhöhtes Risiko für Herz-Kreislauf-Erkrankungen beschrieben worden ist.

Ein **Blutzuckerbelastungstest** zur Früherkennung eines Diabetes mellitus oder zum Nachweis eines Prädiabetes sollte insbesondere bei Angehörigen von Personen mit Diabetes Typ 2 durchgeführt werden, da diese ein erhöhtes genetisches Risiko tragen. Zusätzlich ist dieser Test bei adipösen Personen sinnvoll oder wenn bereits andere Komponenten des metabolischen Syndroms wie Bluthochdruck oder eine Fettstoffwechselstörung vorliegen (Tabelle 4.1).

Eine Gruppe, die zahlenmäßig in einem erheblichen Maße an **unerkanntem Diabetes mellitus** erkrankt ist, sind Personen mit Herz-Kreislauf-Erkrankungen, d. h. Per-

Tab. 4.1: Risikomarker für Typ-2-Diabetes

- Genetische Prädisposition
- Metabolisches Syndrom:
  - Insulinresistenz
  - Glukosestoffwechselstörung
  - Adipositas
  - arterielle Hypertonie
  - Dyslipoproteinämie
  - Hyperurikämie
- Gestationsdiabetes
- Bekannter Herzinfarkt oder Schlaganfall

sonen mit Herzinfarkt oder Schlaganfall (Norhammar et al. 2002). In eigenen Unter-suchungen im Herzzentrum Wuppertal haben wir bei 20–30 % der Patienten mit Herzinfarkt bzw. koronarer Herzerkrankung einen bisher unerkannten Diabetes ent-deckt (Lankisch et al. 2008).

Die **Ursache** für den Typ-2-Diabetes stellen **körperliche Inaktivität und Überge-wicht** dar. Durch eine Änderung diese Lebensstilfaktoren kann die Manifestation des Typ-2-Diabetes im Stadium des Prädiabetes verhindert oder zumindest verzögert wer-den. Der erstmalige Nachweis dieser Tatsache gelang in einer finnischen Studie, bei der über 500 Personen mit einem Prädiabetes zufällig in eine Kontrollgruppe oder eine Lebensstil-Interventionsgruppe aufgeteilt wurden (Tuomilehto et al. 2001). In der Interventionsgruppe wurden Empfehlungen zur Reduktion von Fett- und Fleischkon-sum sowie zur Erhöhung von Ballaststoffen, Früchten, Gemüse und Vollkornprodukten gegeben. Zusammen mit verstärkter körperlicher Aktivität wurde damit eine Gewichts-reduktion angestrebt. Nach 3 Jahren kam es zu einer Reduktion des Diabetesrisikos um 58 % in der Interventionsgruppe im Vergleich zur Kontrollgruppe, obwohl nur ei-ne moderate Gewichtsreduktion von 3,5 kg nach 2 Jahren nachweisbar war. Bei ca. 4 Stunden körperlichen Aktivität pro Woche kam es sogar auch ohne Gewichtsverlust zur Reduktion des Diabetesrisikos.

Das Ergebnis der finnischen Studie wurde in einer wesentlich heterogeneren Popu-lation bestätigt. Im amerikanischen Diabetes Prevention Program (Knowler et al. 2002) wurden über 3200 Personen mit einem Prädiabetes in jeweils eine Plazebogruppe oder Lebensstil-Interventionsgruppen randomisiert, d. h. zufällig aufgeteilt. Innerhalb des Beobachtungszeitraums von über 2,5 Jahren kam es in der Interventionsgruppe zu einer Reduktion der Diabetesinzidenz um 58 % im Vergleich zur Kontrollgruppe. Da-mit wurde das Ergebnis aus Finnland genau bestätigt. Zusätzlich kam es in dieser Be-handlungsgruppe auch zu einer Verbesserung der kardiovaskulären Risikofaktoren wie Bluthochdruck oder Fettstoffwechselstörungen.

4.5 Therapie des manifesten Diabetes mellitus

Die Therapie des **Typ-1-Diabetes** besteht in einer Substitution des fehlenden Insulins im Rahmen einer „**intensivierten Insulintherapie**". Dabei berechnet der Patient zu den Mahlzeiten anhand des gemessenen Blutzuckers und der geplanten Aufnahme an Kohlenhydraten die zu injizierende Insulinmenge. Zusätzlich sind mahlzeiten-unabhängige Injektionen von Langzeitinsulin notwendig. Neben den Mahlzeiten muss körperliche Aktivität oder die Tageszeit in die Berechungen einfließen. Dies gelingt nur, wenn der Patient engagiert und gut geschult ist. Aus diesen Gründen hat jeder Patient mit Typ-1-Diabetes ein Recht auf eine strukturierte Schulung und sollte durch einen Diabetologen regelmäßig betreut werden.

Bei einer strengen Diabeteseinstellung können schwerwiegende Komplikationen weitgehend vermieden werden. Jedoch sind die Betroffenen vermehrt gefährdet, Un-terzuckerungen (**Hypoglykämien**) zu erleiden. Dabei sinkt der Blutzuckerspiegel unter 50 mg/dl ab, und es kommt zu Warnsymptomen wie Schweißausbruch und Zittern. Treten diese Beschwerden auf, müssen die Betroffenen umgehend zuckerhaltige Flüs-sigkeiten zu sich nehmen. Wird nicht reagiert, kann es im Extremfall zum Bewusst-seinsverlust, dem sog. **Zuckerschock**, kommen, bei dem durch einen Notarzt intrave-nös eine Glukoselösung injiziert werden muss. Geschulte Angehörige oder Kollegen können in diesem Notfall den Betroffenen aber auch das körpereigene Hormon Glukagon ins Fettgewebe oder in den Muskel spritzen, das ebenfalls sehr schnell den Blutzuckerspiegel anhebt.

Der **Typ-2-Diabetes** lässt sich nicht nur durch vermehrte körperliche Aktivität und Gewichtsabnahme verhindern, sondern auch nach Manifestation sehr gut behandeln. Bei frühzeitiger Diagnostik und konsequenter Umsetzung der **Lebensstiländerung** kann man die Betroffenen in das Stadium des Prädiabetes oder in den Normalzustand zurückführen (Remission). So befanden sich in einer schwedischen Studie 6 Jahre nach Lebensstiländerung 50 % der Patienten, bei denen ursprünglich ein Typ-2-Diabetes diagnostiziert worden war, in einer Remission (Eriksson u. Lindgarde 1991).

Gelingt dies nicht, stehen zur Behandlung des Typ-2-Diabetes eine in den letzten Jahren steigende Zahl an **oralen antidiabetischen Medikamenten** (OAD) zur Verfügung. Bei den OAD kann man generell Medikamente, die die Insulinwirkung verbessern (Metformin, Glitazone), von solchen unterscheiden, die eine vermehrte Insulinproduktion auslösen (Sulfonylharnstoffe, Glinide). Letztere können wie Insulin zu Unterzuckerungen führen. Zusätzlich gibt es Medikamente (Acarbose, DPP-IV-Inhibitoren, GLP-1-Analoga) mit anderen Wirkmechanismen, die nicht zu Unterzuckerungen führen.

Häufig reichen diese Maßnahmen nicht aus, da die notwendige Änderung des Lebensstils nicht gelingt. In fortgeschrittenen Stadien wird auch bei dieser Form des Diabetes mit einer Insulintherapie begonnen. Meist wird die Insulintherapie zuerst mit OAD kombiniert, später werden die Betroffenen mit einer alleinigen intensivierten Insulintherapie behandelt. Dabei nehmen viele der sowieso übergewichtigen Patienten weiter an Gewicht zu.

Wichtig beim manifesten Typ-2-Diabetes ist auch die **Therapie der anderen Komponenten des metabolischen Syndroms** wie Bluthochdruck und Fettstoffwechselstörungen. Bei Personen mit Typ-2-Diabetes müssen wesentlich niedrigere Zielwerte angestrebt werden als bei Nichtbetroffenen. So sollte der Blutdruck unter 140/80 mmHg und der LDL-Cholesterinwert unter 100 mg/dl liegen. Eine konsequente Behandlung von Diabetes mellitus, Bluthochdruck und Fettstoffwechselstörungen verhindert erwiesenermaßen Komplikationen und steigert die Lebenserwartung (Holman et al. 2008a, b; Gaede et al. 2008).

Selbst wenn bereits erste Herz-Kreislauf-Komplikationen aufgetreten sind, kann man durch eine Änderung des Lebensstils das Fortschreiten der Erkrankung verhindern. So wurde an der Universität Leipzig eine Studie bei Personen durchgeführt, bei denen eine erhebliche Verengung der Herzkranzarterien nachweisbar war, die bei Belastung zu Herzschmerzen führte (Hambrecht et al. 2004). Bei einer Studiengruppe wurde diese Verengung durch einen Katheder geweitet, bei der anderen wurde sie belassen und täglich 20 Minuten Fahrradergometertraining durchgeführt. Bereits nach einem Jahr zeigte die „Fahrradgruppe" signifikant weniger schwere Ereignisse wie Herzinfarkt, Schlaganfall oder Tod. Zudem war dieses therapeutische Verfahren erheblich preisgünstiger als die Katheterintervention. Bedauerlicherweise haben diese und weitere Studien bisher das therapeutische Vorgehen im Hinblick auf eine Änderung des Lebensstils in Deutschland nicht geändert.

4.6 Leistungsfähigkeit

Die Leistungsfähigkeit von Personen mit Typ-1-Diabetes ist – wenn keine Komplikationen vorhanden sind – nicht eingeschränkt. Jedoch muss man diesen Beschäftigten die Möglichkeit geben, Nahrungsaufnahme und Blutzuckermessungen flexibel zu gestalten. Dabei muss auch gewährleistet sein, dass bei Unterzuckerungen die notwendige Aufnahme von Kohlenhydraten möglich ist. Nur wenige Tätigkeiten, bei denen sich die Betroffenen selbst oder andere in besonderem Maße gefährden, können von Personen mit Typ-1-Diabetes aufgrund einer Insulintherapie vorübergehend oder auf Dauer nicht ausgeübt werden. Hier sei verwiesen auf die „Empfehlungen zur Beurteilung beruflicher Möglichkeiten von Personen mit Diabetes mellitus" der Deutschen Diabetes-Gesellschaft. Grundsätzlich gilt, dass zur personenbezogenen Beurteilung der Arbeitsfähigkeit eine **individuelle Bewertung der persönlichen Fähigkeiten und Kompensationsmöglichkeiten und der konkreten Arbeitsplatzbedingungen** erforderlich ist. Eine pauschale Beurteilung der Arbeitsfähigkeit von Personen nach Berufslisten entspricht nicht den gesetzlichen Anforderungen und ist demnach unzulässig (§ 5 ArbSchG).

Auch Personen, die an einem Typ-2-Diabetes erkrankt sind und keine Komplikationen haben, sind in ihrer Leistungsfähigkeit nicht eingeschränkt. Eine Vielzahl an Typ-2-Diabetes-Erkrankungen bleiben viele Jahre unentdeckt, was die uneingeschränkte Leistungsfähigkeit in frühen Erkrankungsstufen unterstreicht. Die zuvor dargestellten beruflichen Einschränkungen beim insulinbehandelten Typ-1-Diabetes gelten auch bei Typ-2-Diabetes im Fall einer Insulintherapie und grundsätzlich auch bei oralen Medikamenten, die zu einer Unterzuckerung führen können.

Die Leistungsfähigkeit sinkt jedoch bei allen Diabeteserkrankungen erheblich, wenn ausgeprägte Komplikationen wie z. B. Sehstörungen aufgrund von diabetischen Augenschäden oder Lähmungen aufgrund von Schlaganfall aufgetreten sind. Daher muss es primäres Ziel sein, den Typ-2-Diabetes früh zu erkennen und dann konsequent zu behandeln. Diabetes mellitus Typ 2 sollte als Risikofaktor für Herz-Kreislauf-Erkrankungen betrachtet werden, welche die Leistungsfähigkeit erheblich einschränken können (vgl. Kap. 6 Herzerkrankungen). Das durch Diabetes mellitus verursachte Risiko kann am Beispiel Herzinfarkt sehr gut verdeutlich werden: Personen ohne Diabetes, jedoch mit überlebtem Herzinfarkt haben das gleiche Risiko für einen 2. Herzinfarkt wie Personen mit Diabetes, die bisher keinen Herzinfarkt erlitten haben. Insofern wird speziell der Typ 2 als Herzinfarktäquivalent betrachtet. Werden jedoch Diabetes mellitus, Bluthochdruck und Fettstoffwechselstörungen optimal behandelt, sinkt das Risiko für Komplikationen deutlich. Ein Verzicht auf Nikotin, das ein weiterer wichtiger Risikofaktor für Herz-Kreislauf-Erkrankungen ist, muss ebenfalls angestrebt werden.

4.7 Selbstbestimmung

Auf die Rolle der Eigenverantwortung im Rahmen der Insulintherapie bei Typ-1-Diabetes wurde bereits hingewiesen. Durch Schulungsprogramme müssen die Beschäftigten in die Situation versetzt werden, dass sie sich selbst mit Insulin behandeln. Da diese Patienten zum Zeitpunkt der Diagnose meist erhebliche Beschwerden haben, gelingt dies in der Regel ohne größere Probleme. Zusätzlich müssen die Betroffenen darauf achten, dass die notwendigen Vorsorgeuntersuchungen regelmäßig durchgeführt werden.

Wichtig für die Arbeitswelt ist, die Beschäftigten nicht als pauschal leistungsgeminderte Erkrankte zu betrachten und somit zu diskrimieren. Häufig wird der Diabetes oder die Notwendigkeit einer Insulintherapie verheimlicht, um keine beruflichen

Nachteile zu erleiden. Dies wird zum Teil auch durch Regelungen verursacht, die für insulinbehandelte Diabetiker oder Diabetiker kategorisch einen Berufsausschluss vorsehen. Dies führt zum sog. **Insulinvermeidungszwang**: Die betroffenen Beschäftigten führen eine notwendige Insulinbehandlung nicht oder nur heimlich durch. Sie müssen im „therapeutischen Untergrund" agieren, obwohl die Zulassung einer adäquaten Therapie, durchaus unter besonderen Auflagen wie z. B. regelmäßigen arbeitsmedizinischen Untersuchungen, letztlich die angestrebte Sicherheit für Mensch und Maschine deutlich erhöhen würde.

Beim Typ-2-Diabetes muss das Thema Selbstbestimmung sehr differenziert diskutiert werden. Rein pathogenetisch betrachtet, ist jeder einzelne für sein Übergewicht und den körperlich inaktiven Lebensstil selbst verantwortlich. Beides sind die wesentlichen Auslösefaktoren für den Typ-2-Diabetes, aber auch für die anderen Komponenten des metabolischen Syndroms. Jedoch liegen Übergewicht und körperlicher Inaktivität gesellschaftliche Ursachen zugrunde, so dass man dem Einzelnen sicher keine persönliche Schuld zuweisen kann. In den letzten Jahren hat sich die Arbeitswelt durch Technisierung und Computerisierung erheblich geändert, so dass bei der Mehrzahl der Berufe Muskelkraft nicht mehr benötigt wird. Das Freizeitverhalten hat sich durch Kabelfernsehen und Internet ebenfalls dramatisch verändert. Lebensmittel sind in den letzten Jahren im Vergleich zu früher günstiger geworden, die Essensportionen wurden größer und die Zusammensetzung der Nahrung hat sich geändert. Nicht nur die Nahrungsmittelkonzerne, sondern auch die Medienkonzerne – die öffentlich rechtlichen Medienanstalten eingeschlossen – können bisher ohne jegliche Restriktionen, in einer unheilvollen Allianz, diese Form des Lebensstils anpreisen. Für den Einzelnen ist es schwierig, sich aus dieser Beeinflussung zu lösen.

Ein wichtiger Schritt stellt in diesem Zusammenhang die **Aufklärung** dar, damit die Betroffenen ihre Selbstbestimmung überhaupt wahrnehmen können. Wie kürzlich eine Umfrage des Nationalen Aktionsforums Diabetes mellitus (NAFDM) gezeigt hat, sind die Zusammenhänge von Übergewicht und Entwicklung von Erkrankungen nur einer kleinen Gruppe in der Bevölkerung bewusst. Eine Möglichkeit, der „Diabeteskatastrophe" entgegenzuwirken, ist eine neue Form der betrieblichen Gesundheitsfürsorge. Davon profitieren nicht nur Arbeitgeber unmittelbar durch eine bessere Leistungsfähigkeit der Mitarbeiter, geringeren Personalausfall infolge krankheitsbedingter Arbeitsunfähigkeit und letztlich durch Reduktion der Lohnnebenkosten. Es profitieren auch die Arbeitnehmer, indem sie gesünder bleiben und dadurch nicht nur ein Mehr an Lebensqualität erreichen, sondern in Anbetracht der längeren Lebensarbeitszeit auch direkte finanzielle Nachteile bei vorzeitigem Rentenbezug vermeiden können.

4.8 Vernetzung und Nachsorge

Wie zuvor beschrieben, stellt die überwiegende Zahl der Diabetesfälle nicht allein ein Problem für die betriebliche Reintegration dar, sondern sie sollte als Chance zur Früherkennung und Prävention insbesondere von Herz-Kreislauf-Erkrankungen gesehen werden. Da die wesentlichen Risikofaktoren für Herz-Kreislauf-Erkrankungen zu einem hohen Prozentsatz durch körperliche Inaktivität und Übergewicht bedingt sind, ist die Änderung des Lebensstils die Grundlage dafür, die Erkrankungen zu verhindern (Primärprävention) oder den Verlauf von bestehenden Erkrankungen zu stoppen oder abzumildern (Sekundär- und Tertiärprävention).

Ganz im Vordergrund – quasi als 1. Säule der Gesundheitsvorsorge – steht die **Eigenverantwortung**, sich durch eine vernünftige Lebensweise gesund zu halten. Aufgrund der gesellschaftlichen Entwicklung ist es, speziell im fortgeschrittenen Alter, sehr schwierig, dies aus eigenem Antrieb zu erreichen. Die 2. Säule der gesundheitlichen Vorsorge sollte durch das „reell existierende Gesundheitssystem" bestehend aus Krankenversicherung und Hausärzten gewährleistet werden. Hier bestehen aufgrund verschiedener Strukturprobleme im Hinblick auf die Prävention erhebliche Defizite, so dass bei nüchterner Betrachtung auch in den kommenden Jahren keine wesentlichen und nachhaltigen Impulse für präventive Ansätze entstehen werden. Auch gibt es aktuell nur wenige Institutionen, die den Betroffenen professionell bei der Lebensstilumstellung helfen.

Somit stehen die Betriebe vor der Herausforderung, sich vermehrt um die Gesundheitsvorsorge der Mitarbeiter zu kümmern. Durch die Schaffung einer 3. Säule der Gesundheitsvorsorge könnten sie Betriebe mit der Prävention von Erkrankungen eine wichtige gesellschaftspolitische Aufgabe übernehmen und gleichzeitig durch gesündere Mitarbeiter die steigenden Lohnnebenkosten durch Verringerung von Krankheitstagen bei einer immer älter und kränker werdenden Belegschaft reduzieren.

Wie können Betrieben diese neue Aufgabe angehen und spezielle Angebote für vermehrte Bewegung und gesündere Ernährung anbieten? Betriebliche Sportprogramme werden von einigen Firmen zwar angeboten, werden aber eher von den generell sportlich interessierten und meist gesunden Mitarbeitern angenommen. Hier könnten neue Bewegungsangebote auch für die Gruppen geschaffen werden, die solche Maßnahmen im Rahmen der Primär- oder Sekundärprävention von Erkrankungen benötigen. Zusätzlich müssen **Anreizsysteme** geschaffen werden, diese Angebote anzunehmen. Spezielle Punkteprogramme für regelmäßige Teilnahme an Sportaktivitäten oder für eine erfolgreiche Gewichtsabnahme könnten eingeführt werden, die mit Einkaufsgutscheinen oder anderen Anreizen belohnt werden.

Im Bereich der Ernährung haben Betriebe durch entsprechende **Angebote in der Kantine** eine hervorragende Möglichkeit, den Lebensstil der Betroffenen positiv zu beeinflussen. Auch hier müssen finanzielle Anreize im Vordergrund stehen. So könnte die Salatbar zu den günstigsten Nahrungsmitteln gehören, die angeboten werden – der Staat könnte durch Erlass der Mehrwertsteuer auch positiv regulativ eingreifen. Fetthaltige Nahrungsmittel wie Currywurst mit Pommes sollten entweder komplett eliminiert oder erheblich teurer werden. Sämtliche Nahrungsmittel sollten eine Kalorienangabe haben, deren Summe, neben dem Preis an der Kasse, ermittelt wird. Bei den Getränken sollte durch das Angebot von kostenfreiem Mineralwasser ein Anreiz geboten werden, kalorienhaltige Getränke zu meiden. Die Wasserqualität in Deutschland ist meist so gut, dass durch spezielle Soda-Anlagen sehr kostengünstig Mineralwasser vor Ort hergestellt werden kann.

Diese Maßnahmen sind aber bei weitem nicht ausreichend. Ein weiterer Schritt sollte in der Ausweitung der betriebsärztliche Betreuung im Erkennen von Diabetes mellitus, Bluthochdruck und Fettstoffwechselstörungen bestehen. Dabei könnten die Betriebe in einen freiwilligen systematischen medizinischen Check-up ihrer Mitarbeiter investieren, so wie es in der Regel dem Top-Management angeboten wird. Die Nutzung dieser Angebote sollte aber mit besonderen Anreizen versehen werden. Denn das Beispiel der Führungskräfte zeigt, dass diese kostenlosen Angebote in nur sehr geringem Maße genutzt werden. Dieser Check-up sollte aus arbeitsmedizinisch und diabetologisch abgestimmten Untersuchungseinheiten bestehen. Eine **verbindliche allgemeine arbeitsmedizinische Vorsorgeuntersuchung inklusive Beratung** zur Erkennung von Vorzeichen oder Störungen im Rahmen des metabolischen Syndroms wäre eine betriebs- und volkswirtschaftlich geeignete Maßnahme, da hier jene Bevölkerungskreise erreicht werden können, die sonst die Leistungen des Gesundheitssystems selten oder zu spät im Sinne einer Sekundärprävention in Anspruch nehmen.

Nur ein geringer Teil der Arbeitnehmer in Deutschland ist in Betrieben mit mehr als 10 Beschäftigten tätig. Das bedeutet, dass die in Großbetrieben einfach zu steuernden Maßnahmen z. B. zur Umstellung der Ernährung in Kleinbetrieben in dieser Form nicht durchführbar sind oder einen wesentlich größeren personellen Aufwand verursachen würden. Das Arbeitsschutzgesetz von 1996 schreibt die betriebsärztliche Betreuung schon ab einer Betriebsgröße von einem Mitarbeiter vor. Hier bietet sich also die Nutzung und Vernetzung der vorhandenen betriebsärztlichen Betreuungsstruktur mit anderen Dienstleistern an, da die betriebsärztliche Kapazität durch die Einsatzzeitenregelung extrem begrenzt ist und eine entsprechende Beratung und Untersuchung unter den üblichen Zuständen nicht zulässt.

Wie sollte das Vorgehen in Betrieben strukturiert werden? Ganz im Vordergrund steht die Aufklärung der Zusammenhänge von gesundem Leben und Entwicklung von Erkrankungen. Dies kann in Form von **Fortbildungsveranstaltungen** geschehen, die unbedingt innerhalb der Arbeitszeiten angeboten werden sollten. Unabhängig davon sollten allen Mitarbeitern spezielle **Screening-Untersuchungen** angeboten werden, bei denen Körpergewicht und -größe, Bauchumfang, Blutdruck, Blutzucker und Blutfette bestimmt werden. Diese Vorsorgeuntersuchungen müssen durch die Betriebsärzte und/oder in Kooperation mit den Krankenkassen und/oder externen Institutionen durchgeführt werden. Eine Vernetzung der betrieblichen Gesundheitsförderung, die temporär und segmental oft bereits gute Ergebnisse aufweisen kann, ist daher unabdingbar und wird nur durch die Kooperation der verschiedenen Leistungserbringer zu erreichen sein.

Damit die Beschäftigten durch die Wahrung der ärztlichen Schweigepflicht geschützt sind, wird es wichtig sein, dass in enger Kooperation von Geschäftsführung und Betriebsrat ein Klima des Vertrauens aufgebaut wird – denn wie zuvor dargestellt, profitieren durch diese Maßnahmen beide Seiten. Werden bestimmte Risikokonstellationen nachgewiesen, müssen sich weitere Untersuchungen außerhalb des arbeitsmedizinischen Fachbereichs anschließen, wie Ultraschalluntersuchungen von Gefäßen, Ruhe- und Belastungs-EKG, ggf. auch ein Blutzuckerbelastungstest. Mit diesen Untersuchungen kann das Risiko der Entwicklung von Herz-Kreislauf-Erkrankungen weiter eingegrenzt werden. Da es sich hierbei evtl. auch um arbeitsbedingte Gesundheitsgefahren handelt (siehe weiter oben), könnten diese Untersuchungen auch außerhalb der Leistungen der Krankenversicherung durch die Betriebe oder den zuständigen Träger der gesetzlichen Unfallversicherung finanziert werden. Sämtliche Untersuchungen sollten dann für den Patienten und den behandelnden Hausarzt zusammengefasst und, wenn notwendig, spezielle Therapieempfehlungen auf der Basis von wissenschaftlichen Leitlinien ausgesprochen werden. Wie Studien der vergangenen Jahre nachgewiesen haben, werden die wissenschaftlich akzeptierten Zielwerte für Bluthochdruck oder Blutfette speziell bei Personen mit Diabetes nur bei einem kleinen Teil der Betroffenen erreicht.

Die Regelung dieser betrieblichen Präventionsangebote unabhängig vom krankenkassenfinanzierten Gesundheitssystem ist empfehlenswert, um aufreibende Diskussionen der Leistungsträger zu Ungunsten der Beschäftigten und der Betriebe zu vermeiden. Alternativ könnte aber auch eine Regelung erfolgreich sein, bei der die betriebsärztliche Tätigkeit Bestandteil der Leistung der GKV ist.

Für entsprechende Programme müssen Betriebsärzte arbeitsmedizinisches Assistenzpersonal schulen, die diese dann in enger Zusammenarbeit mit erfahrenen Institutionen durchführen. Künftig wird es notwendig sein, spezielle Leitlinien zu erstellen und diese durch wissenschaftliche Studien weiterzuentwickeln. Ein entsprechendes vom Westdeutschen Diabetes- und Gesundheitszentrum (Sana Kliniken Düsseldorf) entwickeltes Vorsorgekonzept wird bereits von Firmen in der Region Düsseldorf genutzt.

Nach derzeitiger Datenlage werden diese Maßnahmen im Zeitalter der steigenden Lebensarbeitszeit und des bereits vorhandenen Fachkräftemangels die Kosten der Betriebe erheblich senken. Wie US-Studien zeigen, führt jeder investierte Dollar durch Reduktion von Krankheitstagen zu einer Einsparung von 5 Dollar, in einigen Studien sogar von bis zu 15 Dollar (Aldana et al. 2005). Damit würde eine 3. Säule der Gesundheitsvorsorge neben privater Vorsorge und Krankenversicherung entstehen, die für alle Beteiligten kostenneutral wäre.

5 Hauterkrankungen

Ulrich Funke

5.1 Einführung

Hauterkrankungen nehmen regelmäßig die erste Rangposition unter den angezeigten Berufskrankheiten ein (2007: 18404 Verdachtsmeldungen bei insgesamt 61150 Verdachtsmeldungen an die Unfallversicherungsträger der gewerblichen Wirtschaft und der öffentlichen Hand [Butz 2008]). Die berufliche Wiedereingliederung bei einer Berufskrankheit der Haut und die Vermeidung ihrer Entstehung sind daher nicht nur für die Betroffenen oder Gefährdeten von großer Bedeutung, sondern auch von hohem wirtschaftlichem Interesse für die Unfallversicherungsträger.

Da es unter anderem nach geltendem Berufskrankheitsrecht erst zu einer Berufskrankheit der Haut (BK 5101) kommt, wenn die verursachende berufliche Tätigkeit unterlassen werden muss, spielt sich ein erheblicher Teil der beruflichen Wiedereingliederung im Vorfeld der Berufskrankheit ab und geht in die Hautprävention am Arbeitsplatz über. Dementsprechend bezieht sich die berufliche Wiedereingliederung bei Hautkrankheiten nicht nur auf alle arbeitsbedingten Hautkrankheiten (z. B. tätigkeitsbedingte Hautkrankheiten ohne Unterlassungszwang), sondern auf alle Hautkrankheiten, die durch die berufliche Tätigkeit verschlimmert werden können oder deren Abheilung durch die berufliche Tätigkeiten verhindert bzw. verzögert wird.

Die betriebliche Wiedereingliederung bei Hautkrankheiten weist aus der Perspektive der Unternehmen oder der Sozialversicherung im Verhältnis zu Erkrankungen des Bewegungsapparates, psychischen Erkrankungen und Unfällen nur eine geringe quantitative und damit ökonomische Bedeutung auf. So werden insgesamt – bezogen auf alle Branchen – nur relativ wenige Arbeitsunfähigkeitstage durch arbeitsbezogene Hautkrankheiten ausgelöst. Außerhalb des Verantwortungsbereichs der Unfallversicherungsträger der Branchen, in denen starke Hautbelastungen am Arbeitsplatz vorliegen, besteht daher nur ein mäßiges Interesse an Hautprävention und beruflicher Wiedereingliederung bei Hautkrankheiten, und es mangelt an der erforderlichen Erfahrung und Expertise. Dies gilt zum Teil auch für die betriebsärztliche Betreuung. Letztere ist aber in der Regel entscheidend für die Qualität der betrieblichen Wiedereingliederung. Denn nur der erfahrene Betriebsarzt kann einerseits die medizinischen Hautbefunde, Erkrankungsverläufe und Diagnosen in Zusammenhang mit den tatsächlich am Arbeitsplatz vorliegenden Hautbelastungen bewerten und anderseits die Wirksamkeit verschiedener Präventions- und Gesundheitsförderungsmaßnahmen einschließlich des Erfordernisses und der Möglichkeiten eines Tätigkeitswechsels beurteilen. Bei so verbreiteten Hautkrankheiten mit potenziellem Arbeitsplatzbezug wie dem atopischen Ekzem oder der Psoriasis stellt die betriebliche Wiedereingliederung bei Hautkrankheiten für die Betriebsärzte, die Betroffenen und alle anderen Beteiligten eine überaus wertvolle und lohnende Perspektive dar.

5.2 Spezielle arbeitsbezogene Kausalität

Atopie und Allergie

Arbeitsbedingte bzw. arbeitsbezogene Hauterkrankungen manifestieren sich meist als **„Handekzeme"** im Bereich der Hände und Unterarme. Daneben spielen die Prädiktionsstellen des atopischen Ekzems (unter anderem Handgelenksbeugen, Ellenbeugen, Kniekehlen, Hals/Gesicht) und beim allergischen Ekzem auch andere nicht exponierte Lokalisationen eine Rolle. Allergische arbeitsbedingte Hauterkrankungen sind heute weit seltener als irritative (subtoxisch-kumulative) Handekzeme. Nicht selten haben aber berufliche irritative Vorschädigungen der Haut Wegbereiterfunktion für die Entwicklung von Allergien am Arbeitsplatz.

Das **atopische Ekzem** als wichtigste potenziell arbeitsbezogene Hautkrankheit wird in erheblichem Umfang von genetischen Faktoren bestimmt und manifestiert sich oft schon im Säuglingsalter. Die Erstmanifestation erfolgt meist bis zum jungen Erwachsenenalter, spätere Erstmanifestationen kommen jedoch vor. Im Allgemeinen ist der weitere Verlauf sowohl vom Zeitpunkt der Erstmanifestation (je früher, desto ungünstiger) als auch von der Lokalisation und Ausprägung der Hauterscheinungen abhängig. Schwere, bereits vor Eintritt in das Arbeitsleben auftretende Handekzeme haben dementsprechend eine ungünstigere Prognose.

Im Rahmen der Atopie ist die **atopische Hautdiathese** oft mit der **atopischen Schleimhautdiathese**, d. h. mit allergischer Rhinitis/Konjunktivitis und allergischem Asthma bronchiale, verknüpft. Die atopische Schleimhautdiathese ist aber kein eigenständiger Risikofaktor für Handekzeme. Insbesondere bei schweren Verlaufsformen (allergisches Asthma bronchiale) sollten aber auch die Merkmale der atopischen Hautdiathese z. B. über den Atopie-Score (Diepgen et al. 1996) erfasst werden, um diese nicht zu übersehen.

Die Hauterscheinungen der atopischen Hautdiathese werden durch **irritative Hautbelastungen** wie Feuchtarbeit oder Tätigkeiten mit starker Hautverschmutzung, wie z. B. Gussstaub und andere Abrasivpartikel verstärkt, so dass hier in jedem Fall von einem Arbeitsbezug und in vielen Fällen von einer Arbeitsbedingtheit ausgegangen werden muss. Der Einfluss der durch die Tätigkeit bedingten Hautirritation auf den Krankheitsverlauf darf jedoch nicht überschätzt werden, da einerseits weitere Faktoren, wie unter anderem Luftfeuchtigkeit, Kosmetika und andere außerberufliche Expositionen (Malten 1981) in Rechnung zu stellen sind und andererseits Auswertungen aus der PACO-Studie (Funke et al. 2001, Apfelbacher et al. 2008) gezeigt haben, dass die Dauer der Handekzemperioden wesentlich mehr durch die vorbestehende Disposition als durch die exogene Irritation am Arbeitsplatz bestimmt wird.

Irritative Hautbelastungen können aber auch die gesunde Haut dauerhaft schädigen, wenn die irritative Potenz des Arbeitsstoffs und die Expositionsdauer ausreichen. Im Allgemeinen wird eine arbeitstäglich mehrstündige, mehrjährige Exposition erforderlich sein, um ein **chronisches irritatives (subtoxisch-kumulatives) Handekzem** zu verursachen. Ist die Haut jedoch irreversibel geschädigt, wird die Penetration von Allergenen durch die geschädigte Hornschicht erheblich erleichtert, so dass es dann sehr viel leichter zu allergischen Ekzemen kommt (Zwei- bzw. Mehrphasenekzem). Im Gegensatz zum irritativen Ekzem ist die Lokalisation der Hauterscheinungen dabei nicht auf die Bereiche des direkten Hautkontakts mit der Noxe beschränkt: Gemäß der Verbreitung der immunologischen Reaktion im Körper kann es zu Hauterscheinungen in primär nicht exponierten Hautbereichen kommen, die zudem in der Regel verzögert (z. B. erst nach 48 Stunden und später) auftreten können. Mischformen von chronisch irritativen und allergischen Handekzemen sind häufig (Zwei- oder Mehrphasenekzem) und stellen hohe Anforderungen an die Qualität der Diagnostik (John et al. 2004). Außerdem ist zu beachten, dass die allergene Potenz verschiedener Arbeitsstoffe höchst unterschiedlich sein kann. So kann durch ein starkes Allergen wie Epoxid in hoher Konzentration bereits durch eine einschichtige Exposition, z. B. durch das Tragen eines epoxidgetränkten Stoffhandschuhs, eine primär gesunde Haut spezifisch sensibilisiert werden. Bei Nickelionen wäre hierzu eher eine jahrelange Exposition einer bereits vorgeschädigten Haut erforderlich.

Hautbelastungen

Die wichtigsten, insbesondere im Rahmen jeder beruflichen Wiedereingliederung zu überprüfenden Hautgefährdungen am Arbeitsplatz sind (vgl. Kap. 3.1.1 im Berufsgenossenschaftlichen Grundsatz für arbeitsmedizinische Vorsorgeuntersuchungen G 24 [DGUV 2007]):

- **irritativ wirkende Stoffe:**
  z. B. Lösungsmittel, Benzine, Petroleum, alkalische Substanzen, Kühlschmierstoffe, technische Öle und Fette, wässrige Lösungen, Detergenzien,
- **sensibilisierende Stoffe:**
  z. B. unausgehärtete Epoxidharze, Haarfärbemittel/parasubstituierte Amine (Farbstoffe, einschließlich Textilfarbstoffe/Azofarben), Latex und Gummiinhaltsstoffe, Desinfektions- und Konservierungsmittel, Methacrylate/Acrylate, Proteine, Emulgatoren, Aminhärter, Kolofonium, Bleichmittel, Pflanzenbestandteile, Isocyanate, Metallionen (Chrom, Kobalt, Nickel und andere),
- **physikalische Einwirkungen:**
  z. B. durch Mineral- und Keramikfasern, Metallspäne, Abrasivpartikel, raue Oberflächen, Haare, Strahlen, Hitze und Kälte.

Belastungen und Kausalitätskonzept

Neben den pathophysiologischen Besonderheiten des Sensibilisierungsprozesses sind bei der Gefährdungsbeurteilung die Dauer und Potenz einzelner Hautbelastungen in Relation zu den Hautregenerationszeiten zu beachten. Abb. 5.1 verdeutlicht am Beispiel der Hautverschmutzung als irritativer Allgemeinbelastung den grundsätzlichen Bezug von Handekzemen zur Expositionsdauer.

In der Praxis zeigt sich aber, dass einerseits viele stark Exponierte auch über Jahre hinweg keine Handekzeme entwickeln und dass andererseits Handekzeme bei konstanter Exposition am Arbeitsplatz auch ohne jegliche weitere Maßnahmen abheilen können. Hier spielen in 1. Linie eine gegebene Handekzembereitschaft (siehe oben und de Jongh et al. 2008), aber auch viele weitere Faktoren (z. B. Luftfeuchtigkeit, Sonnenlicht- bzw. UV-Exposition, außerberufliche Hautexpositionen) eine Rolle, die in unterschiedlichen zeitlichen Zyklen mit einer sich oft über die Arbeitswoche aufsummierenden Beanspruchungsreaktion (Malten 1981) berücksichtigt werden müssen. Mangelnde Kenntnis aller relevanten Faktoren und ihre im zeitlichen Verlauf schwankenden Ausprägungen erklärt die „Zufälligkeit" und Episodenhaftigkeit des Auftretens

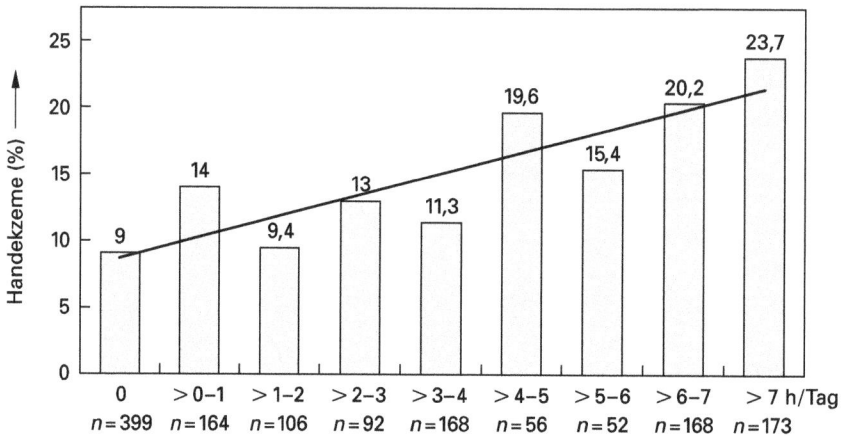

Abb. 5.1: 3-Jahres-Prävalenz von Handekzemen bei der Arbeit mit Hautverschmutzung ohne Schutzhandschuhe.

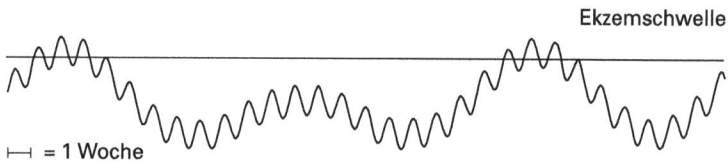

Abb. 5.2: Summationseffekte verschiedener außerberuflicher und beruflicher Irritationsfaktoren.

von irritativen Handekzemen, solange die epidermale Barriere nicht dauerhaft funktionsbeeinträchtigt ist. Abb. 5.2 verdeutlicht ein solches dynamisches Kausalitätskonzept (vgl. auch Funke 2009).

5.3 Diagnostik und Therapie arbeitsbezogener Hautkrankheiten

5.3.1 Akteure, diagnostischer und therapeutischer Prozess

In der Praxis beteiligen sich Haut-, Haus- und Betriebsärzte an der Bewältigung arbeitsbezogener Hautkrankheiten. Dies geschieht aus verschiedenen Blickwinkeln, wobei beim Hautarzt primär der diagnostische, beim Hausarzt eher der therapeutische und beim Betriebsarzt eher der (weitere) präventive Aspekt im Vordergrund stehen dürfte. Eine sinnvolle Diagnostik arbeitsbedingter oder -bezogener Hautkrankheiten ist aber von der Qualität der Zusammenarbeit der verschiedenen Arztgruppen abhängig. Eine dermatologisch-allergologische Fachqualifikation ist für die Durchführung einer Epikutantestung sicher erforderlich. Ohne die genaue Kenntnis aller **tatsächlichen Hautexpositionen am Arbeitsplatz** einschließlich ihrer Dauer, Intensität und Periodik kann aber die aus den Testergebnissen folgende diagnostische Bewertung nur Stückwerk bleiben. Die Angaben des Patienten sind bei der Klärung der Expositionsverhältnisse häufig nur von begrenztem Wert, da er oft die Stoffe, mit denen er umgeht, nicht exakt nennen kann und seine Expositionsangaben stark von seiner eigenen Kausalitätshypothese abhängen. Der erfahrene Betriebsarzt kann sich durch Begehung des Arbeitsplatzes und Befragung auch des jeweiligen Vorgesetzten ein verlässlicheres Bild von den Expositionsverhältnissen machen und in der Regel daraus eine weitgehend zutreffende Hypothese über einen Arbeitsplatzbezug der in Frage stehenden Hauterscheinungen machen. Dementsprechend arbeiten idealerweise beide und der ggf. auch mit dem Fall befasste Hausarzt bei der Klärung eines potenziellen Arbeitsplatzbezugs von Hautkrankheiten zusammen. In der Praxis ist diese wünschenswerte Zusammenarbeit aus vielerlei Gründen nicht immer gegeben, so dass in diagnostischer, therapeutischer und (weiterer) präventiver Hinsicht Unsicherheiten verbleiben.

5.3.2 Präventive, diagnostische und therapeutische Optionen

Eine besondere diagnostische, therapeutische und präventive Option stellt das **Hautarztverfahren** dar, das bereits bei Verdacht auf arbeitsbezogene Hautkrankheit sowohl vom Haut- als auch vom Betriebsarzt durch Erstattung eines **Hautarztberichts** initiiert werden kann (John 2006, John et al. 2007). Da aber nur etwa die Hälfte aller Handekzeme mit potenziellem Arbeitsbezug überhaupt eine Inanspruchnahme von Ärzten auslöst, (kleinere) Betriebe mit relevanten Hautbelastungen oft nicht optimal betriebsärztlich versorgt sind und viele Betriebsärzte aus verschiedenen Gründen die Erstattung eines Hautarztberichts scheuen, wird dieses wertvolle Instrument gegenwärtig nur unzureichend genutzt.

Gerade für die betriebliche Wiedereingliederung ist die Dokumentation der Hauterscheinungen in Zusammenhang mit den tatsächlich am Arbeitsplatz vorliegenden Hautexpositionen, den Ergebnissen der Diagnostik und den durchgeführten therapeutischen und präventiven Maßnahmen von ganz besonderem Wert. Der oft in Zusammenarbeit vom behandelndem Dermatologen und Betriebsarzt veranlasste gezielte Expositionskarenz-Re-Expositionsversuch stellt eine der wichtigsten Möglichkeiten zur Klärung eines Zusammenhangs zwischen Hauterscheinungen und -belastungen am Arbeitsplatz dar, vor allem wenn eine Minderbelastbarkeit der Haut gegeben ist und zusätzlich der Verdacht auf eine arbeitsbedingte Allergie besteht.

In verschiedenen, in den letzten 10 Jahren durchgeführten Studien sind Effizienz und Effektivität von gesundheitspädagogischen Interventionen zur Prävention und Rehabilitation von berufsbedingten Hauterkrankungen nachgewiesen worden. Beispielsweise konnte in einem 5-Jahres-Follow-up gezeigt werden, dass Teilnehmer an einem ambulanten Schulungs- und Beratungsprogramm für berufsbedingt hauterkrankte Friseure im Vergleich zu einer Kontrollgruppe nach 5 Jahren eine signifikant gesteigerte Chance hatten, ihren Beruf weiter auszuüben (Teilnehmer: $n = 172$, Berufsverbleib 5 Jahre nach Projektende: 58 %; Kontrolle: $n = 55$, Berufsverbleib 5 Jahre nach Erstbefragung: 29 %; p < 0,001). Einzelne Unfallversicherungsträger haben auf der Basis aktueller Forschungsergebnisse bereits Schulungsmaßnahmen in ihre Regelversorgung zur sekundären Individualprävention implementiert. Durch die Einführung des „Stufenverfahrens Haut" (Drechsel-Schlund et al. 2007, Skudlik et al. 2008a) sind im Rahmen von § 3-Maßnahmen Hautschutzseminare erstmals regelmäßig als geeignete Mittel zur Vermeidung der Entstehung einer Berufskrankheit anzubieten. Im Bereich der stationären Rehabilitation wird ebenfalls die Implementierung standardisierter Schulungsprogramme vorangetrieben. Diese Entwicklungen führen zu der Frage nach Qualitätskriterien, die nun in Form eines DGUV-Standards entwickelt worden sind (Wulfhorst 2006).

Wurde ein Berufskrankheitsverfahren durch Erstellen einer **Berufskrankheitsanzeige** nach Nr. 5101 ausgelöst, liegen unter anderem durch das Protokoll der Arbeitsplatzbegehung durch den technischen Aufsichtsbeamten des jeweiligen UV-Trägers und die berufsdermatologische Begutachtung weitergehende Informationen und Fachbeurteilungen vor. All diese Informationen entbinden den federführenden Arzt im Prozess der betrieblichen Wiedereingliederung jedoch nicht davon, sich ein eigenes Bild vom Zusammenhang von Arbeitsbelastungen und Hauterscheinungen zu machen. Hierbei spielen neben allen vorgenannten Aspekten auch die Einschätzung der tatsächlich durchgeführten Maßnahmen der **individuellen Verhaltensprävention**, wie z. B. das Tragen geeigneter Schutzhandschuhe und die adäquate Anwendung von Hautmitteln eine entscheidende Rolle. Laut Gefahrstoffverordnung (Anhang Nr. V 2.1) sind Hautvorsorgeuntersuchungen der Beschäftigten nach dem Berufsgenossenschaftlichen Grundsatz G 24 (DGUV 2007) verbindlich, soweit **Hautbelastungen am Arbeitsplatz** vorliegen wie:

- Feuchtarbeit von regelmäßig 4 Stunden oder mehr pro Tag (vgl. TRGS 401, Juni 2008),
- Tätigkeiten mit Naturgummilatex-Handschuhen mit mehr als 30 Mikrogramm Protein pro Gramm Handschuhmaterial oder
- Tätigkeiten mit Belastung durch unausgehärtete Epoxidharze und Kontakt über die Haut oder die Atemwege.

Werden diese Hautvorsorgeuntersuchungen tatsächlich lege artis durchgeführt und dokumentiert, ergibt sich daraus nicht nur ein hervorragendes Bild über Hautbelastungen und mögliche erste Hauterscheinungen. Darüber hinaus lässt sich die tatsächliche Akzeptanz und Durchführung von individuellen Hautpräventionsmaßnahmen abschätzen. Außerdem kann mit den 4 **Leitparametern des G 24** – frühere Handekzeme, Beugenekzeme (atopisches Ekzem), Dyshidrose und weißer Dermografismus – die Wahrscheinlichkeit des Auftretens arbeitsbezogener irritativer Handekzeme beschrieben werden (Abb. 5.3).

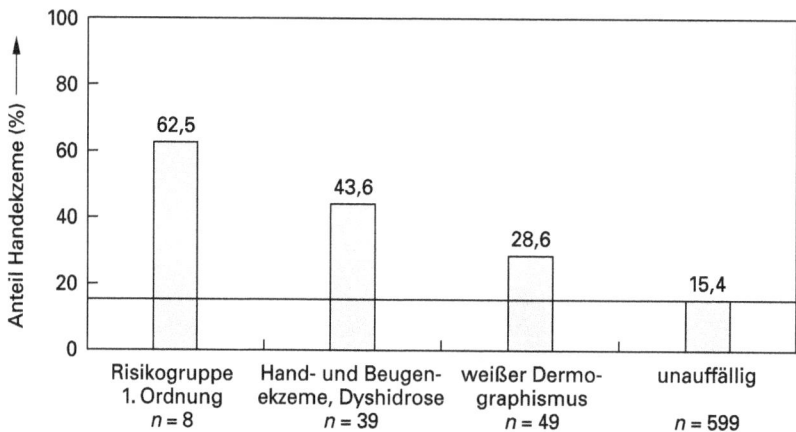

Abb. 5.3: Prädiktive Werte für Handekzeme bei verschiedenen Risikogruppen: 3-Jahres-Prävalenz bei täglich mehr als 4 Stunden feuchter Hautverschmutzung.

5.4 Rehabilitation bei arbeitsbezogenen Hautkrankheiten

Zur Verhütung einer Berufskrankheit, aber auch um einem möglichst breiten Arbeitseinsatz zu ermöglichen, wenn die verursachende Tätigkeit nicht mehr ausgeübt werden kann, haben die UV-Träger in Zusammenarbeit mit den führenden Berufsdermatologen verschiedene stationäre und teilstationäre Rehabilitationsmodelle entwickelt. Gemeinsam ist allen Modellen neben der Fortführung einer geeigneten Therapie die **Konzentration auf die individuelle Verhaltensprävention**. Dies umfasst nicht nur die konkrete tätigkeitsbezogene Anwendung von **Körperschutzmitteln** (insbesondere Schutzhandschuhen), Hautreinigungs-, Hautschutz- und Hautpflegemitteln, sondern auch das Erlernen und Einüben **hautschonender Arbeitsweisen**, z. B. im Friseurgewerbe, im Krankenhausbereich, in Metallbetrieben sowie im privaten Bereich.

Problematisch ist, dass viele Rehabilitanden nur über **unzureichende Informationen** zur Verhaltensprävention bei Hautkrankheiten verfügen und sie über Jahre ein fehlerhaftes Hautschutzverhalten erlernt haben. Zudem wurden sie im Betrieb (oder ggf. im privaten Bereich) nie entsprechend angesprochen, und ihnen wurden nie Arbeitsweisen nahegebracht, die Hautbelastungen reduzieren, oder eine adäquate Anwendung von Körper- und Hautschutzmitteln vermittelt. Oft waren aber auch die **Voraussetzungen für die Hautprävention am Arbeitsplatz** mangelhaft. So fehlten oft geeignete und passende Schutzhandschuhe, Hautreinigungsmittel wiesen übermäßig hautirritierende oder sensibilisierende Eigenschaften (z. B. bestimmte Duftstoffe, Konservierungsstoffe) auf, geeignete Hautschutz- und Hautpflegemittel wurden vom Arbeitgeber nicht bereitgestellt. Schließlich wird das „Hautschutzverhalten" früh während der Ausbildung geprägt und wird dann meistens – weitgehend unabhängig von seiner Sinnhaftigkeit – über ein ganzes Arbeitsleben hinweg beibehalten.

Wichtigster Trigger für die adäquate Verhaltensprävention und vor allem die ausreichende Anwendung von Hautpflegemitteln ist die **eigene Erfahrung mit (Hand-)Ekzemen**. Dies bedeutet aber nicht, dass das erfolgreiche Vorgehen beibehalten wird, nachdem ein Handekzem unter anderem durch ausreichende und regelmäßige Anwendung von Therapeutika und Hautpflegemitteln zur Abheilung gekommen ist. Hierzu bedarf es in der Regel mehrfacher schmerzlicher Erfahrungen, die dem Betroffenen auch noch entsprechend erläutert werden müssen. Selbst bei optimaler Information durch den Ausbilder ist z. B. bei Auszubildenden die Anwendung von Hautschutz- und Hautpflegemitteln mehr von der eigenen Handekzemerfahrung abhängig als von den Hautgefährdungen am Arbeitsplatz (Abb. 5.4). Nicht nur in Querschnittstudien, sondern auch in Längsschnittstudien zur Handekzemhäufigkeit ist das Auftreten von Handekzemen regelmäßig mit einer intensivierten Hautschutz- und Hautpflegemittelanwendung korreliert, aber selbstverständlich nicht kausal für das Handekzem.

Diese Ausgangsbedingungen verdeutlichen einerseits die hohen Anforderungen, anderseits die erheblichen Potenziale, die bei der Rehabilitation gegeben sind. Der Stand der Gesundheitspädagogik muss daher speziell bei der Rehabilitation bei Hautkrankheiten umfassend Berücksichtigung finden (Wulfhorst 2009). Modelle zur Beeinflussung gesundheitsrelevanten Verhaltens können die inhaltliche Konzeption von **Hautschutzseminaren** sinnvoll strukturieren und dadurch gewährleisten, dass wesentliche Determinanten der Verhaltensänderung berücksichtigt werden (Schwarzer 2004). So ist der Ausgangspunkt gesundheitspädagogischer Interventionen in der Regel die subjektive Risikowahrnehmung. Durch Interviews mit von berufsbedingten Haut-

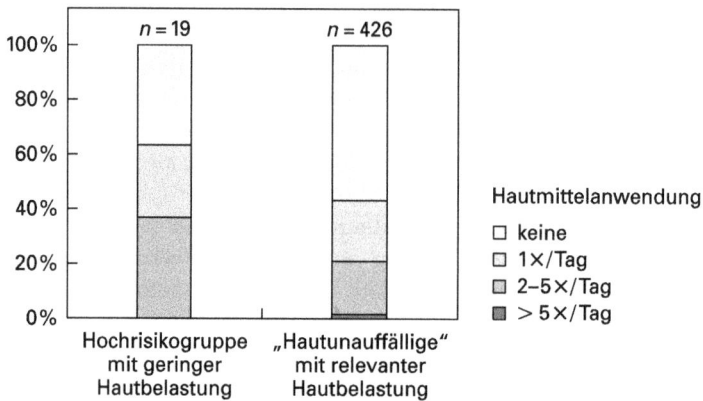

Abb. 5.4: Risikogruppen für Handekzeme, Hautbelastungen und Hautmittelanwendung.

erkrankungen betroffenen Personen ($n = 215$) konnte belegt werden, dass diese nur zum Teil den Zusammenhang zwischen beruflicher Hautbelastung und Hauerkrankung herstellen (Wulfhorst et al. 2006).

Des Weiteren ist gemäß dem oben erwähnten gesundheitspsychologischen Modell dem Konstrukt der **Selbstwirksamkeitserwartung** besondere Aufmerksamkeit zu widmen. Selbstwirksamkeitserwartungen werden als der entscheidende Prädiktor für die Wahrscheinlichkeit betrachtet, dass Verhaltensänderungen – hier bezogen auf das Hautschutzverhalten – umgesetzt werden. Eine unzureichende Selbstwirksamkeitserwartung ist als besondere gesundheitspädagogische Herausforderung zu betrachten, da diese verhindert, dass akzeptiertes Präventionswissen auch tatsächlich in dauerhaftes Verhalten umgesetzt wird. Bezogen auf die Rehabilitation bei Hautkrankheiten kann jedoch die relativ rasch eintretende Wirkung einer optimierten individuellen Prävention, z. B. durch ausreichende und regelmäßige Anwendung von Hautpflegemitteln, die Erfolgswahrscheinlichkeit erhöhen. Im günstigen Fall lässt sich hierdurch auch die Selbstwirksamkeitserwartung erhöhen.

5.5 Betriebliche Wiedereingliederung

5.5.1 Akteure und Prozess

Wie bei Wiedereingliederungsprozessen im Rahmen anderer Erkrankungen finden sich grundsätzlich die gleichen Akteure. Zu nennen sind (klinische) Akutbehandlung, Rehabilitation, der behandelnde Facharzt bzw. der Hausarzt, der Betriebsarzt, der Personalverantwortliche und der unmittelbare Vorgesetzte. Da es sich aber bei den meisten arbeitsbezogenen Hautkrankheiten mit Wiedereingliederungsbedarf um arbeitsbedingte Erkrankungen oder (drohende) Berufskrankheiten handelt und in weiteren Fällen die Unfallversicherungsträger, insbesondere über das Hautarztverfahren, frühzeitig einbezogen sind, spielen die UV-Träger auch im Prozess der betrieblichen Wiedereingliederung eine besondere Rolle (vgl. Kap. 2.5.4). Gemäß ihrem gesetzlichen Auftrag versuchen die Berufsgenossenschaften mit allen geeigneten Mitteln das Entstehen einer Berufskrankheit nachhaltig zu verhindern und schalten sich dementsprechend auch in die Steuerung des betrieblichen Wiedereingliederungsprozesses ein.

Dies ist vor allem auch dann wichtig, wenn kein Betriebsarzt zur Verfügung steht, der die Federführung im Wiedereingliederungsprozess übernimmt bzw. übernehmen kann.

Leider sind die Betriebe, in denen heute noch relevante Hautbelastungen auftreten, eher betriebsärztlich unterversorgt, so dass die UV-Träger hier im wohlverstandenen Eigeninteresse konstituierend für einen rationellen betrieblichen Wiedereingliederungsprozess tätig werden müssen (Drechsel-Schlund et al. 2007, Skudlik et al. 2008a). Dieser gestaltet sich aber aufwendiger und weniger erfolgversprechend, als wenn die Betriebsärzte entsprechend ihrem Auftrag nach dem ASiG die betriebliche Wiedereingliederung koordinieren. Dies liegt vor allem daran, dass der Betriebsarzt die an den zahlreichen Schnittstellen im Wiedereingliederungsprozess auftretenden unnötigen Verzögerungen durch unmittelbare Prozessgestaltung und -vorgaben erheblich verringern kann, wenn er die Führungsrolle im Wiedereingliederungsprozess annimmt und über ausreichende Akzeptanz bei allen betrieblichen und außerbetrieblichen Beteiligten verfügt. Dem Betriebsarzt wird diese Akzeptanz in aller Regel dann zufallen, wenn er sich intensiver mit berufsdermatologischen Fragen auseinandersetzt, ggf. das vorhandene gute Fortbildungsangebot, z. B. der Arbeitsgemeinschaft für Berufs- und Umweltdermatologie (ABD) nutzt, mit den behandelnden Haut- bzw. Hausärzten kooperiert und seine Erkenntnisse in praktische Maßnahmen zur Prävention und Gesundheitsförderung im Betrieb umsetzt. Es gibt kaum einen Bereich der Arbeitsmedizin, in dem präventive Maßnahmen so wenig aufwendig sind und der Präventionserfolg so auf der Hand liegt wie im Bereich der Berufsdermatologie.

5.5.2 Besonderheiten bei Hautkrankheiten

Die spezielle arbeitsbezogene Kausalität bei Hautkrankheiten führt dazu, dass die im Rahmen von Diagnostik und Rehabilitation dokumentierten Befunde, Diagnosen und Maßnahmevorschläge nochmals vom Betriebsarzt auf Plausibilität und Vollständigkeit im Zusammenhang mit den tatsächlich am Arbeitsplatz vorhandenen Hautbelastungen geprüft werden müssen. Die unmittelbare Umsetzung der im **Rehabilitationsabschlussbericht** angeregten Maßnahmen ist nicht immer erfolgversprechend. So treten nicht selten bei arbeitsbedingten Hautallergien trotz vollständiger Allergenkarenz die anlassgebenden Hauterscheinungen (meist Handekzeme) nach wenigen Wochen erneut auf. Den Hintergrund hierfür bilden mehrere Aspekte: Im Berufskrankheitsverfahren werden auch heute noch allergische Hautkrankheiten gegenüber (chronischen) irritativen Hautkrankheiten überbewertet. Die Epikutantestung suggeriert eine hohe diagnostische Gültigkeit und Zuverlässigkeit, ist aber an zahlreiche Voraussetzungen gebunden, die nicht immer gegeben sind. Zu nennen sind unter anderem: Hautzustand zum Zeitpunkt der Testung, Ablesungszeitpunkte, Identität und Konzentration der Testsubstanzen (mitgebrachte Stoffe). Hierdurch können Allergien sowohl übersehen als auch simuliert werden. Gemäß dem Konzept des Zwei- bzw. Mehrphasenekzems ist bereits die Entstehung einer Allergie oft an eine chronische irritative (subtoxisch-kumulative) Schädigung der Hautbarriere gebunden, und schließlich findet während der Arbeitsunfähigkeit und der Rehabilitation weder eine Allergenexposition noch eine allgemeine Hautirritation statt, so dass Hauterscheinungen gleich welcher Ursache abheilen können.

Der **Hautarztbericht** bzw. das Hautarztverfahren stellen eine weitere Spezialität der beruflichen Wiedereingliederung bei Hautkrankheiten dar, da die Betriebsärzte hierüber frühzeitig über eine potenziell arbeitsbezogene Hautkrankheit Kenntnis erhalten. Voraussetzung hierfür ist, dass nicht nur der meist zunächst in Anspruch genommene Hautarzt seinen Behandlungsauftrag erhält, sondern ebenso rasch der Betriebsarzt die Kopie des Hautarztberichts vom zuständigen UV-Träger. Soweit sich der Betriebsarzt entsprechend engagiert, geht das Hautarztverfahren dann praktisch in seine Hand über und umfasst im Prinzip alle Aspekte und Maßnahmen der betrieblichen Wiedereingliederung einschließlich weiterer Prävention und Gesundheitsförderung, auch ohne dass es zu einer Arbeitsunfähigkeit gekommen ist. In den meisten Fällen handelt es sich um leichtere Handekzeme, die – wenn überhaupt arbeitsbezogen – irritativ bedingt sind. Durch Anleitung zu Hautbelastungen vermeidendem Verhalten, vor allem adäquater Anwendung von Hautmitteln und eher geringfügigen Modifikationen der Arbeitsprozesse lassen sich so die meisten Hauterscheinungen zur Abheilung bringen. Zu beachten ist dabei, dass nach Handekzemen die bereits vom äußeren Aspekt her völlig „normale" Haut noch über ca. 4 Wochen hinweg eine erhöhte Empfindlichkeit bzw. Ekzemanfälligkeit aufweist. Dies ist bei einer Reexposition unbedingt zu beachten, da sonst erneut länger dauernde Handekzeme ausgelöst werden können. Wenn möglich, ist daher der vorübergehende Tätigkeitswechsel (wenige Wochen) in eine Tätigkeit ohne jegliche Hautbelastung eine gute Option.

Oft liegen bereits mit dem ersten Hautarztbericht die Ergebnisse von **Epikutantestung**en vor. Betriebsärztliche Aufgabe ist dann deren Bewertung in Bezug auf die tatsächlich am Arbeitsplatz vorliegenden Hautexpositionen. Im Epikutantest positiv getestete Stoffe kommen nicht selten überhaupt nicht am Arbeitsplatz vor, so dass den Betroffenen erklärt werden muss, dass hier möglicherweise eine außerberufliche Allergie vorliegt, insbesondere bei Duftstoffen oder Bestandteilen von Medikamenten. Anschließend sind eine anlagebedingte Minderbelastbarkeit der Haut und irritative Hautbelastungen am Arbeitsplatz abzuklären, um zu einer erfolgreichen Wiedereingliederung zu kommen. Die Dokumentationsvorgaben im Hautarztbericht können dabei sehr hilfreich sein. Sollten allzu viele positive Epikutantestergebnisse vorliegen und der Betroffene bei der Vorstellung beim Betriebsarzt noch Hauterscheinungen aufweisen, ist an das Phänomen des „angry back" zu denken. Hier sollte man unbedingt mit dem behandelnden Hautarzt Kontakt aufnehmen, um eine sinnige Allergietestung ggf. nach Expositionskarenz und Abheilung der Hauterscheinungen zu erreichen. Man sollte sich immer im Klaren darüber sein, dass tatsächlich tätigkeitsbedingte Allergien sehr viel seltener sind als anlagebedingte Hautkrankheiten bzw. Minderbelastbarkeiten der Haut. Eine nachgewiesene Allergie erfordert zwingend den Ausschluss von der verursachenden Exposition am Arbeitsplatz und damit oft einen Arbeitsplatzwechsel bzw. eine Tätigkeitsaufgabe, wenn anderweitig keine Gefährdungsbeseitigung zu erreichen ist (z. B. durch allergendichte Handschuhe etc.). Bei einer Minderbelastbarkeit der Haut kann in vielen Fällen durch geringfügige Modifikationen der Tätigkeit, adäquate Nutzung von Körperschutzmitteln, Hautschutzmitteln und regelmäßige Hautpflege ein weitgehend hauterscheinungsfreies Verbleiben am alten Arbeitsplatz gewährleistet werden.

Bei fast allen Fällen, bei denen tatsächlich tätigkeitsbedingte Allergien oder Hauterscheinungen im Expositionsbereich und irritative Hautbelastungen vorliegen, droht eine Berufskrankheit. Dementsprechend können über den § 3 BKV Maßnahmen der Unfallversicherungsträger zur weiteren Prävention bzw. zur Verhütung einer Berufskrankheit beantragt werden. Diese Möglichkeit kommt vor allem dann in Betracht, wenn der Arbeitgeber die erforderlichen Maßnahmen nicht von sich aus bzw. nach Beratung durch den Betriebsarzt einleitet.

Wurde zum Zeitpunkt der Wiedereingliederung bereits ein **Berufskrankheitsverfahren** eingeleitet oder hat der Betroffene bereits eine spezifische Rehabilitationsmaßnahme durchlaufen, ist die Kausalitätsabklärung meist abgeschlossen und es liegen entsprechende Maßnahmevorschläge vor. Dies entbindet den Betriebsarzt jedoch nicht davon, sich ein eigenes Bild zu machen und die konkrete Sinnhaftigkeit und Realisierbarkeit der vorgeschlagenen Maßnahmen im Betrieb zu überprüfen und ggf. zu modifizieren. Sollte trotz möglichem Arbeitsplatzbezug einer Hautkrankheit weder eine Berufskrankheitsanzeige erstellt noch ein Hautarztverfahren eingeleitet worden sein, spricht nichts gegen die Erstattung des Hautarztberichts (Formtext F 6050) durch den Betriebsarzt (John 2007; John et al. 2007). Die dort vorgegebene Dokumentation enthält bereits die wichtigsten Daten, die für die berufliche Wiedereingliederung erforderlich sind.

Die stufenweise Wiedereingliederung, wie sie unter anderem bei psychischen Erkrankungen (vgl. Kap. 12 Psychosoziale Störungen) sehr hilfreich ist, hat bei Hautkrankheiten nur eine geringe Bedeutung. Bei einer gesicherten arbeitsbezogenen Allergie ist die vollzeitige Vermeidung der Exposition unabdingbar, und auch bei irritativen Hautkrankheiten ist zunächst eine Tätigkeit ohne jegliche Hautbelastung wünschenswert (siehe oben). Durch vorübergehende (teilweise) Tätigkeitswechsel bzw. organisatorische Maßnahmen lässt sich dies meist bewerkstelligen, zumal bei Hautkrankheiten bei geeignetem Arbeitseinsatz fast immer von vornherein mit einer uneingeschränkte Produktivität des betroffenen Mitarbeiters gerechnet werden kann.

5.5.3 Nachhaltigkeit des Reintegrationserfolgs

Wesentlich für die Nachhaltigkeit des Reintegrationserfolgs ist die vorhandene, dem Beschäftigten bekannte und vom Unternehmen wie Mitarbeiter akzeptierte Möglichkeit, sich jederzeit bei erneut auftretenden Hauterscheinungen oder Verschlimmerung einer Hautkrankheit beim Betriebsarzt vorstellen zu können. Dies wird aber nur dann funktionieren, wenn sich der Betroffene einen konkreten Nutzen von der Inanspruchnahme des Betriebsarztes verspricht, was unmittelbar mit der Transparenz und Qualität der Hautprävention im Betrieb verknüpft ist. Andernfalls wird er den Hautarzt, den Hausarzt, oft aber gar keinen Arzt in Anspruch nehmen und damit die Nachhaltigkeit des Reintegrationserfolgs gefährden.

Im Rahmen des Hautarztverfahrens ist der Betriebsarzt wie der behandelnde Hautarzt ausdrücklich aufgefordert, **Verlaufsberichte** (Hautarztbericht Behandlungsverlauf, Formtext F 6052) zu erstellen und dazu den Betroffenen einzubestellen. Aus der vorgegebenen Dokumentation im Hautarztbericht „Behandlungsverlauf" ergeben sich eine gute Abschätzung der Prognose und ggf. wichtige Hinweise für weitere präventive Maßnahmen. Die UV-Träger verfolgen darüber hinaus in längeren Zeitabständen den Erfolg der durchgeführten Maßnahmen, soweit ihnen die Fälle über Hautarzt- oder BK-Verfahren zur Kenntnis gelangt waren. Schließlich hat der Betriebsarzt die Möglichkeit, sich über verkürzte Nachuntersuchungsintervalle bzw. vorzeitige Nachuntersuchungen nach dem Berufsgenossenschaftlichen Grundsatz für arbeitsmedizinische Vorsorgeuntersuchungen G 24 ein Bild über den Rehabilitationserfolg zu machen bzw. nachzusteuern, falls entsprechende Belastungen am Arbeitsplatz weiterbestehen.

5.6 Besonderheiten bei einzelnen Krankheitsbildern

Neben der atopischen Hautdiathese als wichtigster Hautkrankheit mit potenziellem Arbeitsbezug und den Typ-IV-Allergien spielen die nicht immunologische und die immunologische Kontakturtikaria (Typ-I-Allergie), die Proteindermatitis und die **Psoriasis** eine besondere Rolle im Rahmen der Wiedereingliederung nach bzw. bei Hautkrankheiten. Letztere ist vor allem aus 2 Gründen von besonderem Interesse. Erstens können irritative und insbesondere mechanisch einwirkende Hautbelastungen bei der Psoriasis neue lokale Herde hervorrufen (Köbner-Phänomen). Zweitens stehen bei der Psoriasis nicht selten die Gelenkbeteiligungen im Vordergrund und drittens besteht unter Umständen ein zusätzlicher Rehabilitationsbedarf auf Grund psychischer Beeinträchtigungen. Die Rehabilitation und die Maßnahmen zur Teilhabe am Arbeitsleben haben alle Aspekte im Einzelfall zu gewichten und durch Auswahl der geeigneten Rehabilitationsklinik und eines geeigneten Arbeitseinsatzes möglichst den Verbleib im alten Arbeitsbereich zu gewährleisten.

Die Diagnostik von Proteindermatitis und **Kontakturtikaria** ist anspruchsvoll und gehört in die Hand des spezialisierten Allergologen/Berufsdermatologen, der dann auch die Vorgaben für die Wiedereingliederung machen sollte. Die immunologische Kontakturtikaria (häufigste Auslöser: Latex, Mehle, Enzyme, Tierepithelien, Pflanzenproteine, Ammoniumpersulfat und Diisocyanat) ist im Rahmen der Wiedereingliederung insofern von besonderer Bedeutung, als bei erneuter Exposition mit systemischen Reaktionen wie Rhinitis/Konjunktivitis, Asthma bis hin zum anaphylaktischen Schock gerechnet werden muss.

5.7 Perspektiven

Wie bei allen anderen Krankheiten auch stellt die betriebliche Wiedereingliederung bei Hautkrankheiten, wenn sie als zielbestimmte Gestaltung und Steuerung eines Gesundheitsprozesses verstanden wird, heute eine der für Betroffene, Unternehmen und Sozialversicherung wichtigsten Aufgaben des Betriebsarztes dar. Die Wirtschaftlichkeit der betrieblichen Wiedereingliederung ist dabei sowohl unmittelbar aus der Verkürzung der Prozessdauer als auch aus dem Prozessergebnis ableitbar. Die Wiedereingliederung erfordert allerdings spezielle berufsdermatologische Kenntnisse und vor allem Erfahrung. Soweit beides vorliegt, kann sich der Betriebsarzt durch **Maßnahmen der Hautprävention** sowohl bei den Mitarbeitern als auch allgemein im Unternehmen hervorragend profilieren, da im Gegensatz zu anderen Krankheitsarten Hauterkrankungen häufig und die Präventionsmaßnahmen einfach zu erklären sind. Der Präventionserfolg ist auch auf kollektiver Ebene transparent, weil er „auf der Hand liegt". Leider sind die kleineren Betriebe, bei denen heute noch relevante Hautbelastungen vorliegen, eher betriebsärztlich unterversorgt und auch die Durchführung gesetzlich vorgegebener Maßnahmen, die zur Verminderung dieser Unterversorgung beitragen könnten, wie Hautvorsorgeuntersuchungen nach Gefahrstoffverordnung, werden nicht konsequent überwacht.

Von besonderer Bedeutung erscheint, dass der Erhalt und die Wiederherstellung der beruflichen Integration von Beschäftigten die wesentlichen Ziele von Leistungen zur Teilhabe nach dem SGB IX darstellen. Dabei verdient der Ausbau der betrieblichen Prävention mit dem Ziel der Beschäftigungssicherung nach dem Grundsatz „Rehabilitation und Wiedereingliederung statt Entlassung" Beachtung (Oppolzer 2006). Die Präventionsvorschrift des § 84 Abs. 2 SGB IX verpflichtet alle Arbeitgeber zu einem betrieblichen Eingliederungsmanagement bei Beschäftigten (vgl. Kap. 2 Rechts- und Sozialordnung). Mit der Einführung dieser Rechtspflicht stehen die betrieblichen Akteure vor einer – bisher noch nicht genügend beachteten – komplexen Aufgabenstellung (Brandenburg 2007).

Im Bereich berufsbedingter Hautkrankheiten, die nicht selten zu einer länger als 6 Wochen dauernden Arbeitsunfähigkeit führen, hat die gesetzliche Unfallversicherung in letzter Zeit Instrumente geschaffen, die den Arbeitgebern auch die Wahrnehmung der aus § 84 Abs. 2 SGB IX resultierenden Aufgaben wesentlich erleichtern: Mit dem **„Stufenverfahren Haut"** wurde erstmals ein systematischer Algorithmus mit flächendeckenden Angeboten für die betriebliche Eingliederung durch die UV-Träger eingeführt (Drechsel-Schlund et al. 2007, Skudlik et al. 2008a). Die Angebote des „Stufenverfahrens Haut" reichen – gestuft nach Schwere der Erkrankung – von ambulanten Hautschutzseminaren bis hin zum interdisziplinären dermatologischen Heilverfahren nach dem „Osnabrücker Modell", das zur Zeit bundesweit evaluiert wird (Skudlik et al. 2008b, 2009; Skudlik u. John 2009). In das Stufenverfahren Haut sind die Betriebsärzte zentral eingebunden. Wünschenswert wäre hier eine größere Zahl von „Hautmeldungen" durch Betriebsärzte.

Für die Zukunft erscheint wichtig, dass Betriebsärzte Arbeitgeber vermehrt auf deren Verpflichtungen durch das SGB IX hinweisen und deutlich machen, dass sie als Betriebsärzte wesentliche Schaltstellen im betrieblichen Eingliederungsmanagement darstellen; zumal unzureichende Anstrengungen bei der Wiedereingliederung auch für die Arbeitgeber erhebliche Nachteile mit sich bringen können, etwa bei Kündigungsschutzprozessen (vgl. Kap. 2.4.2).

6 Herzerkrankungen

Erich Knülle

6.1 Einleitung

Herzerkrankungen umfassend in einem Buch über betriebliche Wiedereingliederung abzuhandeln ist unter Vorgabe von Lesbarkeit, Praxisnähe und Umfang sicher ein wenig sinnvolles Vorhaben. Die Beschränkung auf häufige Krankheitsbilder, mit dem Risiko, Einzelerwartungen nicht zu erfüllen, erscheint mir daher als der praktikable Weg. Da aber die Beschäftigungsfähigkeit letztendlich symptomgesteuert und von der Funktionsfähigkeit, nicht aber von Diagnosen oder Syndromen abhängt, dürfte auf diese Weise eine Orientierungshilfe auch für nicht speziell Abgehandeltes vermittelt werden können.

Dieser Beitrag verfolgt nicht einen schematischen und syndromorientierten Ansatz, sondern empfiehlt einen individuellen Zugang, der den Möglichkeiten und der Situation des einzelnen Patienten Rechnung trägt und seine Fähigkeiten, nicht seine Defizite, berücksichtigt. Besonders Herzerkrankungen führen zu Verunsicherungen, die es gemeinsam zu überwinden gilt. Moderne Behandlungsmethoden und Interventionsverfahren können das Absterben der Herzmuskelzelle beim akuten Myokardinfarkt verhindern. Der Patient begreift das aber nicht, und die für seine berufliche Reintegration Verantwortlichen, beginnend mit dem erstversorgenden Notarzt, müssen verstehen lernen, dass nicht Organe behandelt oder rehabilitiert werden oder Zellen, die gestorben oder nicht gestorben sind, sondern Menschen mit all ihren Ängsten, Vorstellungen, Erwartungen und individuellen Einstellungen (Abb. 6.1).

Der Begriff „Titanic-Phänomen der Beschäftigungsfähigkeit" soll klarmachen, dass der Glaube, die Kenntnis von Diagnose und Beschwerden reichten aus, um die individuelle Lage einzuschätzen, der Hybris gleichkommt, die auch zum Untergang der Titanic geführt hat. Die wichtigsten Informationen liegen zunächst im Verborgenen. Sie zu entdecken, zu verstehen und in einen Genesungs- und Wiedereingliederungsprozess einzubringen, ist eine Aufgabe, die der Einzelne allein kaum bewältigen kann. Hier zeigt sich die Notwendigkeit der Bildung von Integrationsteams, die versuchen, gemeinsam diese Betrachtungsweise in den Eingliederungsprozess einzubringen. Der Infarktpatient ist einer lebensbedrohlichen Situation entkommen und fürchtet eine Wiederholung des Ereignisses. Die Sicherheit für die Dinge des täglichen Lebens wiederzuerlangen ist daher ein vorrangiges Ziel. Der Kette der Betreuenden vom Akutereignis bis zur beruflichen Wiedereingliederung kommt dabei eine besondere Bedeutung zu. Versteckt man sich hier zur Vermeidung von Entscheidungen und Verantwortung hinter angeblichen Vorgaben von Regelwerken oder hinter unsachlichen, eventuell unbedachten Aussagen in Entlassungberichten, verstärkt man die Verunsicherung. Absurde Empfehlungen mit Wurzeln in der Vergangenheit ohne Berücksichtigung aktueller pathophysiologischer Erkenntnisse verhindern die Genesung und damit die Wiedererlangung der Beschäftigungsfähigkeit.

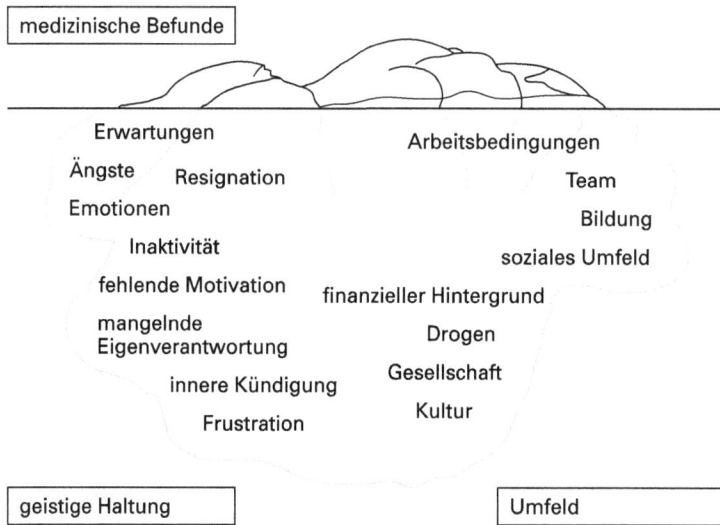

medizinische Befunde

Erwartungen

Ängste   Resignation

Emotionen

Inaktivität

fehlende Motivation

mangelnde
Eigenverantwortung

innere Kündigung

Frustration

Arbeitsbedingungen

Team

Bildung

soziales Umfeld

finanzieller Hintergrund

Drogen

Gesellschaft

Kultur

geistige Haltung

Umfeld

Abb. 6.1: „Titanic-Phänomen" der Beschäftigungsfähigkeit.

Die Gliederung in diesem Beitrag orientiert sich an Beschwerden, so dass sich Krankheitsbilder wie die koronare Herzerkrankung sowohl unter Angina pectoris als auch unter Dyspnoe oder Herzrhythmusstörungen wiederfinden lassen. Sie soll möglichst praxisnah sein und folgt deshalb nicht einer wissenschaftlichen oder pathophysiologischen Einteilung. Das Wissen einschlägiger kardiologischer Fachbücher wird vorausgesetzt und der Versuch unternommen, die dortigen Informationen in die betriebliche Praxis umzusetzen.

6.2 Prävention

Die Unterteilung in Primär -, Sekundär- und Tertiärprävention ist betrieblich ohne Bedeutung. Gäbe es tätigkeitsspezifische Faktoren, die auslösend, verschlimmernd oder sogar ursächlich für die Entstehung von Herzerkrankungen zu betrachten wären, ergäben sich vielleicht Aufgaben im Sinne einer Primärprävention durch Arbeitsplatzgestaltungen, Anpassung von Schichtmodellen, Gefahrstoffmanagement und Hilfe bei der Berufswahl. Aber sind das wirklich realistische Ansätze? Sind Stress, Bandarbeit, Akkord, Schichtarbeit Belastungen, die man verantwortlich für die Entstehung von Herz- und Kreislauferkrankungen machen kann?

Versucht man jedoch, Übergewicht, Fehlernährung, Bewegungsmangel und Rauchgewohnheiten mit betrieblichen Programmen zu beeinflussen, und arterielle Hypertonie, Fettstoffwechselstörungen und Diabetes mellitus früh zu erkennen und einer möglichst raschen Intervention zuzuführen, bewegt man sich im Bereich der Sekundär- und Primärprävention, die betrieblich traditionsgemäß einen großen Stellenwert hat. Hier gibt es in der gesamten Industrie extrem erfolgreiche Modelle, deren Wirksamkeit außer Frage stehen. Nur in diesem Bereich sind in Kooperation mit externen Leistungsträgern (Maßnahmen gemäß § 20 SGB V), allerdings so früh wie möglich, gezielte und individuelle Angebote zur betrieblichen Gesundheitsförderung sinnvoll, die nicht den Nachteilen von Gießkannenprinzipien gehorchen sollen, die sonst nur „die Falschen" erreichen, die auch ohne betriebliche Förderung wissen, wie sie ihr Leben gesund gestalten (Hadler 2005, Hippie-Dippie-Prinzip = Health Promotion – Disease Prevention).

6.3 Myokardinfarkt

Das Krankheitsspektrum, das sich im Betrieb auswirkt, hat sich in den vergangenen Jahren dank neuer Erkenntnisse und Interventionsmöglichkeiten entscheidend verändert. Der zu integrierende Herzinfarktpatient ist zur Ausnahme und der unentdeckte Klappenfehler dank intensiverer pädiatrischer Vorsorgeuntersuchungen eine Rarität geworden. Patienten nach Bypass-Operation, perkutaner transluminaler Koronarangioplastie mit Ballonkatheter (PTCA) und Stent ohne Infarkt dominieren zahlenmäßig, weil Maßnahmen der Aufklärung und Früherkennung immer wirksamer werden. Trotzdem ist die berufliche Integration eines Herzinfarktpatienten die Vorgabe, an der sich alle Vorstufen und Interventionen ohne Infarkt orientieren. Die nachfolgende konstruierte Geschichte soll beispielhaft als Einführung dienen: Auswurffraktion 60%; erfolgreiche PTCA und Stent-Implantation auf die RCA bei komplikationslosem Hinterwandinfarkt ohne wesentliche Arrhythmien innerhalb der ersten Stunden nach dem Akutereignis. Hypertonus optimal eingestellt, keine Komorbidität, AHB direkt nach der Entlassung aus dem Akutkrankenhaus: Sofortiger Wiedereinstieg in die alte berufliche Tätigkeit nach Verlassen der Reha-Klinik? Theoretisch möglich, klinisch sinnvoll, aber in Wirklichkeit nur ausnahmsweise realisierbar!

Wo liegen die Gründe, dass – trotz optimaler Versorgung und obwohl die frühe invasive Intervention ein Absterben von Herzmuskelzellen verhindert hat, also die Pumpfunktion nach der Ischämie der eines gesunden Herzens entspricht, ja dieses Herz sogar besser versorgt wird als vor dem Infarkt – die betriebliche Wiedereingliederung in der Regel immer noch innerhalb von Monaten und nicht innerhalb von Wochen erfolgt? Der die PTCA ausführende Katheter beseitigt nur die Flowbarriere in den Herzkranzgefäßen, leider nicht althergebrachte Vorstellungen in Köpfen. Der Herzinfarkt ist nicht Ende eines unbeschwerten Lebens und Beginn einer Behinderung! In viel zu vielen Köpfen ist das leider so verankert! Angehörige, „Behandler", Betreuer, Reha-Kliniken, Betriebsärzte, Vorgesetzte und Kollegen behandeln oft selbst Patienten nach optimalem Verlauf, als ob jetzt jederzeit ein Zweitereignis mit fatalem Ausgang sicher bevorstünde, alle Fortschritte der Kardiologie der letzten Jahrzehnte negierend.

Uneingeschränkte Teilhabe am Arbeitsleben ist Ausdruck von Lebensqualität. Selbstvertrauen und Angstfreiheit sind deshalb ganz wichtige Rehabilitationsziele und somit logischerweise die Überwindung von Unsicherheit und Versagungsängsten. Die offene Diskussion im Betrieb, dass der weiter rauchende Kollege, der sich nicht bewegt, sein Übergewicht herumschleppt und wegen mangelnder Einsicht und Compliance bezüglich seiner Blutdruckeinstellung viel eher auf seinen ersten, unkalkulierbaren Infarkt zusteuert, erleichtert die Akzeptanz, dass der Postinfarktpatient vielleicht seinen alten Job viel besser ausführen kann als vor dem Ereignis. So trauen ihm dann auch Kollegen zu, dass er weiter in der Lage ist, einen Vierzigtonner zu steuern, und man erkennt sehr schnell, dass wegen fraglicher Stressfaktoren Tätigkeiten im Akkord, mit Band- oder Schichtarbeit, nicht sofort grundsätzlich auszuschließen sind, sondern vom Verlauf des Einzelfalles abhängen.

Unsinnige und nur zögerlich oder gar nicht geänderte Regelwerke zerstören darüber hinaus Berufsaussichten und dadurch Familien. Das Verharren in der Vorstellung, dass ein Herzinfarktpatient, obwohl körperlich vielleicht wieder einigermaßen hergestellt, ein Risiko für sich und andere darstellt, ist aus den Köpfen „Verantwortlicher" nur sehr schwer zu entfernen. Die Liste mit Tätigkeiten, die Herzinfarktpatienten verschlossen bleiben, ist weiter immens groß. Setzt sich der weitergebildete und engagierte verantwortliche Arbeitsmediziner über solche „abgestimmte" Regelwerke hinweg, muss er die von pathophysiologischem Wissen unbelastete Macht juristischer Strukturen befürchten. Fliegen und Herzinfarkt schlossen sich noch bis Ende der 90er Jahre aus. Inzwischen überlässt eine europäische Harmonisierung die Entscheidung über die Flugtauglichkeit der flugmedizinischen Untersuchung und damit der Wertung des individuellen Einzelfalls.

Eine Beurteilung, die nicht durch die Diagnose paralysiert ist, sondern sich an den **individuellen Befunden und Fähigkeiten** orientiert, muss der Goldstandard der Rehabilitation sein. Nicht defizitär ausgerichteter Pessimismus, sondern positives **Mobilisieren eigener Ressourcen und Wiedererlangen von Selbstvertrauen** sind die Zauberformeln betrieblicher Reintegration. Je länger die Arbeitsunfähigkeit, umso schwieriger die Reintegration! So einfach und alt dieser Satz auch sein mag – er beinhaltet ein Grundprinzip, das zu beachten ist.

Das Unternehmen muss daher die Aufgabe wahrnehmen, eine möglichst frühe Integration anzubieten. Es ist bis dato kaum möglich, die Akutklinik aktiv in die betriebliche Wiedereingliederung einzubeziehen. Erste Gespräche mit positivem Hinweis auf die berufliche Zukunft, jedoch ohne unbegründete Verunsicherung, sind dort sicher möglich und umso wahrscheinlicher, je enger die Verbindung zwischen Klinik und Betrieb ist. So banal das klingen mag, aber selbst der Besuch von Vorgesetzten und Kollegen ist ein positives und nützliches Signal. Welches ist der frühestmögliche Zeitpunkt für die aktive Rolle des Unternehmens? Werden Präventionsaufgaben im Unternehmen ernst genommen und besteht ein Vertrauensverhältnis zwischen Mitarbeitern und Betrieb, sucht der Patient oft selbst den frühen Kontakt. Behutsame und, wenn möglich, optimistische Aussagen sollten dabei möglich sein.

Da regelhaft von der Akutklinik eine Anschlussheilbehandlung (Anschlussrehabilitation) über die Rentenversicherung initiiert wird, sind Kooperationen und enge Kommunikation zwischen Rehabilitationseinrichtungen, ob stationär oder ambulant, und Betrieb hilfreich. Kennt der Rehabilitationskliniker einen Ansprechpartner im Betrieb, bekommt er im Einzelfall sachlich richtige Informationen über die Anforderungen der Arbeitsplätze oder er kann vielleicht sogar auf Kenntnisse der betrieblichen Situation aus eigener Anschauung zurückgreifen. Nur dann bekommen seine Ratschläge und Empfehlungen für den weiteren beruflichen Weg Gewicht. Der Rehabilitand kann Vertrauen aufbauen, und Unsicherheiten werden vermieden. Auch die Reha-Fachberater der Rentenversicherung haben in diesem Kontext eine wichtige Aufgabe. Ein regelmäßiger Informationsaustausch mit dem Betrieb im Einzelfall und Diskussion der betrieblichen Möglichkeiten vor einer abschließenden Beratung in der Rehabilitationseinrichtung haben sich hier bewährt.

Auf dieser Informationsgrundlage kann der Reha-Kliniker sehr früh und mit fundierten Kenntnissen den Zeitpunkt der Rückkehr in das Berufsleben empfehlen. Als Instrument bietet sich dann eine stufenweise Wiedereingliederung (vgl. Kap. 2.5.1) in den ersten Wochen nach der Entlassung an, auf der Grundlage eines individuellen Eingliederungsplans, der mit dem Betrieb abgestimmt ist. Mit Einverständnis des Patienten sollte der Entlassungsbericht zusammen mit den Befunden des Akutkrankenhauses beim ersten Gespräch im betriebsärztlichen Dienst vorliegen, idealerweise vom Patienten mitgebracht. Spezielle Kooperationen mit Austausch von Anforderungs- und Fähigkeitsprofilen zum direkten Profilvergleich haben sich dabei bewährt (Klinik Roderbirken DRV Rheinland und Ford Werke GmbH).

Häufig findet der erste betriebliche Kontakt jedoch nicht beim Arbeitsmediziner, sondern direkt mit dem Vorgesetzten und den Kollegen statt. Ihr Wissen um die Möglichkeiten der betrieblichen Wiedereingliederung und ihre ersten Reaktionen können entscheidend für den späteren Verlauf sein. Deshalb müssen Informationen über die spezifischen betrieblichen Möglichkeiten der Reintegration, erforderliche Strukturen und zu beteiligende Personen regelmäßiger Bestandteil betrieblicher Weiterbildungen und Informationspolitik sein. In der Regel wird sich der Rehabilitand wünschen, an seinen Arbeitsplatz und zu seinen Kollegen zurückzukehren. Bestand vor dem Infarkt bereits Unzufriedenheit mit der betrieblichen Situation, sind jedoch die Erwartungen ganz anders. Die Erkrankung ist das Argument für eine langersehnte Änderung. Entsprechend formuliert ist dann auch, bei fehlender Kommunikation zwischen Betrieb und Klinik, der Entlassungsbericht der Reha-Klinik. Die subjektive empfundene Arbeitssituation führt zu sozialmedizinischen Empfehlungen, die möglicherweise sogar der klinischen Situation gerecht werden, nicht aber der betrieblichen Realität.

Der Reha-Kliniker gehorcht der trügerischen Wahrheit des Titanic-Phänomens (Abb. 6.1). Aufgabe des Arbeitsmediziners und der ihn unterstützenden betrieblichen Akteure ist es, die Konfrontation zu vermeiden. Dies verlangt eine enge Abstimmung und die Erzeugung von Vertrauen. Wurde der Name des Betriebsarztes bereits in der Rehabilitationseinrichtung erwähnt, ist eine wichtige Basis geschaffen. In der Ford Werke GmbH wird grundsätzlich ein erstes „Postinfarkt-EKG" geschrieben mit dem Hinweis, dass so jederzeit bei auch nur geringen Beschwerden während der Arbeit ein Vergleich möglich ist, der erlaubt, die Situation besser zu beurteilen. Langzeit-EKG und Langzeit-Blutdruckmessung sind Routinebestandteile der betrieblichen Integration, um demonstrieren zu können, dass der Arbeitseinsatz leidensgerecht und ohne Gefährdungen geschieht. Die Ergebnisse werden selbstverständlich im ärztlichen Gespräch erklärt und gewertet, und der betreuende niedergelassene Kollege wird über die Ergebnisse informiert. Die ersten Schritte zurück an den Arbeitsplatz werden eng begleitet. Besuche am Arbeitsplatz sind Routine. So gelingt in der überwiegenden Zahl der ohne Komplikation verlaufenden Herzinfarkte eine Wiedereingliederung an den alten Arbeitsplatz.

Wie geht man jedoch mit sozialmedizinischen Empfehlungen um, die sich mit der bisherigen Tätigkeit nicht vereinbaren lassen und die häufig schon betrieblich verkündet wurden, ehe der Arbeitsmediziner Gelegenheit hatte, eine sachgerechte Einschätzung zu formulieren? Welche Verbindlichkeit haben solche Einschränkungen der Einsetzbarkeit? Kann sich der Betrieb mit Hilfe seines Betriebsarztes darüber hinwegsetzen? Eine sachgerechte individuelle Empfehlung ist nur möglich, wenn man Taktzeit, Arbeitsinhalte und ergonomische Bedingungen inklusive der physikalischen, chemischen und klimatischen Verhältnisse der Arbeitsplätze kennt. Dies ist eine eindeutige Domäne der Arbeitsmediziner. Sie sollten auch eine juristische Auseinandersetzung nicht fürchten, wenn die betrieblich geäußerte Empfehlung mit Sorgfalt entstanden ist und die Sachgründe dargelegt werden können. Denn Sachverstand ist gefragt, um die sozialmedizinischen Empfehlungen, die Arbeitsschwere, Takt-, Band-

und Akkordarbeit, Stress sowie Schicht zum Thema haben, auf die betriebliche Umsetzung und Umsetzbarkeit zur prüfen. Ihre unkritische Weiterempfehlung an den Betrieb kann im Einzelfall zu Gefährdungen von Arbeitsverhältnissen führen, obwohl ihnen die sachlich begründbare Basis fehlt.

Nur diese Haltung sollte juristisch angreifbar sein, besonders wenn sie gegen besseres Wissen zu einer Benachteiligung des Rehabilitanden führt. Die Situation in Großbetrieben unterscheidet sich nur unwesentlich von der in Klein- und Mittelbetrieben, so dass auch dort unbedarfte Aussagen ohne klinischen und betrieblichen Sachverstand und deren unkritische Weitergabe fehl am Platz sind. Es empfiehlt sich eine möglichst individuelle Beurteilung von Fähigkeiten und Anforderungen unter Berücksichtigung von Krankheitsverarbeitung und persönlichen Erwartungen. Deshalb macht es Sinn, ein sorgfältiges Assessment entsprechend den ICF-Empfehlungen vorzunehmen (vgl. Kap. 3.3.2). Das von den Ford-Werken angewendete Profilvergleichssystem IMBA hat sich als auch für Herzerkrankungen praktikables Instrument erwiesen und wird dort seit 2001 erfolgreich eingesetzt. Auch in diesem Fall sind beigebrachte Befunde und Atteste nicht kritiklos zu übernehmen. Eine Angabe der Wattleistung auf dem Ergometer ist z. B. nur bedingt verwertbar und sicher nicht direkt in eine Belastbarkeit umrechenbar. Übliche Montagetätigkeiten sind nur ausnahmsweise als schwer einzustufen und in der Regel leicht bis mittelschwer. Stress und Takt-, Band- oder Akkordarbeit werden gern als nicht mehr zumutbar bezeichnet, ohne dass eine Quantifizierung, geschweige denn ein Profilvergleich zwischen Fähigkeiten und Anforderungen, versucht wird. Der Komorbidität, besonders von Skeletterkrankungen kommt naturgemäß eine zusätzliche Bedeutung zu.

Eine Sonderstellung nehmen spezifische Regelungen besonders im Zusammenhang mit Fahr- und Steuertätigkeiten ein. Sie sind in einschlägigen Werken für den Einsatz in Luftfahrt, Bahn- und Schiffsverkehr zu finden. Hier gibt es große nationale Unterschiede. Zunehmend macht jedoch die individuelle Beurteilung einem pauschalierten Berufsverbot Platz, so dass z. B. durch ein Langzeit-EKG bedrohliche Rhythmusstörungen ausgeschlossen werden können, um die Richtigkeit eines Einsatzes zu untermauern (siehe auch Kap. 11 Schmerz).

6.4 Koronare Herzerkrankung (PTCA/Stent/Bypass)

Mit zunehmender Früherkennung nimmt die Zahl der Infarkte ab und werden Patienten nach Intervention ohne Infarkt nach kurzer Arbeitsunfähigkeit zurück in den Betrieb geschickt. In Abhängigkeit von der Einzelbeurteilung gibt es bei ihnen auch Anschlussheilbehandlungen, jedoch häufig genug nehmen Mitarbeiter nur Tage nach einem Eingriff ihre berufliche Tätigkeit wieder auf. Das kann völlig unproblematisch sein, jedoch in Abhängigkeit der individuellen Verhältnisse (Titanic-Phänomen) und der Klinik den gleichen Einsatz erfordern, wie er nach Infarkt geleistet werden muss. Bei Bypass-Patienten sind Narben- und Wundschmerzen im Brustbereich sowie Probleme im Bereich der Transplantatentnahme (meist Unterschenkel) zu berücksichtigen.

6.4.1 Angina pectoris

Mitarbeiter mit einer **Crescendo-Angina** sind sicher nicht arbeitsfähig und benötigen schnellstmöglich kompetente Hilfe.

Wird bei bestimmten Tätigkeiten immer wieder Angina pectoris angegeben und werden Anfälle regelmäßig mit Nitro kupiert, besteht betriebsärztlicher Handlungsbedarf. Hier ist die direkte und zeitnahe Zusammenarbeit mit den niedergelassenen Kollegen wichtig. Mit demonstrativem Missbrauch oder durch Angst ausgelöste unnötige Applikationen muss man rechnen.

Sind diagnostische und therapeutische Maßnahmen ausgereizt, so ist z. B. bei „small vessel disease" die grundsätzliche Beschäftigungsfähigkeit zu hinterfragen. Lassen sich darüber hinaus körperliche und/oder psychische Belastungen nicht weiter reduzieren, darf unter Umständen auch bei abgelehnten Rentenanträgen die Arbeitsleistung nicht akzeptiert werden, um Arbeitswillige nicht durch ihre berufliche Tätigkeit zu gefährden. Welche arbeitsrechtlichen und menschlichen Konflikte hier drohen, ist dabei ins Kalkül zu ziehen, so dass eine sorgfältige betriebliche Abstimmung zu erfolgen hat, die in Betrieben mit entsprechend zusammengesetzten Integrationsteams regelhaft geschieht.

6.4.2 Dyspnoe

Sofern die Dyspnoe nicht ein Angina-pectoris-Äquivalent ist, sondern Ausdruck einer **schlechten linksventrikulären Funktion** oder von **Herzrhythmusstörungen**, bedürfen Beschäftigte mit solchen klinischen Symptomen besonderer Fürsorge. Zwar wird in medizinischen Berichten oft die Belastungsfähigkeit in Watt angegeben und in sozialmedizinischen Empfehlungen Hinweise auf die zumutbare Arbeitsschwere gegeben, doch deren Übertragung in den betrieblichen Alltag ist betriebsärztliche Aufgabe. Begriffe wie leichte bis mittelschwere Arbeiten sind wenig präzise. Hinter Bandarbeit verbergen sich so viele Modelle, dass nur genaue Arbeitsplatzkenntnisse die Beurteilung einer Einsetzbarkeit erlauben. Der fehlende Freiraum bei der Bandarbeit, auch zum Abfangen von Schwierigkeiten an schlechten Tagen, sollte hierbei Berücksichtigung finden. Trotzdem schließen sich schlechte Pumpfunktion und Bandarbeit nicht grundsätzlich aus. Der individuellen Fähigkeitsbeurteilung des betreuenden Arbeitsmediziners und der sorgfältigen Wertung der spezifischen Arbeitsplatzanforderungen kommt dabei eine besondere Bedeutung zu.

6.4.3 Schwindel

So schwierig für den Kliniker die Schwindeldiagnostik und -therapie ist, so schwierig ist der betriebliche Umgang mit einer solchen Beschwerdeangabe. Das Symptom muss einerseits wegen seiner Bedeutung sehr ernst genommen werden. Viele betriebliche Tätigkeiten und Schwindel schließen sich aus: Zu erwähnen sind nicht nur **Arbeiten in Höhe**, sondern besonders auch alle **Fahr- und Steuertätigkeiten** (Fahreignung). Dass das Erreichen des Arbeitsplatzes z. B. durch Teilnahme im Straßenverkehr ebenfalls zur Beschäftigungsfähigkeit gehört, darf nicht vergessen werden. Andererseits entspringt die Schwindelangabe häufig einer Verunsicherung und ungenügenden Krankheitsverarbeitung, wie sie bei Herzerkrankungen nicht selten ist. Nach Ausschluss brady- und tachykarder Herzrhythmusstörungen oder Orthostasebeschwerden (Antihypertensiva!) gilt es daher, besonders intensiv eine betriebliche Wiedereingliederung zu begleiten und z. B. durch **Langzeit-EKG** und **Langzeit-Blutdruckmessungen** zu helfen, um Selbstvertrauen wiederherzustellen. Bereits während einer stufenweisen

Wiedereingliederung (vgl. Kap. 2.5.1) sind hier stabilisierende Aussagen möglich. Natürlich muss auch an die extrakardiale Ursache gedacht werden und neurologische, HNO-ärztliche und orthopädische Diagnostik angeregt oder um die Beibringung entsprechender Befunde gebeten werden.

6.4.4 Angst

Angst ist unabhängig von der Grunderkrankung eine Herausforderung für alle Beteiligten (s. auch Kap. 12.3). Mitarbeiter mit **Herzneurosen** beschäftigen immer wieder die innerbetriebliche Rettungskette, fallen durch ihre Fehlzeiten und häufigen Arztwechsel auf und sind selbst bei negativem Katheterbefund kaum davon zu überzeugen, dass Sie am Arbeitsplatz ganz normal belastbar sind. Psychiater und Therapeuten sind in dieser Situation nur dann hilfreich, wenn sie bereit sind, die betrieblichen Verhältnisse kennen zu lernen und nach Befreiung von der Schweigepflicht gegenüber dem Betriebsarzt eine offene, dem Einsatz des Patienten dienliche Kommunikation aufzunehmen.

Angst als **Folge kardialer Erkrankungen** ist sehr viel häufiger. Die Krankheitsverarbeitung hat schon eine Geschichte, wenn die betriebliche Wiedereingliederung beginnt. Wichtig ist, dass die Herzerkrankung betrieblich ernst genommen und nicht bagatellisiert wird. Untersuchungsmethoden wie Langzeit-Blutdruckmessung und -EKG helfen, Sicherheit herzustellen. Eine enge Betreuung mit dem Angebot von Hilfe bei Auftreten von Problemen können dazu beitragen, Ängste auf einer Vertrauensbasis abzubauen. Wichtig ist die enge Kommunikation zwischen Hausarzt, Kardiologen, Psychiater und evtl. Therapeuten, um eine gemeinsame Meinung zu Belastung und Belastbarkeit zu ermöglichen und zu erreichen, dass eine gemeinsame Sprache gesprochen wird. Divergierende Auffassungen schaffen dagegen ein Klima des Misstrauens und verstärken die Angst, die dann letztendlich die betriebliche Integration verhindern kann.

6.4.5 Schrittmacher und implantierte Defibrillatoren

Unabhängig von der Indikation, die zur Implantation geführt hat, wird regelmäßig die Frage im Raum stehen, ob betriebliche Verhältnisse zu Fehlfunktionen führen können. **Störfaktoren** sind in 1. Linie elektromagnetische Felder, wie sie im Bereich von Transformatoren, bei Induktionsprozessen oder Schweißzangen auftreten können (http://www.dguv.de/bgia/de/pub/rep/reports2009/bgia0209/index.jsp). Mechanische Bewegungen, die zur Dislokation von Sonden führen, dürften eher selten sein, denn ruckartiges Hochreißen der Arme über den Kopf (unkontrolliertes Holzhacken!) wird schon aus ergonomischen Gründen grundsätzlich auszuschließen sein. Eine Überprüfung der Tätigkeit auf **Überkopfarbeit** und deren Beurteilung darf nicht unterlassen werden.

In vorbildlichen Betrieben sind **Räume mit Magnetfeldern**, ähnlich den Sicherheitsschleusen in Flughäfen, als für Schrittmacherträger nicht zu betretende Bereiche gekennzeichnet. Diese **Warnhinweise** gelten selbstverständlich auch für Träger implantierter Defibrillatoren. Trotzdem kann im Einzelfall geprüft werden, ob die Funktion der implantierten Einheit wirklich durch Einflüsse am Arbeitsplatz gestört wird, da eine Störfrequenz in der Regel eine regelrechte kardiale Funktion weiterhin erlaubt und die elektronische Signalerkennung so ausgerichtet ist, dass Fremdsignale durch Art und Form nicht zu fatalen Fehlfunktionen führen.

Die Grunderkrankung bestimmt jedoch die betrieblichen Einsatzmöglichkeiten. Die Situation eines Schrittmacherträgers nach totalem AV-Block ohne Ersatzrhythmus wird sicher anders gewertet als bei krankem Sinusknoten ohne anamnestischen Adam-Stokes-Anfall. Dies betrifft weniger die Einsetzbarkeit in Büros oder an üblichen Montagearbeitsplätzen. Ist ein Einsatz allein ohne „Überwachung" durch Arbeitskollegen möglich? Lassen sich Fahr- und Steuertätigkeiten verantworten? Machen Dienstreisen in Länder ohne adäquate medizinische Versorgung Sinn? Die Indikationen für die Implantation von Defibrillatoren lassen auf Grund ihrer klinisch schwerwiegenden Bedeutung in der Regel solche Art von Einsätzen nicht zu. Trotzdem sind es Fragen, die sich durch Diskussion und Kommunikation mit dem betreuenden Kardiologen oder dem Herzzentrum beantworten lassen. Sie sind ein weiteres Beispiel, dass isoliertes und introvertiertes Arbeiten vernünftige Lösungen nicht erzeugen kann.

6.4.6 Herzerkrankungen mit eingeschränkter Pumpfunktion

Primären oder sekundären Kardiomyopathien, aneurysmatischen Veränderungen und valvulären Druck- oder Volumenbelastungen ist gemeinsam, dass – unabhängig von der Ätiologie dieser Krankheitsbilder – körperliches Training die kardiale Situation nur über periphere Effekte verbessern kann, der Herzmuskel selbst aber nicht trainierbar ist. Positiv inotrope Substanzen oder andere leitlinienkonforme Medikamente für die Therapie der Herzinsuffizienz können die Ejektionsfraktion verbessern, Klappenoperationen dramatische Leistungsänderungen erzeugen und über Revaskulasierungen lassen sich klinische Normalisierungen erreichen.

In der beruflichen Integration erfordern diese Krankheitsbilder möglichst detaillierte Befunde und eine besonders enge Kommunikation zwischen Betriebsarzt und betreuendem niedergelassenen Kollegen. Wenn für fast alle Krankheitsbilder sehr frühe berufliche Integrationen diskutiert werden können, so gilt dies nicht für entzündliche Veränderungen am Herzen! Nach einer **Myokarditis** darf durch eine zu frühe Belastung nicht eine zusätzliche Gefährdung für eine Chronifizierung riskiert werden. Deshalb müssen Zeitpunkt der betrieblichen Wiedereingliederung und ein Vergleich von Anforderungen und Fähigkeiten besonders sorgfältig mit dem behandelnden Kardiologen abgestimmt werden.

6.4.7 Herzrhythmusstörungen

Die klinische Reaktion auf Herzrhythmusstörungen hat sich in den letzten Jahren grundsätzlich geändert. Nicht mehr jede Extrasystole wird mit Antiarrhythmika unterdrückt. Die formale Einteilung in Lown-Gruppen ist betrieblich irrelevant geworden. Wichtig sind subjektiv empfundene Extraschläge in Form von Palpitationen, resultierende Minderleistungsfähigkeit durch verminderte Pumpleistung sowie brady- und tachykarde Rhythmusstörungen mit Schwindelangabe. Sehr sorgfältig sind die Tauglichkeit für Fahr- und Steuertätigkeiten sowie Arbeiten in Höhe zu beurteilen. Grundsätzlich schließt die absolute Arrhythmie solche Arbeitseinsätze nicht aus, solange der Ventrikel normofrequent bleibt. Eine **Tachyarrhythmia absoluta** dagegen vereinbart sich nicht mit einer Arbeitsfähigkeit und bedarf sofortiger klinischer Intervention. Zur Beurteilung der beruflichen Einsetzbarkeit ist natürlich das **Langzeit-EKG** ein mit entscheidendes Hilfsmittel. Quantifizierung und Differenzierung der Herz-rhythmusstörungen während der Arbeit und zusätzlich der Vergleich mit Aktivitäten in der Freizeit helfen, sachlich zu begründende Lösungen zu finden.

6.4.8 Arterielle Hypertonie

Ist der Arbeitsplatz dafür verantwortlich, dass sich ein Bluthochdruck nicht einstellen lässt? Waren die beruflichen Verhältnisse nicht doch dafür verantwortlich, dass diese Erkrankung entstehen konnte? Lässt man Verläufe mit malignem Bluthochdruck, akute Entgleisungen und Sekundärschäden außen vor, lassen die Fähigkeiten eines behandelten Bluthochdruckpatienten jede Tätigkeit zu. Geht man hier übervorsichtig auf gut gemeinte, aber die Realität in der Arbeitswelt verkennende Empfehlungen ein, die Zeitdruck, Stress, Schicht, Akkord, Bandarbeit, Arbeiten in Kälte oder selbst Bildschirmtätigkeit zum Gegenstand haben, schließt man schnell einen beachtlichen Teil der arbeitenden Bevölkerung von machbaren Tätigkeiten aus, die ihre Gesundheit nicht gefährden. Sicher kann man beobachten, dass im Urlaub, während der Freizeit oder nach dem Ausscheiden aus dem Berufsleben so mancher Blutdruckbetroffener erstaunliche Normalisierungstendenzen zeigt. Durch **Langzeit-Blutdruckmessungen** während der beruflichen Tätigkeit findet sich eine sachliche Beurteilungsgrundlage, die dem Betroffenen aufzeigen kann, welchen Einfluss seine Arbeit auf seinen Blutdruck hat. Auch über solche Befunde sollte der betreuende niedergelassene Arzt informiert werden.

6.4.9 Medikamente

Unsinnigerweise wird immer wieder unterstellt, dass die Arbeit und insbesondere die Arbeitszeitregelungen und Schichtmodelle eine zu bestimmten und exakten Zeiten erforderliche Medikamenteneinnahme nicht zulassen, so dass aus diesem Grund entsprechende Band- und Schichtbefreiungen erforderlich seien. Aber Nebeneffekte der in der Kardiologie zur Anwendung kommenden Medikamente sind in der Regel für den Arbeitseinsatz ohne Belang. Muskelschmerzen unter bestimmten Cholesterinsenkern sollten nicht zur Tätigkeitsaufgabe, sondern zur Medikationsänderung führen.

Orthostatische Beschwerden in der Einstellungsphase unter Antihypertensiva sind in der Regel temporär, so dass eine zeitlich begrenzte betriebliche Rücksichtnahme indiziert sein kann. Persistierende Beschwerden erfordern dann doch eher eine Umstellung auf andere Substanzgruppen. Die Einnahme von **Antikoagulanzien** sollte bekannt sein, um in entsprechenden Situation richtig reagieren zu können. Bei Dienstreisen und Einsatz in Ländern mit einer medizinischen Versorgung, die nicht mitteleuropäischem Standard entspricht, sollte diese Art von Medikation bei der Entscheidung über eine arbeitsmedizinische Zustimmung zu einer solchen Tätigkeit bekannt sein und berücksichtigt werden.

6.5 Reintegration nach langer Arbeitsunfähigkeit

Ist die schnelle betriebliche Wiedereingliederung auf Grund eines besonders schwerwiegenden Krankheitsverlaufs, mangelnder Motivation, fehlender Kommunikation – oder weil einfach alles schief gelaufen ist – nicht gelungen, stehen der Integration einige zusätzliche, **sozialrechtliche Barrieren** entgegen. Nach der „Aussteuerung" durch die gesetzliche Krankenversicherung empfängt der betroffene Beschäftigte seinen Lebensunterhalt von der Agentur für Arbeit. Instrumente zur Eingliederung ins Arbeitsleben existieren bei dieser Behörde derzeit leider fast nicht (vgl. Kap. 2.5.5). Versucht man die betriebliche Integration zeitlich behutsam, wie es der „Fall" in der Regel erfordert, endet die dafür erforderliche „stufenweise Wiedereingliederung" nach 2 Stunden täglich, weil ab dieser täglichen Anwesenheit im Betrieb die Zuständigkeit der Agentur für Arbeit endet. Eine direkt vollschichtige Tätigkeit nach fast 2-jähriger Abwesenheit vom Arbeitsplatz ist aber weder dem Betroffenen noch dem Betrieb zumutbar. Probebeschäftigung als Leistung zur Teilhabe am Arbeitsleben zu beantragen, etwa beim zuständigen Träger der gesetzlichen Rentenversicherung, ist ein gangbarer Weg. Leider nutzen nicht alle Rentenversicherungsträger die guten Erfahrungen der DRV Rheinland im Modell Web-Reha (vgl. Kap. 2.5.3).

6.6 Schlussfolgerungen

Nicht die Diagnose, sondern die **Gesamtbeurteilung eines Individuums** sollten Maßnahmen der betrieblichen Wiedereingliederung leiten. Entsprechend der ICF-Klassifizierung ist die Aufgabenstellung, Lösungen zu finden, nicht aber ICD-Codes über Umsetzungstabellen in betriebliche Einschränkungscodes umzuschreiben. Dabei ist es wertvoll, über den Tellerrand von Lehrbüchern hinauszuschauen und die Beschäftigten nicht als Befundlieferanten zu betrachten. Der betroffene Mitarbeiter ist in den Prozess einzubeziehen. Er muss verstehen, dass betriebliches Eingliederungsmanagement Hilfe zur Selbsthilfe ist. Es darf nicht das Gefühl vermittelt werden, dass über ihn, aber nicht mit ihm gesprochen wird. In die **Schaffung einer betrieblichen Vertrauensbasis** ist somit, auch unter enger Einbeziehung der Arbeitnehmervertretung und deren Konsens, viel zu investieren.

Die ärztliche Schweigepflicht ist durch das betriebliche Eingliederungsmanagement weder aufgeweicht noch aufgehoben oder im SGB IX neu definiert. Sie einzuhalten, ist völlig unstrittig und eine Grundvoraussetzung für Vertrauen. Die Arbeitsmediziner müssen verstehen lernen, dass sie kein Einzelkämpfer, sondern mit ihrer Kompetenz und Sachkenntnis unverzichtbare Ratgeber im Betrieb sind. Als Mitglied in **Integrationsteams** helfen sie dem Unternehmen, die Verantwortung und Fürsorge für Mitarbeiter zu erfüllen und zu leisten. Wenn das Unternehmen den Integrationsprozess als ureigenste unternehmerische Aufgabe akzeptiert, da es auf motivierte und zufriedene Mitarbeiter nicht verzichten kann, wird die arbeitsmedizinische Hilfe als wertvoller Beitrag eingefordert. **Disability Management** (vgl. Kap. 2.6.3) ist hier als effektiver betrieblicher Ansatz zu sehen, der durch Kommunikation und Zusammenarbeit alle für den Eingliederungserfolg notwendigen Fachleute zusammenbringt und Strukturen und Prozesse schafft, die der Sicherung der Leistungsfähigkeit von Beschäftigten dienen.

Neben innerbetrieblichen Strukturen ist das **Knüpfen externer Netzwerke** nicht zu vernachlässigen. Dies umfasst eine möglichst enge Zusammenarbeit mit niedergelassenen Kollegen sowie die Kooperationen mit der gesetzlichen Rentenversicherung, den Krankenkassen und ihren Medizinischen Diensten sowie mit den Integrationsämtern und -fachdiensten. Hat man den Faden eines solchen Netzwerkes einmal aufgenommen, wird man sehr schnell die Erfahrung machen können, dass im Sinne der Patienten und deren Beschäftigungsfähigkeit die Bereitschaft aller sehr hoch ist, die richtigen Lösungen zu finden.

7 Krebserkrankungen

Monika Reuss-Borst

7.1 Krebserkrankungen und Arbeitswelt

7.1.1 Häufigkeit von Tumorerkrankungen

Jährlich wird bei mehr als 430 000 Menschen in Deutschland die Diagnose Krebs gestellt. Diese Neuerkrankungen verteilen sich auf ca. 230 500 Erkrankungen bei Männern und ca. 206 000 Erkrankungen bei Frauen (Abb. 7.1).

Die Entstehung einer Krebserkrankung beruht dabei in der Regel nicht auf einer einzigen Ursache, sondern auf einer Kombination verschiedenster, oftmals über viele Jahre einwirkender Faktoren, wobei vor allem exogene Faktoren wie **Nikotinkonsum**, aber auch die Folgen der Überernährung **(Adipositas)** und falschen Bewegungsverhaltens (zunehmende **Immobilität**) eine überragende Bedeutung haben. Onkologische Erkrankungen (Tumorkrankheiten) werden in den Industrienationen in den nächsten Jahrzehnten weiter an Häufigkeit zunehmen, was im Wesentlichen auf 3 Entwicklungen zurückzuführen ist:

- **Demografische Entwicklung:**
  Sowohl der prozentuale Anteil als auch die absolute Zahl alter Menschen wird in den nächsten Jahren in Deutschland erheblich zunehmen. Krebs ist eine Erkrankung, die überwiegend ältere Menschen betrifft. So beträgt das mittlere Erkrankungsalter für eine Krebserkrankung von Männern und Frauen etwa 69 Jahre (Abb. 7.2). Die **zunehmende Lebenserwartung** wird dazu führen, dass exogene Faktoren über einen immer längeren Zeitraum kanzerogen wirken können und somit die Wahrscheinlichkeit, dass sich eine Krebserkrankung manifestieren wird, im Laufe des Lebens zunimmt.
  Im Alter führen Veränderungen des Immunsystems dazu, dass körpereigene Mechanismen zur Abwehr von ständig im Körper entstehenden Tumorzellen eingeschränkt sind, was das Auftreten onkologischer Erkrankungen weiter begünstigt. Dies trifft insbesondere für typische „Alterskrebserkrankungen" wie das Prostatakarzinom zu.
- **Frühe Diagnose:**
  Aufgrund enormer Fortschritte in bildgebender und Labordiagnostik lassen sich Tumorerkrankungen heute in einem viel früheren Stadium diagnostizieren und damit in einem Stadium erkennen, in dem die Erkrankung noch kurativ behandelt werden kann.
  In den letzten Jahren etablierte flächendeckende Screening-Programme für bestimmte Tumorerkrankungen wie das Mammakarzinom tragen dazu bei, dass Krebserkrankungen sehr frühzeitig, in einem potenziell kurablen Stadium noch vor Auftreten klinischer Symptome, diagnostiziert werden können.
- **Bessere Therapiemöglichkeiten und längere Überlebenszeit:**
  Erhebliche Verbesserungen und die Ausweitung des therapeutischen Spektrums haben dazu geführt, dass bei einer Reihe von Tumorerkrankungen die Überlebenszeit

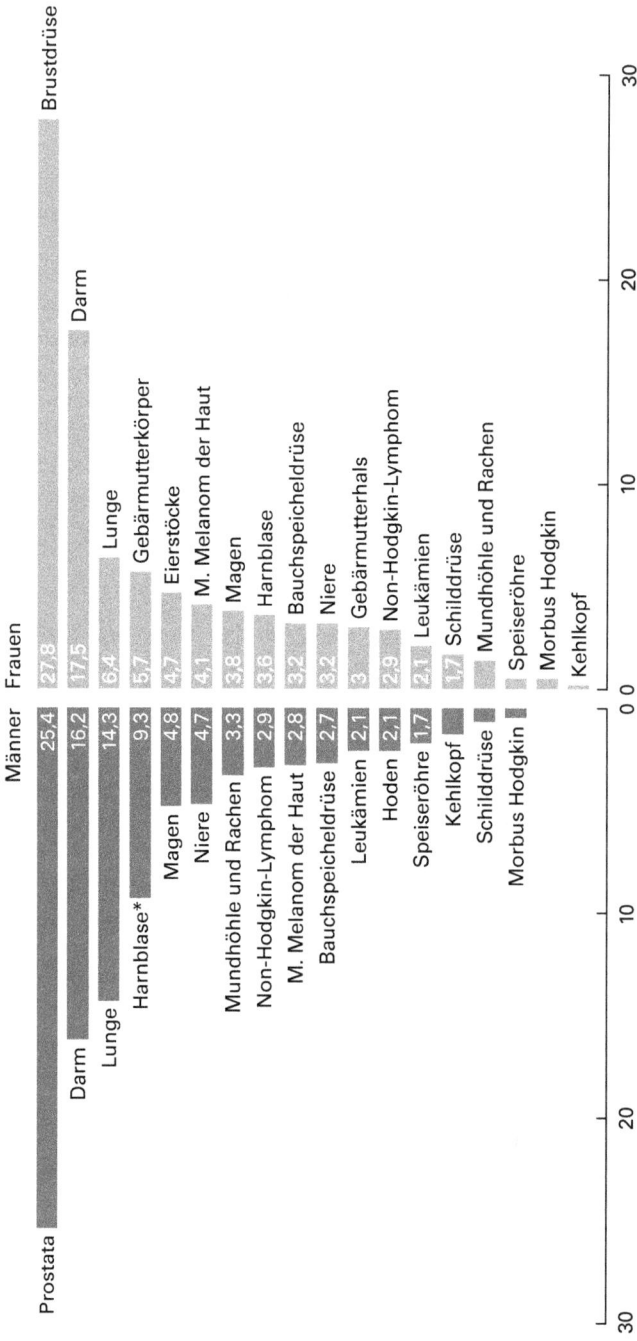

Männer **Frauen**

	Männer	Frauen	
Prostata	25,4	27,8	Brustdrüse
Darm	16,2	17,5	Darm
Lunge	14,3	6,4	Lunge
Harnblase*	9,3	5,7	Gebärmutterkörper
Magen	4,8	4,7	Eierstöcke
Niere	4,7	4,1	M. Melanom der Haut
Mundhöhle und Rachen	3,3	3,8	Magen
Non-Hodgkin-Lymphom	2,9	3,6	Harnblase
M. Melanom der Haut	2,8	3,2	Bauchspeicheldrüse
Bauchspeicheldrüse	2,7	3,2	Niere
Leukämien	2,1	3	Gebärmutterhals
Hoden	2,1	2,9	Non-Hodgkin-Lymphom
Speiseröhre	1,7	2,1	Leukämien
Kehlkopf		1,7	Schilddrüse
Schilddrüse			Mundhöhle und Rachen
Morbus Hodgkin			Speiseröhre
			Morbus Hodgkin
			Kehlkopf

* einschließlich bösartiger Neubildungen in situ und Neubildungen unsicheren Verhaltens.

Abb. 7.1: Prozentualer Anteil ausgewählter Tumorlokalisationen an allen Krebsneuerkrankungen ohne nicht melanotischen Hautkrebs in Deutschland 2004 (Quelle: Schätzung der Dachdokumentation Krebs im Robert Koch-Institut).

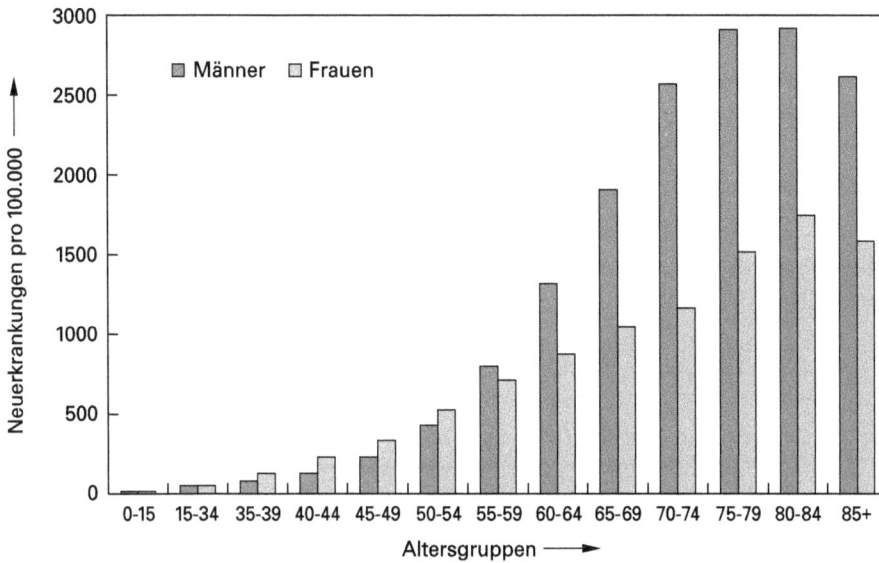

Abb. 7.2: Schätzung der Altersspezifischen Inzidenz in Deutschland 2004, ICD-10 C00-79 ohne C44 (Quelle: Schätzung der Dachdokumentation Krebs im Robert Koch-Institut).

in den letzten Jahren deutlich verlängert werden konnte (Tabelle 7.1). Dies hat zur Folge, dass sich neben der zunehmenden Krebsinzidenz erfreulicherweise ein weiterer Trend in vielen Ländern zeigt, nämlich eine sinkende Krebsmortalität. Der Rückgang der Krebssterblichkeit ist bei den Krebsformen mit der höchsten Inzidenz, wie z. B. dem Kolorektal-, Mamma- oder Prostatakarzinom, am ausgeprägtesten.

Die Folge dieser aufgezeigten Entwicklungen ist, dass eine stetig wachsende Zahl von Menschen ihre Krebserkrankung langfristig überleben („cancer survivors") und letzt-

Tab. 7.1: Relative 5-Jahres-Überlebensraten (in %) basierend auf Follow-up-Daten der Patienten bis 2003 (Quelle: National Cancer Institute, Cancer Facts and Figures 2005, 2006)

Tumor-Lokalisation oder -Typ	1975–1977	1984–1986	1996–2002
Alle Lokalisationen	50	53	66
Brust (nur Frauen)	75	79	89
Kolon	51	59	65
Leukämie	35	42	49
Lunge und Bronchien	13	13	16
Melanom	82	86	92
Non-Hodgkin-Lymphom	48	53	63
Ovarien	37	40	45[a]
Pankreas	2	3	5
Prostata	69	76	100
Rektum	49	57	66
Harnblase	73	78	82

[a] Veränderungen der Klassifikation des Ovarialkarzinoms betrafen die Zahlen von 1996–2002.

lich an einer anderen Erkrankung versterben werden. Etwa 60 % aller Tumorpatienten leben bereits heute länger als 5 Jahre mit ihrer Erkrankung! Bei diesen „Krebs-Lang-zeitüberlebenden" handelt es sich entweder um geheilte Patienten, solche in Remission, mit Rezidiven oder in dauerhafter (Erhaltungs-)Therapie.

7.1.2 Krebserkrankungen und Erwerbsfähigkeit

Wenngleich Krebserkrankungen sich mit zunehmendem Alter häufiger manifestieren, so betrifft Krebs durchaus auch Patienten im erwerbsfähigen Alter. Folgende Zahlen veranschaulichen dies:

- Krebs ist die häufigste Todesursache im Alter zwischen 15 und 65 Jahren.
- Bei 42 % aller Patienten wird die Tumorerkrankung im erwerbsfähigen Alter diagnostiziert.
- Da die Prävalenz von Krebserkrankungen höher als die Inzidenz ist und der Anteil der überlebenden Patienten steigt, wird der Anteil von Patienten mit Krebs im erwerbsfähigen Alter weiter zunehmen.
- Mit der Zunahme der Lebensarbeitszeit wird sich dieser Trend noch verstärken.
- Bereits heute sind Krebserkrankungen die dritthäufigste Ursache für vorzeitige Berentungen.

Die Diagnose einer Krebserkrankung bedeutet für den Beschäftigten zunächst einen tiefgreifenden Einschnitt in das Leben, eine individuelle Katastrophe, die die meisten völlig unvorbereitet trifft. Das bisherige Leben und alles, was dazugehört, gerät aus den Fugen und/oder wird in Frage gestellt. Im erwerbsfähigen Alter hat die Diagnose immer auch erhebliche Auswirkungen auf das Berufs- und Arbeitsleben. Nur wenige Patienten sehen sich und/oder sind in der Lage, während der **Akuttherapie**, d. h. insbesondere während einer Chemo- und/oder Strahlentherapie, zu arbeiten. Dabei begünstigen einer Studie von Pryce et al. (2007) zufolge flexible Arbeitszeiten während der Therapie, die Information der Kollegen über das Krankheitsbild und die Möglichkeit, alle ärztlichen Termine (unter Fortbezahlung der Bezüge) wahrnehmen zu können, die Fortführung der Erwerbstätigkeit.

Auch in einem Sozialstaat wie Deutschland wird es immer wieder Patienten geben (z. B. Selbständige), die während der Therapie einer Erwerbstätigkeit nachgehen möchten und– eine gute Verträglichkeit der Therapie vorausgesetzt – dies auch prinzipiell können. In anderen Ländern ist dies sogar oft die Regel. So arbeiten einer australischen Studie zufolge ca. 68 % der Patienten während der Akuttherapie ihrer onkologischen Erkrankung (Carter 2006). In der Mehrzahl der Fälle dürfte jedoch eine mehrmonatige Arbeitsunfähigkeit durchaus angezeigt sein, bevor die Betroffenen nach Abschluss der Akuttherapie in den Beruf zurückkehren (Drolet et al. 2005). Aktuellen Studien zufolge kehren allerdings je nach Sozialversicherungssystem langfristig 10–38 % der Betroffenen nicht mehr in den Beruf zurück (Bradley u. Bednarek 2002).

7.1.3 Probleme bei der Rückkehr in den Beruf

Ob und wann Beschäftigte nach einer Krebserkrankung in den Beruf zurückkehren, hängt von verschiedenen Faktoren ab, die in Tabelle 7.2 zusammengefasst sind. Ei-

Tab. 7.2: Faktoren, die die Rückkehr an den Arbeitsplatz beeinflussen können

---

- Gesundheitszustand:
  - abgeschlossene Therapie
  - kurative oder palliative Therapie
  - therapiebedingte Funktionsstörungen
- Anforderungen des Arbeitsplatzes:
  - schwere körperliche Arbeit
  - psychisch belastende Tätigkeit
- Demografische Faktoren:
  - Alter bei Diagnose
  - (Aus-)Bildung
  - Schulabschluss
  - Berufsausbildung
- Sozialsystem:
  - soziale Absicherung
  - finanzielle Unabhängigkeit
- Betrieb und Arbeitgeber:
  - betriebliches Wiedereingliederungsmanagement
  - innerbetriebliche Umsetzung
  - flexible Absprachen
- Emotionale und soziale Unterstützung:
  - Familie
  - Freunde
  - Arbeitgeber
  - Kollegen

---

ne positive, „unterstützende" Arbeitsatmosphäre erleichtert dabei vielen Patienten die Rückkehr an den alten Arbeitsplatz. Körperlich schwere Arbeit, Schichtarbeit und nicht kurativ behandelte Tumoren sind dagegen mit niedrigen „Rückkehrraten" bzw. deutlichen Einschränkungen der Leistungsfähigkeit assoziiert (Spelten et al. 2002).

Auch nach der Rückkehr an den Arbeitsplatz können immer wieder Probleme auftreten, die frühzeitig vom Betriebsarzt angegangen werden sollten. Diese umfassen vor allem physische oder psychische Einschränkungen der Leistungsfähigkeit, auf die weiter unten im Detail eingegangen wird. Es kann aber auch zu Problemen mit dem Arbeitgeber oder Kollegen kommen, etwa dann, wenn sich die Mitarbeiter unverstanden oder überfordert fühlen. Auch aus einer geänderten Einstellung gegenüber der Arbeit (z. B. verminderte Motivation, verminderte Leistungsbereitschaft, Setzen anderer Prioritäten nach einer schweren Erkrankung etc.) können Eingliederungsschwierigkeiten resultieren. Daher ist es wichtig, diese kritische Phase des Wiedereintritts in den Beruf nach einer längeren AU-Phase und schwerer, lebensbedrohlicher Krankheit auch seitens des Betriebes z. B. durch **engmaschige Einbindung des Betriebsarztes oder eines „Disability Managers"** zu begleiten. Dadurch wird den Mitarbeitern signalisiert, dass ihre Arbeitskraft geschätzt und wertvoll ist und flexible Lösungen (z. B. stufenweise Wiedereingliederung, innerbetriebliche Umsetzung etc.) gesucht und gefunden werden können, um ihre Arbeitskraft wieder optimal nutzbar zu machen (vgl. Kap. 2.6.3).

7.2 Funktionseinschränkungen und ihre Auswirkungen auf die Leistungs- bzw. Beschäftigungsfähigkeit

7.2.1 Fatigue

Cancer-Related Fatigue (CRC) ist dasjenige Symptom, das von allen Beschwerden am häufigsten in Zusammenhang mit der Diagnose und Therapie einer Krebserkrankung genannt wird (Kangas et al. 2008). So klagen 91 % (!) aller Patienten mit einer Tumorerkrankung zumindest vorübergehend über Fatigue (Lawrence et al. 2004), wobei die Fatigue-Symptomatik auch über Jahre bis Jahrzehnte persistieren kann (Bower et al. 2006). Die Patienten klagen dann auch nach Abschluss der Therapie und Vollremission der Krankheit oftmals über viele Monate über Müdigkeit und Erschöpfung und darüber, nicht mehr leistungsfähig zu sein, ihren Alltag, aber auch ihren Beruf nicht mehr bewältigen zu können. Häufig beantragen die Betroffenen dann die Berentung wegen Erwerbsunfähigkeit.

Trotz der Häufigkeit des Symptoms gibt es bis heute keine allgemein akzeptierte Definition von Fatigue. Typisch ist die Manifestation in engem zeitlichem Zusammenhang mit der Diagnose und Therapie einer Krebserkrankung unter anderem auch zur differenzialdiagnostischen Abgrenzung von einer depressiven Symptomatik.

Bei der Fatigue-Symptomatik handelt um ein **subjektiv erlebtes Symptom**, das sich nicht bzw. nur schwer objektivieren lässt, so dass manche Patienten noch immer als Simulanten „abgestempelt" werden. Aus diesem Grund wurden in den letzten Jahren mehrere Fragebögen etabliert. Nach Minton u. Stone (2008) sind die „EORTC-QLQ-C30 Fatigue Subskala" oder der „FACT F-Fragebogen" gut validiert und eignen sich für die klinische Routine am besten.

Die Pathogenese der Fatigue-Symptomatik ist noch immer unklar. Neben einer tumorassoziierten Anämie werden häufig eine genetische Prädisposition sowie Veränderungen im Zytokinmilieu als mögliche prädisponierende Faktoren diskutiert (Reyes Gibby et al. 2008)

Das Symptom Fatigue als eines der am häufigsten genannte Probleme bei Patienten mit Krebs hat einen stark negativen Einfluss auf die Bereitschaft, nach der Krebserkrankung in den Beruf zurückzukehren (Pryce et al. 2007). Vor allem Patienten, die während der Akuttherapie weiter arbeiten, klagen gehäuft über dieses Symptom und ihre Probleme, es günstig zu beeinflussen im Vergleich zu Patienten, die während der Akuttherapie nicht arbeiten.

Daten wissenschaftlicher Studien belegen zweifelsfrei, dass die negativen Auswirkungen der Fatigue-Symptomatik auf das körperliche und emotionale Befinden sowie auf die Rückkehr in den Beruf sich günstig beeinflussen lassen durch Angebote **flexibler Arbeitszeiten** und **Arbeitszeitmodifikationen** (z. B. Stundenreduktion, stufenweise Wiedereingliederung etc.) sowie durch regelmäßige **„Rückkehrergespräche"** mit dem Patienten unter besonderer Berücksichtigung der Arbeitsbelastung („runder Tisch").

7.2.2 Verminderte Ausdauer und Kraft

Assoziiert mit einer Fatigue-Symptomatik, aber auch ohne dieses Symptom klagen die meisten Tumorpatienten nach Abschluss der Therapie über eine deutlich reduzierte körperliche Leistungsfähigkeit und Belastbarkeit sowie eine allgemeine Schwäche der Muskulatur. Daher ist es dringlich indiziert, die Patienten nach Chemotherapie oder wenn möglich bereits frühzeitig (d. h. auch schon während der Akuttherapie) zu einem **aktivierenden Lebensstil** (z. B. lange Spaziergänge etc.) zu motivieren. **Moderates Kraft- sowie Ausdauertraining** (z. B. Ergometertraining, Walking etc.) kann bereits frühzeitig, d. h. noch während der Akuttherapie zur Prophylaxe der Fatigue-Symptomatik empfohlen werden (siehe auch Kap. 7.3.2 Multimodale Rehabilitation). Diese Erkenntnisse finden zunehmend in die Therapiekonzepte onkologischer Abteilungen Eingang.

7.2.3 Immunsuppression

Während einer **Chemo-** und/oder **Strahlentherapie** besteht fast immer eine erhöhte Infektionsgefahr bzw. Immunsuppression. Da die meisten Tumorpatienten in dieser Phase jedoch arbeitsunfähig sind und nur in den wenigsten Fällen arbeiten werden, ist dieses Problem oft von nur geringer praktischer Bedeutung. Anders ist dies bei Patienten, bei denen über einen längeren bis langen Zeitraum eine **immunsuppressive Therapie** notwendig ist. Dies gilt vor allem für Patienten nach einer allogenen Knochenmark- bzw. Stammzell-Transplantation.

Zur Kontrolle einer **Graft-versus-Host-Disease** (GvHD) ist der oft langfristige – z. B. nach bereits erfolgter Rückkehr in den Beruf noch notwendige – Einsatz von Immunsuppressiva erforderlich, so dass auch nach hämatologischer Rekonstitution eine eingeschränkte Immunkompetenz und erhöhte Infektionsbereitschaft vorliegen dürfte.

Ähnliches gilt für Patienten, die z. B. über Monate bis Jahre im Rahmen einer **Erhaltungstherapie mit Interferon-alpha** behandelt werden. Diese Patienten leiden vor allem bei höherer Dosierung häufig an Nebenwirkungen dieser Therapie wie depressiven Verstimmungen oder grippeähnlichen Symptomen, die erhebliche Auswirkungen auf das Allgemeinbefinden haben können.

Grundsätzlich gilt, dass bei einer Leukozytenzahl von >3000 bzw. Granulozytenzahl von >1000 pro Mikroliter kein wesentlich erhöhtes Infektionsrisiko vorliegt, so dass keine zusätzlichen Schutzmaßnahmen erforderlich sind.

Generell sollten jedoch bei Patienten, die noch immunsupprimiert sind, Arbeiten in Nässe, Kälte, Zugluft, aber auch Arbeiten mit sehr häufigem Publikumsverkehr, in Großraumbüros oder auch (infektionsgefährdeten) Bereichen wie Schulen, Kindergärten und Bundeswehr besonders sorgfältig geprüft und die Patienten auf die potenziell erhöhte Infektionsgefahr sowie z. B. rasche Vorstellung beim Arzt bei Auftreten von Infektionen hingewiesen werden.

7.2.4 Neurologische Defizite

Häufig klagen Patienten nach Chemotherapie über neurologische Defizite. Ursächlich für die Beschwerden sind in der Mehrheit der Fälle Zytostatika, aber auch moderne Antikörpertherapien („targeted therapies"). Da neurologische Einschränkungen die Rückkehr in den Beruf erschweren können, wird im Folgenden auf einige wichtige Probleme eingegangen (vgl. Kap. 9 Neurologische Krankheitsbilder).

Periphere Neuropathien nach Chemotherapie

Periphere Neuropathien treten vor allem nach Einsatz bestimmter **Zytostatika** (Tabelle 7.3) auf und können über Monate bis Jahre persistieren. Meist treten sie schon wäh-

Tab. 7.3: Neurologische Funktionsstörungen nach zytostatischer Therapie

Periphere sensomotorische Neuropathien:
- Vinca-Alkaloide:
  Vincristin > Vindesin > Vinblastin
- Platin:
  − Cisplatin > Carboplatin (bei Cisplatin gelegentlich irreversibel)
  − Oxaliplatin (Besonderheit: akute reversible Neuropathie)
- Etoposid
- Cytarabin
- Taxane:
  − Paclitaxel (vor allem bei wöchentlicher Gabe)
  − Docetaxel
- Interleukin 2
- Methotrexat
- Thalidomid
- Lenalidomid
- Bortezomib

Akute und chronische Enzephalopathien:
- Methotrexat (bei hochdosierter oder intrath[e/ora]kaler [[## i.th.]] Gabe)
- 5-FU
- Cisplatin (selten)
- Cyclophosphamid
- Capecitabine
- Interferone (in hoher Dosierung)

Zerebelläre Dysfunktion:
- Cytarabin
- Capecitabine
- 5-FU

Dysfunktion der Hirnnerven:
- Cisplatin
- Vinca-Alkaloide

Myopathien:
- Vinca-Alkaloide
- Paclitaxel/Docetaxel

rend der Chemotherapie auf und nehmen mit zunehmender Dauer und Dosis an Intensität zu.

Es handelt sich vor allem um **(Kribbel-)Parästhesien**, die **bevorzugt an Händen und Füßen** lokalisiert werden und deren Ausdehnung sich als handschuh- oder strumpffähnlich beschreiben lässt. Subjektiv werden sie als sehr störend und lästig empfunden und können mit einer erheblichen Einschränkung der gesundheitsbezogenen Lebensqualität einhergehen.

Die Therapiemöglichkeiten sind bislang sehr eingeschränkt. Gute Erfahrungen wurden in der Bad Kissinger „Klinik am Kurpark" bei einem Teil der betroffenen Beschäftigten mit der sog. Hochtontherapie und ergotherapeutischen Maßnahmen gemacht. Einschränkungen im sozialmedizinischen Bereich betreffen vor allem Arbeiten, die überwiegend feinmotorische Tätigkeiten umfassen.

In seltenen Fällen können (schon während der Therapie) auch andere neurologische Störungen auftreten wie z. B. ein paralytischer Ileus, Orthostase, Ataxie, Hirnnervenlähmungen, Krampfanfälle u. a. Symptome, die die Leistungsfähigkeit erheblich einschränken können.

Neurokognitive Defizite: „Chemobrain, Chemofog"

In den letzten Jahren stießen vor allem krebs- oder chemotherapieassoziierte Einschränkungen der kognitiven Fähigkeiten zunehmend auf wissenschaftliches Interesse (Hurria et al. 2007). Diese sollen insbesondere bei Mammakarzinom-Patientinnen nach adjuvanter Chemotherapie auftreten – in 25–82 % der Fälle. Die zugrunde liegenden neurologisch-biologischen Mechanismen sind derzeit noch weitgehend unbekannt.

Als **mögliche Ursachen** der kognitiven Defizite nach Chemotherapie werden unter anderem Veränderungen der Blut-Hirn-Schranke, eine Dysbalance der Zytokine mit einem Überwiegen proinflammatorischer Zytokine, Probleme neuronaler Reparaturmechanismen wie z. B. das Vorhandensein von Apolipoprotein-E4-Allelen und eine verminderte Neurotransmitter-Aktivität diskutiert (Ahles u. Saykin 2005). Tierexperimentellen Studien zufolge reagieren neurale Stammzellen besonders empfindlich auf bestimmte Zytostatika. Darüber hinaus wurde ein **vermehrter Untergang von Hirnzellen** in bestimmten Hirnregionen wie z. B. dem Hippokampus beobachtet sowie eine Abnahme der grauen und weißen Hirnsubstanz bei Frauen, die eine Chemotherapie erhalten hatten im Vergleich zu unbehandelten Frauen. Einiges spricht dafür, dass kognitive Einschränkungen von der Dosis bestimmter Chemotherapeutika abhängig sind und über mehrere Jahre persistieren können.

Letztlich könnten zur Erklärung kognitiver Einschränkungen nach Krebs aber auch eine Reihe sog. **Confounder-Faktoren** („Störgrößen") von Bedeutung sein wie Operations- und Anästhesiefolgen, Folgen der Hormontherapie, Auswirkungen der Menopause, Einflüsse von Depression, Fatigue und Begleitmedikationen sowie genetische Prädispositionen, Komorbiditäten oder bestimmte Stressfaktoren (z. B. Diagnosestress).

Subjektiv sind die betroffenen Patienten aufgrund von **Merkfähigkeits- und Gedächtnisstörungen, Konzentrations- und Wortfindungsstörungen** oft erheblich in ihrer Lebensqualität eingeschränkt und fühlen sich dann meist den Anforderungen des Arbeitsplatzes nicht mehr gewachsen. Um eine sozialmedizinisch ungünstige Prognose zu vermeiden, sollte diese Problematik mit den Beschäftigten nach Rückkehr an den Arbeitsplatz thematisiert und konstruktiv nach Lösungsansätzen gesucht werden.

7.2.5 Inkontinenz

Harninkontinenz kann vor allem nach Prostatakarzinomen, Stuhlinkontinenz nach Rektumkarzinomen noch über einen längeren Zeitraum ein Problem sein, auch wenn sich diese in vielen Fällen durch weniger eingreifendere Therapieverfahren und/oder frühzeitig postoperativ einsetzende Beckenbodengymnastik sowie Biofeedbacktherapie günstig beeinflussen lassen, so dass Inkontinenz nur in seltenen Fällen im weiteren Krankheitsverlauf von klinischer Relevanz ist. In den wenigen Fällen, in denen eine Harn- oder auch Stuhlinkontinenz größeren Ausmaßes vorliegt, stellen sie jedoch für die Rückkehr an den Arbeitsplatz ein großes Hindernis dar, das mit einer erheblichen psychischen Belastung der Beschäftigten verbunden ist.

7.2.6 Ileo- oder Kolostoma

Die Anlage eines Stomas ist entweder vorübergehend und auch auf Dauer nach Operation eines kolorektalen Karzinoms notwendig. Grundsätzlich sind die sozialmedizinischen Einschränkungen durch das Stoma gering. Die Arbeitskollegen werden meist nicht bemerken, dass der Kollege ein Stomaträger ist, hygienische Probleme (z. B. Geruch etc.) spielen heute ebenfalls keine Rolle mehr. Im Vordergrund stehen am ehesten **Akzeptanzprobleme des Betroffenen**, der durch das Stoma ständig an seine Tumorkrankheit erinnert wird. Grundsätzlich gibt es keinen Grund, dass ein Stomaträger nicht mehr an seinen Arbeitsplatz zurückkehren kann. Wegen der **Prolapsgefahr** sollten Schwerstarbeit sowie Heben und Tragen von Lasten über 10 kg wie auch Arbeiten in überwiegend gebückter Haltung vermieden werden. Wechselschicht ist ebenfalls ungünstig, wenn dadurch Zeitabstände der Darmspülungen (Irrigationen) variiert werden müssen. Das Gleiche gilt auch für Arbeiten in großer Hitze (z. B. Hochofen), wenn die Klebehaftung durch Schwitzen beeinträchtigt werden könnte, oder auch Tätigkeiten mit erschwerter Benutzung einer Toilette.

7.2.7 Lymphödem

Das Lymphödem war früher eine der häufigsten Komplikationen des Mammakarzinoms. In 10–50 % traten nach Lymphonodektomie nicht nur Lymphödeme, sondern auch Wundheilungsstörungen, Wundserome, Dysästhesien und Bewegungseinschränkungen auf. Durch schonendere Operationsverfahren (brusterhaltende Operation, Sentinel-Lymphknoten-Biopsie etc.) sind diese Komplikationen nach Mammakarzinom in den letzten Jahren seltener zu beobachten. Ein Lymphödem tritt vor allem nach großen Operationen auf sowie nach Entfernung zahlreicher Lymphknoten axillär oder auch inguinal und/oder auch nach ausgedehnten Bestrahlungen im Lymphabflussgebiet. Entscheidend ist eine frühzeitig nach der Operation einsetzende **Lymphödemprophylaxe**: Lymphgymnastik und entstauende Übungen.

Wegen ihres **Lymphödemrisikos** sind **Tätigkeiten mit starker Beanspruchung des betroffenen Arms bzw. der Hand** zu vermeiden. Hierzu zählen z. B. stundenlange monotone Bewegungen, Überkopfarbeit, Armvorhalten, schweres Heben und Tragen, Hitze- und Nässeeinwirkung, starke Sonneneinstrahlung und erhöhte Verletzungsgefahr. Einschnürende Schutzkleidung ist ebenfalls ungeeignet. Vor allem Köchinnen, Serviererinnen, Reinigungskräfte oder Hilfskräfte in Handwerk und Landwirtschaft können evtl. ihre bisherige Tätigkeit nicht mehr ausüben.

7.2.8 Myokardinsuffizienz

Eine Myokardinsuffizienz kann in seltenen Fällen nach Therapie mit bestimmten Zytostatika auftreten. Hier empfiehlt sich, bereits während der Chemotherapie regelmäßig eine **Echokardiografie** durchzuführen, um frühzeitig Einschränkungen der Ventrikelfunktion erkennen zu können. Dann sollte rechtzeitig die Dosis reduziert bzw. die Therapie beendet werden. Für einige besonders **kardiotoxische Präparate** wie Doxorubicin, Epirubicin etc. dürfen bestimmte Höchstdosierungen nicht überschritten werden. Eine manifeste Herzinsuffizienz nach Chemotherapie schränkt die Leistungsfähigkeit des Patienten deutlich ein. Zumutbar sind nach Ausmaß der Einschränkung leichte körperliche Arbeiten, überwiegend im Sitzen (vgl. Kap. 6 Herzerkrankungen).

7.2.9 Osteoporose

Die Osteoporose wird sicher in den kommenden Jahren als **Folgeerkrankung einer Tumorerkrankung** an Bedeutung zunehmen. Ursachen für diese Entwicklung sind die steigende Zahl von Langzeitüberlebenden, vor allem Mammakarzinom-Patientinnen, bei denen frühzeitig chemotherapieinduziert die Menopause eingetreten ist und die über mehrere Jahre mit Aromatasehemmern behandelt werden. Aber auch bei anderen Tumorentitäten, insbesondere auch bei Männern, stellt die Osteoporose eine wichtige Folgeerkrankung dar wie eine eigene Untersuchung an über 1000 Betroffenen zeigt (Reuss-Borst et al. 2008).

7.2.10 Nausea und Emesis

Übelkeit und Erbrechen treten meist während der Akuttherapie auf und spielen nach abgeschlossener Therapie häufig keine Rolle mehr. Lediglich in den Fällen, in denen eine Dauer- oder Erhaltungstherapie notwendig ist, können Beschäftigte auch nach Rückkehr an den Arbeitsplatz noch an diesen Symptomen leiden, was in der Praxis selten der Fall ist.

7.2.11 Hautveränderungen

Neue **Medikamente** können auch mit neuen **Nebenwirkungen** assoziiert sein, was am Beispiel der EGFR-Tyrosinkinase-Inhibitoren (z. B. Erlotinib) erläutert werden soll. Diese spielen in den letzten Jahren eine zunehmende Rolle in der onkologischen Therapie. Sie können 2–20 Tage nach Beginn der Therapie zum Auftreten von Hautveränderungen führen, die sich allerdings meist nach Absetzen der Therapie wieder zurückbilden. Typische Hautnebenwirkungen sind papulopustulöse Effloreszenzen, Juckreiz, Hauttrockenheit, gesteigerte Lichtempfindlichkeit, Paronychie und Rhagaden sowie nach längerer Anwendung auch Alopezie und Hautatrophie (vgl. Kap. 5 Hauterkrankungen).

7.3 Therapie und Nachsorge

7.3.1 Spezifische Therapie von Funktionsstörungen

Fatigue

Ist die Fatigue-Symptomatik mit einer Anämie assoziiert, so wird heute vielfach die Gabe von **Erythropoietin** bis zu einem Ziel-Hämoglobinwert von 12 g/dl empfohlen.

Allgemein akzeptiert ist heute außerdem die Empfehlung, frühzeitig im Krankheitsverlauf – idealerweise schon während der Akuttherapie – mit einem **moderaten Ausdauertraining** zu beginnen. Körperliche Aktivität ist unverzichtbar zur Prävention einer Fatigue-Symptomatik. Diskutiert wird, dass Zytokinspiegel durch körperliche Aktivität modifiziert werden und dadurch zu einer Besserung des Symptoms Fatigue beitragen (Seruga et al. 2008). Aber auch **psychoonkologische Maßnahmen** können die Fatigue-Symptomatik günstig beeinflussen: Nach aktuellen Studien ist der multidimensionale Ansatz, wie er in der stationären Rehabilitation zum Tragen kommt, am erfolgversprechendsten (Lawrence et al. 2004).

7.3.2 Multimodale Rehabilitation

Nach § 31 Abs. 1 Nr. 3 SGB VI können die Rentenversicherungsträger **Nach- und Festigungskuren** wegen Tumorerkrankungen (sog. onkologische Nachsorgeleistungen) erbringen. Der Kreis der Leistungsberechtigten schließt neben den Versicherten Rentenbezieher und ihre Angehörigen (nicht versicherte Ehegatten, Kinder) ein.

Im Gegensatz zu sonstigen Leistungen ist es bei onkologischen Rehabilitationen nicht erforderlich, dass durch die onkologischen Nachsorgeleistungen die Erwerbsfähigkeit voraussichtlich erhalten, wesentlich gebessert oder wiederhergestellt oder eine wesentliche Verschlechterung abgewendet werden kann. Vielmehr ist ausreichend, dass die durch die Tumorerkrankung oder -therapie verursachten körperlichen, seelischen, sozialen und beruflichen Einschränkungen oder Behinderungen positiv beeinflussbar sind. Diese Leistungen können auch als **Anschlussrehabilitation** (AR; früher: AHB) durchgeführt werden.

Die Leistungsgewährung ist bis zum Ablauf eines Jahres nach einer beendeten Primärtherapie möglich, bei erheblichen Funktioneinschränkungen auch bis zum Ablauf von 2 Jahren danach. Die Leistungen können stationär, aber auch teilstationär (ambulant) erbracht werden. Die klassische multimodale (medizinische) Rehabilitation umfasst neben **Sport- und Bewegungstherapie, balneophysikalische Maßnahmen** sowie vor allem **psychoonkologische** und **psychosoziale Interventionen**. Wie zahlreiche Studien belegen, lässt sich durch eine stationäre Reha-Maßnahme die gesundheitsbezogene Lebensqualität von Tumorpatienten (gemessen z. B. mit dem EORTC-QLQ-Fragebogen) in allen Dimensionen signifikant verbessern. Dies betrifft nicht nur die physische Funktion, sondern vor allem auch emotionale, soziale und kognitive Funktionen (Hartmann et al. 2006, 2007). Insbesondere lässt sich die oben beschriebene Fatigue-Symptomatik sowohl durch psychosoziale Maßnahmen als auch durch Bewegungstherapie sehr gut beeinflussen. Durch Bewegungs- und Sporttherapie (z. B. Walking, Fahrrad fahren etc.) wird darüber hinaus auch die körperliche Leistungsfähigkeit (Kraft, Ausdauer etc.) gesteigert (Kangas et al. 2008), während psychoonkologische Maßnahmen vor allem die Bewältigung einer Tumorerkrankung unterstützen ("Coping-Verhalten"), Patienten Anleitung zum Stressmanagement geben sowie das Erlernen von Entspannungstechniken zum Ziel haben.

Der multidimensionale Ansatz, wie er üblicherweise in der onkologischen Rehabilitation zum Einsatz kommt, scheint nach aktuellen Studien der effektivste Ansatz der onkologischen Rehabilitation zu sein. Dabei werden während der Rehabilitation immer auch eventuell vorhandene Funktionsstörungen wie Inkontinenz oder Neuropathien etc. spezifisch durch ein individuell auf die Bedürfnisse des Patienten ausgerichtetes Therapieprogramm behandelt. Aber auch Sekundärprävention, z. B. **langfristige Modifikation des Lebensstils** nach einer schweren Erkrankung, **Gesundheitsbildung und -förderung** sowie **Therapie von Begleit- und Folgekrankheiten** (z. B. Osteoporose) sind wichtige Therapieziele und sollten im Rahmen einer ganzheitlichen Therapie immer Berücksichtigung finden.

7.3.3 Stufenweise Wiedereingliederung

Die stufenweise Wiedereingliederung ermöglicht es bei fortdauernder Arbeitsunfähigkeit, jedoch erkennbarer Teilarbeitsfähigkeit, wieder allmählich und schonend an die Belastungen des bisherigen Arbeitsplatzes herangeführt zu werden. Sie ist daher für

Beschäftigte eine gute Möglichkeit, sukzessive wieder ins Berufsleben reintegriert zu werden (vgl. Kap. 2.5.1). Sie bietet sich **nach Durchführung einer Reha-Maßnahme** an und wird meist auch sehr gut von den Beschäftigten angenommen. Vor Einleitung der stufenweisen Wiedereingliederung muss das **Einverständnis des Arbeitgebers** eingeholt werden. Eigenen Untersuchungen zufolge ist die stufenweise Wiedereingliederungen bei >80% der Patienten erfolgreich! Ist absehbar, dass der Patient innerhalb weniger Monate wieder in den Beruf zurückkehren kann, so sollte der stufenweisen Wiedereingliederung vor einer zeitlich befristeten Rente wegen Erwerbsminderung der Vorzug gegeben werden.

7.4 Kooperation und Vernetzung

Die Therapie von Tumorpatienten ist umso erfolgreicher, effektiver und zielgerichteter, je besser die beteiligten Akteure im Gesundheitssystem miteinander vernetzt sind. Dies betrifft nicht nur die Zusammenarbeit zwischen Haus- und Facharzt, ambulantem und stationärem Bereich, Akuttherapie, Rehabilitation und Nachsorge, sondern auch die Zusammenarbeit der Kostenträger (Krankenkasse – Rentenversicherer), die in der Praxis noch immer ein großes Problem darstellt. Diese intersektorale Zusammenarbeit sollte auch den Betriebsarzt (soweit in einem Betrieb vorhanden) einschließen. Wie oben bereits mehrfach ausgeführt, spielen Arbeitgeber und Betrieb, Kollegen und Arbeitsatmosphäre eine nicht zu unterschätzende Rolle bei der Bereitschaft der Beschäftigten, in den Beruf zurückzukehren. Einer vorausschauenden betrieblichen Eingliederung nach einer Tumorerkrankung kommt damit eine entscheidende Rolle im gesamten Reintegrationsprozess zu.

7.5 Nachhaltigkeit von Reintegrationserfolg und Motivation

7.5.1 Rolle des Arbeitgebers oder Betriebes

Umgang mit Tumorpatienten

Grundsätzlich gilt, dass das betriebliche Eingliederungsmanagement gemäß § 84 Abs. 2 SGB IX die Arbeitgeber zu einem proaktiven und begleitenden Handeln verpflichtet, mit dem Ziel, die Beschäftigten im Arbeitsprozess zu halten bzw. zurückzuführen. Der Arbeitgeber hat also demnach auch per Gesetz **Fürsorgepflichten** zu beachten (vgl. Kap. 2.4.2).

Die größte Unterstützung für einen Krebspatienten ist jedoch sicher die **emotionale Unterstützung durch Arbeitgeber und Kollegen**. Dies gilt insbesondere für die Phase der Arbeitsunfähigkeit. Kleine Gesten der emotionalen Begleitung und des Wohlwollens (Blumen, Kartengruß etc.) zeigen dem Patienten, dass er in dieser für ihn schweren Zeit nicht allein ist, und sind mindestens so wichtig wie gesetzlich empfohlene und sicher auch sinnvolle Wiedereingliederungsprogramme.

Dabei sollten immer auch die Wünsche des Betroffenen akzeptiert werden, insbesondere die Tatsache, ob die Kollegen von der Diagnose erfahren sollen. Diese Frage sollte offen mit den Betroffenen erörtert werden. Die meisten Betroffenen informieren ihre Kollegen über ihre Erkrankung, ein Drittel berichtet zumindest einem engeren Mitarbeiterkreis von der Diagnose. Nur 3–5% ziehen es vor, nicht über ihre Erkrankung zu sprechen (Carter 2006).

Betriebliche Präventionsangebote

Die Entstehung einer Tumorkrankheit beruht in der Regel nicht auf einer einzigen Ursache, sondern auf einer Kombination mehrerer meist exogener Faktoren. Nur bei einem Teil der häufigeren Tumoren sind Prävention und Früherkennung derzeit möglich. Unter den vermeidbaren (exogenen) Faktoren hat das **Zigarettenrauchen**, das zwischen 25 und 33 % aller Krebstodesfälle verursacht, überragende Bedeutung. Ein weniger genau abschätzbarer, aber vielleicht noch etwas höherer Anteil aller Krebstodesfälle dürfte auf **falsche Ernährungsgewohnheiten** wie allgemeine Überernährung, zu hohen Anteil an tierischen Fetten in der Nahrung und zu geringen Anteil an Obst und Gemüse zurückzuführen sein. Starker **Alkoholkonsum**, (exogene) **Expositionen am Arbeitsplatz** und **Einflüsse aus der Umwelt** (z. B. UV-Licht, Feinstaub, Passivrauchen etc.) stellen weitere wichtige Risikofaktoren dar. Auch **Bewegungsmangel** (z. B. beim Kolonkarzinom) prädisponieren direkt oder indirekt (z. B. über Adipositas) zu bestimmten Tumorerkrankungen.

Viele diese Risikofaktoren sind beeinflussbar. Da diese Risikofaktoren nicht nur die Entstehung von Tumorerkrankungen, sondern einer Reihe weiterer wichtiger chronischer sog. Zivilisationserkrankungen (z. B. Diabetes mellitus, arterielle Hypertonie, Arthrosen etc.) begünstigen, kann der Arbeitgeber mit Blick auf die zu erwartende steigende Lebensarbeitszeit der Beschäftigten, den drohenden Fachkräftemangel sowie aufgrund ökonomischer Erwägungen (Reduktion von AU-Zeiten) langfristig davon profitieren, Beschäftigten spezielle **Präventionsangebote** (im Sinne der Primär- und Sekundärprävention) zu unterbreiten und ihre Gesundheit proaktiv zu fördern. Gesundheitsbildung und Information (Schulungen), Aktivprogramme (z. B. Betriebssportvereine, firmeneigene Fitness-Studios etc.), das Angebot einer abwechslungsreichen, gesunden, vollwertigen Kost in der Klinik-Cafeteria sind Beispiele für vielfältige Aktionen, die in Angriff genommen werden können.

Rolle der Kollegen

Den Arbeitskollegen kommt eine wichtige, oft unterschätzte Bedeutung bei der Unterstützung der Betroffenen zu (Taskila et al. 2006). Diese sollte daher auch regelmäßig thematisiert werden. Zeigen Kollegen Empathie und Verständnis für den Betroffenen, der an den Arbeitsplatz zurückkehrt, unterstützen sie ihn. Indem sie ihn regelmäßig auch während der Arbeitsunfähigkeit über aktuelle Veränderungen informieren, leisten sie einen entscheidenden Beitrag bei der Reintegration.

Rolle der Betriebsärzte und Disability Manager

Einer finnischen Studie von Taskila et al. (2006) zufolge besteht aus Sicht der Beschäftigten ein deutlicher Bedarf an zusätzlicher sozialer Unterstützung nach Rückkehr in den Beruf. Bei dieser Unterstützung handelt es sich um „emotional support" aber auch „practical support", wobei Männer eher „practical support", Frauen vor allem „emotional support" einfordern. Diesbezüglich scheinen die Betroffenen einen erheblichen Bedarf an sozialer Unterstützung durch soziale Gesundheitsdienste zu haben. Mit Blick auf die notwendige Vernetzung im Gesundheitssystem kommen hier dem Betriebsarzt und/oder dem Disability Manager eine wichtige Funktion bei der Rückkehr des Krebspatienten an den alten Arbeitsplatz bzw. in den Beruf zu (vgl.

Kap. 2.6.3). Da viele Patienten oft nach Rückkehr an den alten Arbeitsplatz an Fatigue leiden oder den Anforderungen teilweise nicht mehr gewachsen sind, sollte versucht werden, einen Weg des Wiedereinstiegs durch **individuelle Regelungen** (z. B. innerbetriebliche Umsetzung, Anpassung von Arbeitszeiten und -umfang, zusätzliche Pausen) zu finden.

7.5.2 Motivation der Beschäftigten

Arbeit gehört für die meisten von uns zu einem normalen Leben. Arbeit sichert nicht nur den Lebensunterhalt, sondern gibt dem Leben auch Sinn und Inhalt und bietet viele Gelegenheiten, soziale Kontakte zu pflegen. Krebspatienten erleben die Konfrontation mit der Diagnose Krebs als eine für die meisten überraschend eintretende, lebensbedrohliche Situation und Lebenskrise. Die Aussicht, wieder ein normales Leben führen und wieder arbeiten zu können, bedeutet für viele die Rückkehr zur Normalität und Aussicht auf dauerhafte Heilung. Die meisten Beschäftigten sind daher durchaus motiviert, meist nach Abschluss der Akuttherapie wieder an den Arbeitsplatz zurückzukehren. Dies trifft oft und gerade für die Patienten zu, deren Erkrankung bereits weit fortgeschritten und/oder inkurabel ist! Auch mit diesen Patienten sollten, soweit betrieblich möglich, individuelle Absprachen getroffen werden, wie diesem Wunsch möglichst lange entsprochen werden kann.

8 Lungen- und Atemwegserkrankungen

Rolf Merget und Jürgen Fischer

8.1 Einführung

Die Morbidität bezüglich Atemwegs- und Lungenkrankheiten in Industrienationen wird im Wesentlichen durch **Asthma**, **chronische obstruktive Lungenerkrankung (COPD)** und **Lungenkrebs** bestimmt. In Deutschland leiden etwa 5 % der erwachsenen Bevölkerung an Asthma und 10 % an COPD, an Lungenkrebs versterben jährlich etwa 40000 Personen (Konietzko u. Fabel 2005). Entzündliche Lungenerkrankungen wie Pneumonie oder Tuberkulose stehen zwar in den Mortalitätsstatistiken weltweit ganz vorn, aufgrund ihrer guten Therapierbarkeit spielen diese Erkrankungen aber für die Thematik der Wiedereingliederung in Industrienationen eine untergeordnete Rolle.

Arbeitsmediziner sollten jedoch **infektiöse Lungenerkrankungen** durch die steigende Zahl immunkompromitierter Patienten (z. B. nach Organtransplantationen) nicht unterschätzen. Tätigkeiten mit besonderer Infektionsgefahr (z. B. Müllwerker, Gesundheitsdienst) sind für diese Personengruppe nicht geeignet. Arbeitsmedizinisch von Bedeutung, weil häufig jüngere Menschen im arbeitsfähigen Alter betroffen sind, sind weiterhin **Mukoviszidose, schlafbezogene Atmungsstörungen, interstitielle Lungenkrankheiten** und **Thoraxtraumen**. Diese Krankheiten sollen hinsichtlich ihrer arbeitsmedizinischen Bedeutung im Folgenden besprochen werden. Ein weiteres Kapitel widmet sich den Erkrankungen der Atemwege und der Lungen durch den Beruf selbst. Der Lungenkrebs wird in Kap. 7 Krebserkrankungen behandelt.

Die arbeitsmedizinische Bedeutung von Atemwegs- und Lungenkrankheiten resultiert ganz wesentlich aus der Einschränkung der Atmung und damit der eingeschränkten körperlichen Leistungsfähigkeit. Besondere daraus resultierende Einschränkungen ergeben sich hierdurch beim Arbeiten bei normo- und hypobarer Hypoxie (etwa bei Arbeiten in sauerstoffreduzierter Atmosphäre oder beim Fliegen) oder beim Tragen von Atemschutz, der einen erhöhten Atemwiderstand und damit eine erhöhte Atemarbeit verursacht. Weitere Einschränkungen ergeben sich durch berufliche Schadstoffeinwirkungen (chemisch-irritativ oder allergisch), z. B. bei obstruktiven Atemwegserkrankungen, aber auch bei Lungenerkrankungen wie Lungenfibrosen oder Alpha-1-Antitrypsin-Mangel, also Krankheiten, die primär nicht durch exogene Faktoren verursacht werden, deren Verlauf aber hierdurch moduliert werden kann.

8.2 Häufige pulmonale Funktionseinschränkungen

8.2.1 Einschränkung der körperlichen Leistungsfähigkeit

Der Sauerstofftransport von der Umwelt in das Körpergewebe wird wesentlich durch 3 Faktoren bestimmt: Lunge, Herz/Kreislauf und Metabolismus. Die Leistung der Lunge lässt sich aus den Größen Ventilation und Diffusion abschätzen, wobei die Ventilation wesentlich einfacher zu messen ist und sich somit als primärer Beurteilungs-parameter anbietet. Die Ventilation wird am einfachsten mit der Spirometrie gemessen (Atemwegsliga 2006). Die **Ventilationsstörungen** werden in obstruktive und restriktive Formen eingeteilt (Abb. 8.1). Zu berücksichtigen ist, dass sich die **Schweregrad-Eintei-lungen** der Ventilationsstörungen nicht mit den Schweregrad-Einteilungen für be-stimmte Krankheiten (z. B. Asthma und COPD) decken, da bei diesen Krankheiten weitere Parameter wie Symptome oder Gasaustausch für die Schweregrad-Einteilung verwendet werden (Abb. 8.2). Die Schweregrad-Einteilung von Krankheiten ist von großer Bedeutung für die Therapie. Für die Leistungsfähigkeit einer Person geben die Schweregrade nur einen ungefähren Hinweis, denn die Leistungsfähigkeit ist mit der Schwergrad-Einteilung von Ventilationsstörungen und Krankheiten nur gering assozi-iert.

Die Diffusion von Gasen von der Lunge in das Blut lässt sich mit der **Messung der sog. Diffusionskapazität**, meist mit Kohlenmonoxid (CO) abschätzen, wobei man streng genommen nicht nur die Diffusion durch die Lungenmembranen misst, sondern auch Ventilations-Perfusions-Störungen bzw. die Lungendurchblutung erfasst. Die Hauptindikation für diese Untersuchung sind Krankheiten, die mit einer Verdickung der Diffusionsstrecke einhergehen, also interstitielle Lungenkrankheiten. Daneben kann aber auch ein Lungenemphysem besser quantifiziert werden. Bei Diffusionsstö-rungen kommt es in der Regel auch zu einem Abfall des Sauerstoffpartialdrucks im Blut unter körperlicher Belastung.

Will man die pulmonale Leistungsfähigkeit genau quantifizieren, so ist die Methode der Wahl die **Spiroergometrie**. Diese Methode misst aber nicht nur die Leistung der Lunge, sondern erfasst auch Herzleistung und Metabolismus. Eine eindeutige Tren-nung dieser Faktoren ist oft auch mit dieser anspruchsvollen Untersuchungsmethode nicht möglich, vor allem wenn die körperliche Belastung durch nicht kardiopulmona-le Faktoren limitiert ist, etwa wegen muskuloskelettaler Erkrankungen. Die Belastung wird bei der Spiroergometrie mit einem sog. Rampenprotokoll, also mit sehr kleinen Stufen bis zur maximalen Belastbarkeit, meist auf dem Fahrradergometer, gesteigert. Neben Größen wie maximaler Ventilation und Sauerstoffaufnahme erhält man so eine Maximalleistung und kann dann anhand bekannter Leistungen bei bestimmten Tätig-keiten rückschließen, ob eine Person diese Leistung kurzfristig noch erbringen kann (Tabelle 8.1). Die Bedeutung dieser Methode für die Beurteilung, ob eine Person eine bestimmte Tätigkeit durchführen kann, ist aber aufgrund der nur teilweise bekannten

1A Restriktive Ventilationsstörung			1B Obstruktive Ventilationsstörung		
Defintion TLC < 5. Perzentile des Sollwerts			Defintion FEV_1/IVC < 5. Perzentile des Sollwerts		
Schweregrade			Schweregrade		
I leicht	IVC	> 70 % Soll	I leicht	FEV_1	> 70 % Soll
II mäßig	IVC	60–69 % Soll	II mäßig	FEV_1	60–69 % Soll
III mittelschwer	IVC	50–59 % Soll	III mittelschwer	FEV_1	50–59 % Soll
IV schwer	IVC	35–49 % Soll	IV schwer	FEV_1	35–49 % Soll
V sehr schwer	IVC	< 35 % Soll	V sehr schwer	FEV_1	< 35 % Soll

Abb. 8.1: Definition und Schweregradeinteilung restriktiver (1A) und obstruktiver (1B) Ventilati-onsstörungen (Criee et al. 2006).

2A Schweregrade bei unbehandeltem Asthma (Erw.)

	Symptome tagsüber	nächtliche Symptome	FEV$_1$ oder PEF
4 schwergradig persistierend	Dauersymptome eingeschränkte körperliche Aktivität, hohe Intensität + Variabilität	häufig	≤ 60 % vom Sollwert PEF-Variabilität > 30 %
3 mittelgradig persistierend	täglich	> 1mal/Woche	60–80 % vom Sollwert PEF-Variabilität 20–30 %
2 geringgradig persistierend	> 1mal/Woche < 1mal/Tag	> 2mal/Monat	≥ 80 % vom Sollwert PEF-Variabilität 20–30 %
1 intermittierend	< 1mal/Woche dazwischen symptomatisch	≤ 2mal/Monat	≥ 80 % vom Sollwert PEF-Variabilität < 20 %

2B Schweregrade der COPD

Schweregrad	Charakteristik
4 sehr schwer	– FEV$_1$/VC < 70 % – FEV$_1$ < 30 % Soll oder FEV$_1$ < 50 % Soll und chronische respiratorische Insuffizienz
3 schwer	– FEV$_1$/VC < 70 %, 30 % ≤ FEV$_1$ < 50 % Soll, mit/ohne chronische Symptome (Husten, Auswurf)
2 mittelgradig	– FEV$_1$/VC < 70 %, 50 % ≤ FEV$_1$ < 80 % Soll, mit/ohne chronische Symptome (Husten, Auswurf)
1 leichtgradig	– FEV$_1$/VC < 70 %, FEV$_1$ > 80 % Soll, mit/ohne Symptomatik (Husten, Auswurf)

Abb. 8.2: Schweregradeinteilung von Asthma (2A) und COPD (2B). Beim Asthma ist ein einziges Kriterium eines höheren Schweregrades bereits ausreichend, den Patienten diesem höheren Schweregrad zuzuordnen. Bei COPD sind nach akuter Bronchodilatation gemessene FEV$_1$-Werte (% vom Soll) bei stabiler COPD heranzuziehen (Quelle: Atemwegsliga 2006 und 2007).

tatsächlich abverlangten Leistungen bzw. der Variabilität der Belastungen und der Krankheit begrenzt.

In der Regel erfolgt lediglich eine **grobe Abschätzung der Funktionseinbußen** und eine **ungefähre Beurteilung der pulmonalen Leistungsfähigkeit** für eine bestimmte körperliche Tätigkeit. Die Gefahr der „Überlastung" des pulmonalen Systems ist für den Patienten – im Gegensatz etwa zur koronaren Herzkrankheit mit der Gefahr eine Myokardinfarkts – gering: Sind die pulmonalen Reserven aufgebraucht, kann die Leistung nicht mehr erbracht werden, eine Pause bzw. Reduktion der Belastung muss erfolgen. Lediglich bei schweren Krankheitsformen mit chronischer Rechtsherzbelastung bzw. Cor pulmonale sollte eine **maximale Belastungsintensität** vorgegeben bzw. nicht überschritten werden.

Tab. 8.1: Belastung (in Watt) bei alltäglichen Tätigkeiten (nach Börger 1987).

Belastung (Watt)	Tätigkeit
25	Spaziergang in der Ebene, leichte sitzende Tätigkeit
50	langsames Treppensteigen, leichte Arbeit im Sitzen, Gehen und Stehen
75	gewöhnliches Treppensteigen
100	schnelles Treppensteigen
125	Gartenumgraben
150	Dauerlauf, schwere Arbeit
200	schnelles Laufen, sehr schwere Arbeit
250	Schwerstarbeit
300	Wettkampfsport

8.2.2 Einschränkungen durch Schadstoffeinwirkungen

Akute Einwirkungen

Neben chronischen Einwirkungen sind akute, akzidentelle Einwirkungen zu berücksichtigen. Akute Einwirkungen durch Allergene spielen dann eine Rolle, wenn die Betroffenen bereits eine Allergie aufweisen: Sind Unfälle mit hoher Allergeneinwirkung nicht völlig auszuschließen, ist eine Beschäftigung vor allem bei potenten Allergenen (z. B. Platinsalze, Isocyanate) oder bei höherem Schweregrad der Krankheit nicht möglich, denn es besteht ggf. eine vitale Gefährdung. Akzidentelle hohe Einwirkungen durch chemisch-irritative Substanzen können neben einem **toxischen Lungenödem** zu einem **„reactive airways dysfunction syndrome"** (RADS), d. h. einer toxischen, bleibenden Schädigung der Atemwege führen. In einigen wenigen Berufen sind entsprechende Expositionen kaum zu vermeiden, d. h., es treten in unregelmäßigen Abständen kleine Betriebsstörungen auf, die auch durch Mitführen von Atemschutz nicht völlig zu vermeiden sind. Personen mit pulmonaler Erkrankung sind für solche Tätigkeiten grundsätzlich nicht geeignet.

Chronische Einwirkungen

Unter dem Begriff **Atopie** versteht man die Bereitschaft zur Entwicklung von allergischem Asthma, allergischer Rhinitis und atopischer Dermatitis. Atopiker weisen bekanntermaßen ein erhöhtes Risiko auf, bei entsprechender Allergenexposition eine entsprechende Sensibilisierung und Erkrankung zu entwickeln. Es besteht aber ein weitgehender Konsens, dass ein „pre-employment screening", d. h. ein Aussieben von Atopikern, aufgrund der hohen Zahl von Bewerbern, die abgewiesen werden müssten, um einen Krankheitsfall zu verhindern, nicht sinnvoll ist. Dennoch sollten Atopiker entsprechend über ein erhöhtes Risiko beraten werden. **Pollenallergiker** können kreuzreaktiv gegen Mehl bei Erstkontakt allergisch reagieren, ohne jemals eine berufliche Mehlexposition erlebt zu haben. Pollenallergiker sind auch für Tätigkeiten im Freien weniger geeignet (z. B. Gärtner, Förster).

Wesentlich problematischer ist die **chronische „Low-Level-Exposition" gegenüber chemisch-irritativen Substanzen bei Atopikern** und insbesondere bei **Asthmatikern**. Ein klassisches Beispiel sind Friseurinnen, die unter den Einflüssen der berufstypischen komplexen Exposition gegenüber chemisch-irritativen Substanzen in hoher Zahl in den ersten Berufsjahren symptomatisch werden und dann erst als Atopikerinnen erkannt werden. Vor allem Asthmatiker (die meist auch eine Atopie aufweisen) sollten deshalb nicht in entsprechenden Berufen mit Einwirkung chemisch-irritativer Substanzen arbeiten. Bei hohen Schweregraden der Asthmaerkrankung können auch sehr geringe entsprechende Expositionen nicht mehr vertragen werden – präventive Maßnahmen stoßen hier an ihre Grenzen. Ein weiterer Grund, weshalb Asthmatiker nicht in entsprechenden Tätigkeiten beschäftigt werden sollten, ist die Gefahr, dass sie entsprechende Verschlimmerungen ihrer Erkrankung durch berufliche Faktoren nicht frühzeitig bemerken und somit eine schlechtere Prognose aufweisen können. Die genannte Problematik ist auch im Berufskrankheitenrecht von Bedeutung.

8.2.3 Arbeiten mit häufigem Personenkontakt, in Kälte, Nässe und Zugluft

Allergien stehen ganz im Vordergrund für die Auslösung von Asthma. Virusinfekte können jedoch modulierend in den Krankheitsverlauf eingreifen und entscheidend für die Schwere der Erkrankung und die Lebensqualität werden. Insofern sind für Asthmatiker Berufe ungünstig, die mit hohem Virusinfektionsrisiko bzw. häufigem Personenkontakt einhergehen (z. B. Erzieherin, Verkäuferin). Obwohl schlecht mit Daten belegbar, sind auch Tätigkeiten mit Einwirkung von Kälte (Kältebronchokonstriktion) oder Nässe und Zugluft für Asthmatiker und generell für Personen mit schweren Lungenkrankheiten nicht geeignet.

8.2.4 Besonderheiten bei einzelnen Tätigkeiten

Normobare und hypobare Hypoxie

Tätigkeiten unter reduzierten Sauerstoffpartialdrücken sind möglich **in der Höhe** (Berge, Fliegen) im Sinne einer hypobaren Hypoxie oder in zunehmend häufiger eingesetzten **technischen Systemen zur Brandprävention** (normobare Hypoxie; Angerer et al. 2003). Personen können unter diesen Bedingungen nur arbeiten, wenn die pulmonale Leistungsbreite genügend groß ist, um eine Hypoxie zu verhindern. Personen mit Hypoxie, d. h. mit einem arteriellen Sauerstoffpartialdruck <60 mmHg sind für Tätigkeiten in sauerstoffreduzierten Bedingungen nicht geeignet, bei allen schwereren Krankheitsstadien mit noch ungestörtem Gasaustausch in normobarem Zustand sollte aufgrund der ggf. vitalen Gefährdung in Zweifelsfällen eine Expertenmeinung eingeholt werden. Eine entsprechende Beurteilung kann ggf. die Simulation hypoxischer Bedingungen in einer Kammer beinhalten.

Arbeiten unter erhöhtem Umgebungsdruck

Obwohl die Lunge bei Tätigkeiten mit erhöhtem Druck kaum wesentlich mehr beansprucht wird als unter normobaren Bedingungen, ist aufgrund der generellen Anforderungen beim Tauchen in der Regel eine „gesunde Lunge" zu fordern. Eine Besonderheit stellt der Spontanpneumothorax dar, der durch Ruptur meist apikal gelegener subpleuraler Bullae entsteht. Bei der Dekompression dehnt sich Luft in der Lunge aus. Vermutlich wird die Ruptur entsprechender Lungenstrukturen durch Atemwegshindernisse wie z. B. Schleim (bei obstruktiven Atemwegserkrankungen) gefördert. Allerdings gibt es hierfür keine epidemiologische Evidenz. Einem Patienten mit medikamentös

gut eingestelltem Asthma (ohne manifeste obstruktive Ventilationsstörung) ist eine entsprechende Tätigkeit möglich, eine schwergradige Lungenerkrankung stellt immer eine
Kontraindikation dar. Bei leichten bis mittelschweren Lungenerkrankungen ist die Eignung für Tätigkeiten unter Überdruck individuell zu beurteilen.

8.2.5 Besonderheiten bei einzelnen Krankheiten

Obstruktive Atemwegserkrankungen

Die Besonderheit des **Asthmas** liegt darin, dass gerade bei leichten Formen insbesondere unter Medikation keinerlei Einschränkungen der pulmonalen Leistungsfähigkeit
bestehen. Viele Weltrekorde in Ausdauersportarten wurden von Asthmatikern auf-
gestellt. Die Variabilität der Erkrankung ist Teil der Definition und auch arbeitsmedizinisch relevant. Ein instabiles, schlecht therapierbares Asthma lässt jedoch Tätigkeiten
mit höheren körperlichen Belastungen nicht zu. Geeignete Methoden zur Erfassung
der Variabilität der Erkrankung sind neben der detaillierten Anamnese z. B. serielle
Lungenfunktionsmessungen, die mit heute verfügbaren elektronischen Geräten eine
Qualitätssicherung zulassen und somit als objektive Werkzeuge angesehen werden
können.

Bei der **COPD** ist die Variabilität weitaus geringer, dennoch ist zu berücksichtigen,
dass es im Rahmen von Exazerbationen zu Verschlimmerungen kommt. Die für die
COPD charakteristischen Exazerbationen sind viraler Genese. Gerade bei infekt-
bestimmten Krankheitsformen ist eine Tätigkeit mit körperlicher Belastung problematisch. Die COPD wird überwiegend durch Tabakrauchen verursacht, etwa 10–15 %
sind auf berufliche Faktoren zurückzuführen.

Interstitielle Lungenkrankheiten

Charakteristisch für interstitielle Lungenkrankheiten ist der **Abfall des Sauerstoffpartialdrucks unter Belastung**: Durch Verkürzung der Kapillarzeit bei Belastung kann aufgrund der erschwerten Diffusion keine ausreichende Menge Sauerstoff in das Blut
übertreten. Entsprechend sind Patienten mit interstiellen Lungenerkrankungen hinsichtlich der körperlichen Beanspruchungen zu beraten. Zu berücksichtigen ist auch
die bei diesen Krankheiten häufig durchgeführte **hochdosierte Steroidmedikation**, ggf.
auch Gabe von **Immunsuppressiva**. Neben der Immunsuppression ergeben sich ggf.
weitere Einschränkungen durch eine **Steroid- und Inaktivitätsosteopenie** mit muskuloskelettalen Limitationen. Es existieren einige Fall-Kontroll-Studien, die eine Bedeutung einer **beruflichen Staubexposition** bei der Entstehung einer idiopathischen Lungenfibrose annehmen (Übersicht bei Hubbard 2001). Auch wenn eine entsprechende
Anerkennung als Berufskrankheit nicht möglich ist, sind berufliche Schadstoffeinwirkungen zu vermeiden.

Schlafapnoe-Syndrom

Beim Schlafapnoe-Syndrom handelt es sich um eine komplexe Störung von Atem-
mechanik und -regulation im Schlaf. Das Schlafapnoe-Syndrom ist durch die **exzessi-
ve Tagesmüdigkeit** charakterisiert. Problematisch sind insbesondere **Fahr- und Steuertätigkeiten**. Die Prävalenz in der Altersgruppe der Erwerbstätigen beträgt etwa 2 %.

Meist besteht eine gute Therapierbarkeit, in der Regel durch eine nächtliche Überdruckbeatmung, so dass bei optimal therapierten Erkrankungen keine Vigilanzprobleme mehr bestehen. In jedem Fall des Verdachts auf eine entsprechende Erkrankung sollte eine **Untersuchung im Schlaflabor** mit Testung der Vigilanz vor und nach der Intervention, z. B. mittels multiplem Schlaf-Latenz-Test (MSLT) oder multiplem Wachbleibe-Test (MWT) erfolgen. Die Selbsteinschätzung der Fahrer unterschätzt bekanntlich die tatsächlichen Vigilanzstörungen deutlich. Therapeutische Maßnahmen sollten durch eine objektive Messung auf ihre Wirksamkeit überprüft werden, bevor entsprechende Tätigkeiten wieder verrichtet werden. Die Zusammenarbeit mit einem Schlaflabor ist erforderlich.

Thoraxtraumen

In der Regel heilen Thoraxtraumen folgenlos ab. Verlust von Lungengewebe wird gut kompensiert, nur selten resultieren bleibende Funktionseinschränkungen. Gelegentlich resultieren aber leistungslimitierende Pleuraverwachsungen, Trachealstenosen nach Langzeitbeatmung oder auch Schmerzsyndrome nach Rippenserienfrakturen. Eine **ausführliche Funktionsdiagnostik** einschließlich optimierter Bildgebung ist in diesen Fällen für eine Erstellung eines arbeitsmedizinischen Leistungsbildes auch unter Berücksichtigung psychischer Folgeerscheinungen erforderlich.

Schwere Krankheiten mit unklarer Prognose

Diese Krankheitsgruppe ist bei Lungenkrankheiten nicht selten, z. B. ist der **Lungenkrebs** auch bei geringen Stadien in der Regel mit einer schlechten Prognose verknüpft (Kap. 7 Krebserkrankungen). Auch weniger häufige Krankheiten, etwa Zustand nach Lungentransplantation, **Mukoviszidose**, **Lungenfibrose** oder **Alpha-1-Antitrypsin-Mangel** sind dadurch gekennzeichnet, dass die Arbeitsfähigkeit unter dem Gesichtspunkt einer nicht unbedeutenden Letalität zu beurteilen ist. Grundsätzlich ist bei einem **Zustand nach Lungentransplantation** in etwa 20 % der Fälle mit einer Wiedereingliederung in den Beruf zu rechnen, wobei die Art der Transplantation nicht von Bedeutung ist (Paris et al. 1998). Nach Adjustierung für die theoretische Möglichkeit, aufgrund der körperlichen Gegebenheiten wieder zu arbeiten, kehrten nur etwa ein Drittel der Patienten wieder an die Arbeit zurück.

8.3 Prävention und Wiedereingliederung bei Berufskrankheiten

Droht die konkrete Gefahr des Entstehens einer Berufskrankheit, sind die Träger der gesetzlichen Unfallversicherung (UV-Träger) nach § 3 der Berufskrankheiten-Verordnung (BKV) verpflichtet, dieser Gefahr mit allen geeigneten Mitteln entgegenzuwirken. Ist die Gefahr nicht zu beseitigen, haben die UV-Träger darauf hinzuwirken, dass die Versicherten die gefährdende Tätigkeit unterlassen. Versicherte, die die gefährdende Tätigkeit unterlassen, weil die Gefahr fortbesteht, haben zum Ausgleich hierdurch verursachter Minderungen des Verdienstes oder sonstiger wirtschaftlicher Nachteile gegen den UV-Träger Anspruch auf Übergangsleistungen. Als Übergangsleistung wird ein einmaliger Betrag bis zur Höhe der Vollrente oder eine monatlich wiederkehrende Zahlung bis zur Höhe eines Zwölftels der Vollrente längstens für die Dauer von 5 Jahren gezahlt. Renten wegen Minderung der Erwerbsfähigkeit sind nicht zu berücksichtigen.

Von Relevanz ist diese Präventionsregel insbesondere bei **obstruktiven Atemwegs-erkrankungen durch chemisch-irritative Substanzen** (BK 4302). Mindestvoraussetzung für die Begründung von § 3-Maßnahmen ist eine (anlagebedingte) symptomatische bronchiale Hyperreaktivität, die durch berufliche Einwirkungen chemisch-irritativer Art wesentlich verschlimmert werden kann. Voraussetzung ist eine gewisse Reichhaltigkeit der Expositionsquantität durch chemisch-irritative Substanzen, die aber noch nicht ausreicht, um eine Berufskrankheit zu begründen. Insbesondere bei höhergradiger obstruktiver Ventilationsstörung besteht eine vermehrte Suszeptibilität, so dass auch geringgradige entsprechende Expositionen nicht mehr toleriert werden. Bei der beruflichen Wiedereingliederung entsprechender Patienten sollten insofern Beschäftigungen gewählt werden, die (ganz) ohne Belastungen durch chemisch-irritative Substanzen einhergehen. Auch wenn nicht BK-relevant, sollten Tätigkeiten mit einem hohen Risiko für eine allergische obstruktive Atemwegserkrankung ebenfalls gemieden werden, da diese bei vorbestehendem Asthma häufig später erkannt wird, und nicht etwa wegen der abstrakten Gefahr einer beruflichen Sensibilisierung. Auch Tätigkeiten mit erhöhter Infektionsgefahr mit respiratorischen Viren bzw. Tätigkeiten unter klimatisch schlechten Bedingungen sind ungünstig.

8.4 Therapie, Rehabilitation und Nachsorge

8.4.1 Therapie

Die Behandlung der Erkrankung der Atmungsorgane unterteilt sich in die Bereiche nicht medikamentöse, medikamentöse und apparative Therapie.

Die **nicht medikamentösen Therapieverfahren** bestehen neben den präventiven Verfahren, wie Allergen- und Schadstoffkarenz, etwa Raucherentwöhnung, besonders in der Schulung der betroffenen Patienten. Hierbei wird in strukturierten und evaluierten Schulungsverfahren wie NASA (Nationales Ambulantes Schulungsprogramm für erwachsene Asthmatiker) bei Patienten mit Asthma bronchiale oder COBRA (chronische obstruktive Bronchitis, ambulant) bei Patienten mit COPD versucht, über eine Verhaltensänderung zu einem günstigen Krankheitsverlauf und zu einer Verbesserung der Leistungsfähigkeit zu gelangen. Weitere nicht medikamentöse Verfahren stellen das Erlernen von Selbsthilfetechniken und die Durchführung atemphysiotherapeutischer Maßnahmen mit krankengymnastischer Unterstützung dar. Ebenso können das Erlernen und die Anwendung von Entspannungstechniken bei der Behandlung der chronischen Erkrankungen hilfreich sein.

Bei Patienten mit Asthma bronchiale und COPD hat sich die Sporttherapie mit Kraft- und Ausdauertraining als besonders effektiv erwiesen. Die medizinische Trainingstherapie führt hier zu einer Verbesserung der Leistungsfähigkeit und damit zu einer Zunahme der Partizipation am beruflichen und sozialen Leben. Die Sporttherapie wird auch als Nachsorgemaßnahme nach Rehabilitation von der gesetzlichen Rentenversicherung finanziell unterstützt. Eine Vielzahl von ambulanten Lungensportgruppen hat sich landesweit in den letzten Jahren bereits etabliert bzw. ist in der Entstehung.

Die **medikamentöse Therapie** ist für die häufigsten bronchopulmonalen Erkrankungen in Form von Leitlinien bei der Arbeitsgemeinschaft Wissenschaftlich Medizinischer Fachgesellschaften hinterlegt (AWMF 2008). Für Asthma bronchiale und

COPD wurden nach Erstellung nationaler Versorgungsleitlinien durch das Ärztliche Zentrum für Qualität in der Medizin (ÄZQ) auch Disease-Management-Programme (DMP) aufgelegt. Hier werden nach Formulierung von Therapiezielen unter Berücksichtigung der evidenzbasierten Literatur verschiedene Empfehlungsgrade für die Durchführung von Diagnostik und Therapie dargestellt. Für das Asthma bronchiale fanden sich z. B. folgende Therapieziele:

- Vermeidung akuter und chronischer Krankheitserscheinungen, krankheitsbedingter Beeinträchtigungen der körperlichen und sozialen Aktivitäten im Alltag, einer Progredienz der Krankheit und unerwünschten Wirkungen der Therapie,
- Normalisierung bzw. Anstreben der bestmöglichen Lungenfunktion und Reduktion der bronchialen Hyperreagibilität, Verbesserung der asthmabezogenen Lebensqualität und Reduktion der asthmabedingten Letalität.

Als medikamentöse Therapie empfohlen werden hier neben der Bedarfsmedikation zur Symptomenkontrolle, wie inhalativ rasch wirksame Beta-2-Sympathomimetika, vor allem die Dauermedikation zur Langzeittherapie mit inhalativen Kortikosteroiden und/oder inhalativen, lang wirksamen Beta-2-Sympathomimetika bis hin zur systemischen Kortikosteroidtherapie, die als Stufentherapie in Abhängigkeit von der Kontrolle des Asthma bronchiale eingesetzt werden sollen.

Bei der COPD sind es neben der Bedarfsmedikation mit rasch wirksamen Bronchodilatatoren vor allem die lang wirksamen Bronchodilatatoren als Anticholinergika oder Beta-2-Sympathomimetika, die in Abhängigkeit vom Schweregrad der Erkrankung eingesetzt werden sollen. Die inhalativen Steroide werden nur bei wiederholter Exazerbation und nachgewiesenen Therapieeffekten empfohlen.

Die **apparative Therapie** besteht in der Langzeit-Sauerstofftherapie bei chronischer Hypoxämie. Auch hierzu existiert eine aktuelle Leitlinie bei der AWMF. Eine zunehmende Bedeutung erhält die Heimbeatmung als nicht invasive Ventilation, die je nach Art und Schweregrad der Erkrankung eingesetzt wird. Häufig liegt bei diesen Patienten bereits Erwerbsunfähigkeit vor.

8.4.2 Rehabilitation und Teilhabe

Die medizinische Rehabilitation und die Teilhabe am Arbeitsleben spielen eine bedeutende Rolle bei den Erkrankungen der Atmungsorgane. Leider werden diese therapeutischen Maßnahmen zur Verbesserung der Teilhabe am beruflichen und sozialen Leben zu selten eingesetzt. In den letzten 10 Jahren hat sich die Zahl der Rehabilitationsmaßnahmen der gesetzlichen Rentenversicherung mit dem Ziel des Erhalts und der Verbesserung der Erwerbsfähigkeit bei 15000–20000 Fällen pro Jahr für Asthma bronchiale und COPD (Abb. 8.3) eingependelt. Die moderne pneumologische Rehabilitation orientiert sich unter Berücksichtigung der Internationalen Klassifikation der Funktionsstörungen (ICF) an für den individuellen Patienten im Vordergrund stehenden Therapiezielen (vgl. Kap. 3.3.2). Hierbei kann es sich um somatische, funktionsbezogene, psychosoziale und edukative Therapieziele handeln, wie sie in Abb. 8.4 mit dem jeweils zugehörigen ICF-Code dargestellt sind.

In Abhängigkeit von den definierten Therapiezielen wird auch die Therapieplanung beim einzelnen Patienten vorgenommen. Bestandteile der therapeutischen Maßnahmen während der Rehabilitation sind neben der Fortsetzung und Optimierung der

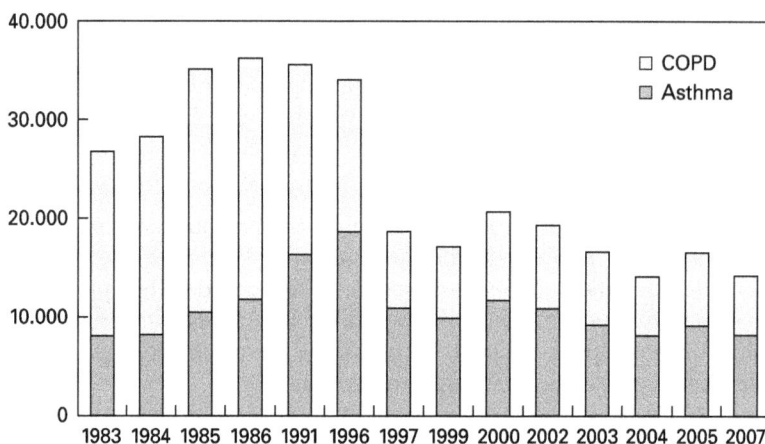

Abb. 8.3: Anzahl der von der gesetzlichen Rentenversicherung in den Jahren 1983–2007 durch-geführten Rehabilitationsmaßnahmen für Asthma bronchiale und COPD (Quelle: Statistik der Deutschen Rentenversicherung / Rehabilitation 1983–2007; Eigenverlag, Berlin).

pharmakologischen Therapie die physiotherapeutischen, verhaltens- und sportthera-peutischen sowie Gesundheitsbildungsmaßnahmen, die therapiezielorientiert einge-setzt werden. Dies ist bisher beispielhaft in der gemeinsamen S2-Leitlinie der Wissen-schaftlichen Fachgesellschaften, der Deutschen Gesellschaft für Pneumologie und Beatmungsmedizin (DGP) und der Deutschen Gesellschaft für Rehabilitationswissen-schaften (DGRW), unter Berücksichtigung der evidenzbasierten Literatur zur Rehabili-tation von Patienten mit COPD dargestellt (Fischer et al. 2007).

Die Effekte pneumologischer Rehabilitation sind vielfach nachgewiesen. So fanden sich in einer eigenen Untersuchung bei 566 pneumologischen Patienten bei 83 % der 23 in einem Fragebogen abgefragten Variablen eine Effektstärke von 0,8 und mehr, entsprechend sehr stark ausgeprägten Effekten am Ende der Rehabilitationsmaßnahme. Bei den restlichen Variablen fanden sich immerhin noch mittelstarke Effekte zwischen 0,4 und 0,8 (Tabelle 8.2). Besonders wichtig sind aber bei allen Rehabilitationspatien-ten die Nachsorgemaßnahmen, da eine möglichst nachhaltige Haftung der positiven Effekte angestrebt wird. Derzeit weisen 74 % der abgefragten Variablen noch 12 Mo-nate nach Beendigung der Rehabilitationsmaßnahme mittelstarke Effekte auf (Fischer et al. 2000).

Die Teilhabe am beruflichen und sozialen Leben hängt bei Patienten mit Atem-wegserkrankungen häufig von Kontextfaktoren ab, die sowohl auf die Umwelt bezo-gene als auch auf die Personen bezogene Faktoren eine Rolle spielen können. Als Umweltfaktor kommt z. B. der Arbeitsplatz mit den berufsspezifischen Noxen in Fra-ge. Aber auch die private Umgebung mit z. B. Innenraum-Luftschadstoffen oder bei Asthmatikern mit Innenraum-Allergenen, wie z. B. Hausstaubmilben, Schimmelpilzen oder Tierallergenen, können von Bedeutung sein. Bei personenbezogenen Faktoren können die Krankheitsdispositionen, wie z. B. Atopie, oder gesundheitsschädigendes Verhalten etwa durch inhalatives Zigarettenrauchen der betroffenen Person selbst oder von Mitgliedern der Familie, Freunden oder Kollegen, eine Bedeutung erlan-gen.

Therapieziele (mit Verweis auf ICF)

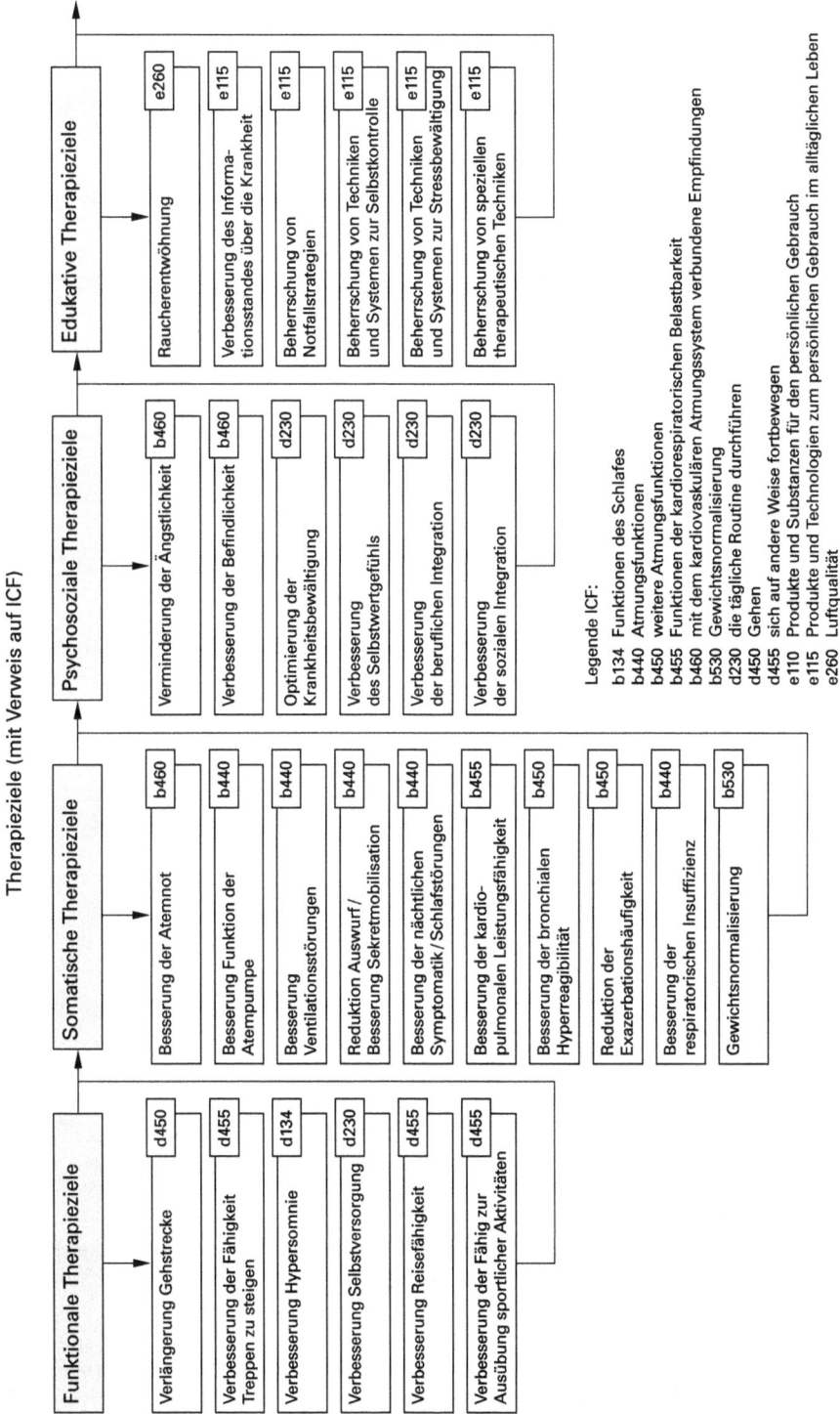

Funktionale Therapieziele

Verlängerung Gehstrecke	d450
Verbesserung der Fähigkeit Treppen zu steigen	d455
Verbesserung Hypersomnie	d134
Verbesserung Selbstversorgung	d230
Verbesserung Reisefähigkeit	d455
Verbesserung der Fähig. zur Ausübung sportlicher Aktivitäten	d455

Somatische Therapieziele

Besserung der Atemnot	b460
Besserung Funktion der Atempumpe	b440
Besserung Ventilationsstörungen	b440
Reduktion Auswurf / Besserung Sekretmobilisation	b440
Besserung der nächtlichen Symptomatik / Schlafstörungen	b440
Besserung der kardio-pulmonalen Leistungsfähigkeit	b455
Besserung der bronchialen Hyperreagibilität	b450
Reduktion der Exazerbationshäufigkeit	b450
Besserung der respiratorischen Insuffizienz	b440
Gewichtsnormalisierung	b530

Psychosoziale Therapieziele

Verminderung der Ängstlichkeit	b460
Verbesserung der Befindlichkeit	b460
Optimierung der Krankheitsbewältigung	d230
Verbesserung des Selbstwertgefühls	d230
Verbesserung der beruflichen Integration	d230
Verbesserung der sozialen Integration	d230

Edukative Therapieziele

Raucherentwöhnung	e260
Verbesserung des Informationsstandes über die Krankheit	e115
Beherrschung von Notfallstrategien	e115
Beherrschung von Techniken und Systemen zur Selbstkontrolle	e115
Beherrschung von Techniken und Systemen zur Stressbewältigung	e115
Beherrschung von speziellen therapeutischen Techniken	e115

Legende ICF:

b134 Funktionen des Schlafes
b440 Atmungsfunktionen
b450 weitere Atmungsfunktionen
b455 Funktionen der kardiorespiratorischen Belastbarkeit
b460 mit dem kardiovaskulären Atmungssystem verbundene Empfindungen
b530 Gewichtsnormalisierung
d230 die tägliche Routine durchführen
d450 Gehen
d455 sich auf andere Weise fortbewegen
e110 Produkte und Substanzen für den persönlichen Gebrauch
e115 Produkte und Technologien zum persönlichen Gebrauch im alltäglichen Leben
e260 Luftqualität

Abb. 8.4: Therapieziele bei der Rehabilitation von Patienten mit COPD mit Code der Internationalen Klassifikation der Funktionsstörungen (ICF) nach Fischer et al. 2007.

Tab. 8.2: Effektstärken von Symptomen und Beschwerden bei insgesamt 566 pneumologischen Reha-Patienten am Ende und 12 Monate nach Beendigung einer pneumologischen Rehabilitationsmaßnahme. Je größer die Effektstärken, umso besser sind die Rehabilitationsergebnisse (Fischer et al. 2000)

Symptome und Beschwerden	Anzahl der Probanden (n)	Effektstärke am Ende der Reha	Effektstärke nach 12 Monaten
Nächtliches Herzrasen	24	1,80	1,11
Tagsüber Einschlafen	37	1,69	0,98
Nächtliche Atemnot	65	1,45	0,98
Nächtlicher Husten	73	1,37	0,92
Tagsüber müde	132	1,26	0,92
Eingeschränkte Konzentrationsfähigkeit	55	1,19	0,97
Nächtliches Schwitzen	125	1,17	0,84
Nächtliche Kopfschmerzen	27	1,16	1,15
Schnarchen	66	1,15	0,41
Eingeschränkte Leistungsfähigkeit	100	1,13	0,58
Nächtlich verstopfte Nase	75	1,11	0,68
Einschlafstörungen	83	1,05	0,72
Nächtlicher Juckreiz	24	1,02	0,69
Morgens schlapp	85	1,01	0,63
Atemnot beim Gehen	95	1,00	0,53
Abends geschwollene Beine	60	0,98	0,90
Morgendliche Mundtrockenheit	92	0,97	0,39
Atemnot beim Treppensteigen	149	0,96	0,55
Morgendliche Kopfschmerzen	36	0,95	0,62
Morgendlicher Husten	112	0,93	0,36
Morgens frisch und ausgeruht	118	0,87	0,53
Durchschlafstörungen	161	0,83	0,52
Zu frühes Aufwachen	149	0,68	0,59
Nächtliches Wasserlassen	109	0,63	0,24

8.4.3 Nachsorge

Die Nachsorge nach Rehabilitationsmaßnahmen kann den Erfolg der Rehabilitation verstetigen. Die während der Rehabilitation erworbenen Kenntnisse und erlernten Fähigkeiten im Umgang mit der Erkrankung und zu ihrer Behandlung müssen durch den behandelnden Arzt oder Facharzt sowie den Betriebsarzt weiter verstärkt werden. Ein institutionelles Angebot stellt der **ambulante Lungensport** dar, wobei zur Teilnahme gewisse Voraussetzungen von Seiten des Patienten erfüllt sein müssen:

- Die Mindestbelastbarkeit sollte 50 Watt über 3 Minuten, die Einsekundenkapazität (FEV_1) mehr als 60 % des Solls nach Bronchodilatation und der Sauerstoffpartialdruck sollte über 55 mmHg bei einer Belastung von 50 Watt betragen.
- Unter Maximalbelastung sollte der systolische Blutdruck weniger als 220 und der diastolische weniger als 120 mmHg betragen und es sollten keine Ischämiezeichen oder bedrohlichen Herzrhythmusstörungen bestehen.

8.5 Nachhaltigkeit von Reintegrationserfolg und Motivation

Der Erfolg der berieblichen Reintegration bei Patienten mit Erkrankungen der Atmungsorgane hängt davon ab, inwieweit Leistungen zur Teilhabe am Arbeitsleben realisiert werden können. Dementsprechend ist schon **frühzeitig der Betriebsarzt mit einzuschalten**, möglichst noch während der Rehabilitationsmaßnahme und vor der endgültigen sozialmedizinischen Leistungsbeurteilung. Insbesondere bei der Frage nach den Möglichkeiten einer innerbetrieblichen Umsetzung sollte der Betriebsarzt, mit Einverständnis des Rehabilitanden, eingebunden sein. Ebenso kann eine behinderungsgerechte Ausstattung des Arbeitsplatzes erforderlich sein. Diese kann z. B. durch Bereitstellung eines angemessenen persönlichen und technischen Atemschutzes, wie Abgasanlage, Spritzkabinen oder Atemschutzmasken erfolgen. Eine berufliche Umorientierung im Sinne einer Maßnahme der **beruflichen Qualifizierung** (Umschulung) kann besonders bei jüngeren Patienten von Bedeutung sein. Ebenso kann die **stufenweise Wiedereingliederung** eine erfolgreiche Maßnahme der Reintegration sein, die eine allmähliche Wiedergewöhnung an den Arbeitsprozess ermöglicht (vgl. Kap. 2.5.1). Es können auch Leistungen an den Arbeitgeber erbracht werden, wie Ausbildungs- und Eingliederungszuschüsse, Zuschüsse bei Arbeitshilfen im Betrieb sowie teilweise oder volle Kostenerstattung für eine befristete Probebeschäftigung. Integrationsfachdienste können zu Aufnahme, Ausübung und Sicherung einer möglichst dauerhaften Beschäftigung unterstützend in Anspruch genommen werden. Eine Verbesserung der Teilhabe am Leben in der Gemeinschaft kann ebenfalls zur Nachhaltigkeit der betrieblichen Reintegration beitragen. Besonders sinnvoll erscheint hier die Unterstützung bei der Krankheitsbewältigung durch **Selbsthilfegruppen**. Inwieweit von Seiten der Arbeitskollegen eine Mithilfe bei der Reintegration erbracht werden kann, hängt wesentlich vom Betriebsklima ab. Auch hier kann der Betriebsarzt wie der Betriebs- oder Personalrat gestaltend tätig werden.

9 Neurologische Krankheitsbilder

Hans-Martin Schian

9.1 Einleitung

Das Gehirn steuert eine Vielzahl von Körperfunktionen. Dem entsprechen alle komplexen Ansätze der Neurorehabilitation. In diesem Kapitel werden aber nur die zentralnervösen Krankheitsbilder behandelt. Mit ihren langfristigen Verläufen benötigen sie die typische phasenorientierte neurologische Rehabilitation als durchstrukturierten Rehabilitationsprozess bis hin zur Wiedereingliederung in das Arbeitsleben.

Die Begleitung dieses Prozesses der Wiederaufnahme der Arbeit hat weniger einen medizinisch-diagnostischen und therapeutischen als vielmehr einen funktions- und fähigkeitsorientierten Charakter. Es ist also nicht entscheidend, ob die Beschäftigten an einer Hirnblutung, multipler Sklerose, Parkinson-Erkrankung oder an einer Infektion leiden. Es sind vielmehr die Folgen im Sinne der Veränderung der Funktionsfähigkeit bzw. der funktionalen Gesundheit, die der Neurologe in Syndrome einteilt und deren Symptome er beschreibt (z. B. Art und Ausmaß einer Halbseitenlähmung, die als Folge jeder der oben genannten Diagnosen und Schädigungen des ZNS auftreten kann).

Der medizinisch-kurative genauso wie der medizinisch-rehabilitative Prozess sollte bei Planung der Arbeitsaufnahme im Wesentlichen abgeschlossen sein. Das individuelle Management, orientiert am biopsychosozialen Modell der ICF (vgl. Kap. 3.3.2), sollte als Nachsorgeprogramm angelaufen sein. Dazu gehören die medikamentöse Basiseinstellung, Hilfsmittelversorgung, dem individuellen Bedarf angepasstes, laufendes Training etc.

Bei schwerwiegenden Gesundheitsschäden (Verletzung!) und chronischen Erkrankungen scheinen die Chancen der Reintegration ins Arbeitsleben gering, aber nur bei rein statistischer Betrachtungsweise. Insoweit sind die Ergebnisse nach der Behandlung von 6700 Querschnittgelähmten aus dem Jahr 2008 rein theoretisch und eher herausfordernd (www.ifdm2008/programm/documents/c3_e.pdf). Danach fanden nur 13 % wieder ins Arbeitsleben zurück. Diese Zahlen decken sich mit den Erhebungsergebnissen über Halbseitengelähmte. Der Einzelfall bewegt sich aber jenseits jeder pauschalen und statistischen Aufzählung und letztendlich jeder generalisierenden Prognose.

9.2 Phasenmodell

Von großer Bedeutung ist die Orientierung an den 5 Phasen in der neurologischen Rehabilitation. Bei Patienten im erwerbsfähigen Alter muss man in den ersten Phasen neurologischer Rehabilitation stets das Ziel „Zurück in den Beruf" vor Augen haben, aber nicht immer früh, sondern zum richtigen Zeitpunkt, also nicht wenn noch folgende Störungen zu therapieren sind: Desorientierung und Teilorientierung, anamnestische Störungen erheblichen Ausmaßes, erhebliche aphasische Störungen. In den ersten Phasen stehen natürlich langfristige therapeutische Ansätze und pharmakologische Interventionen, später Verhaltenstherapie und ggf. spätere aktivierende Pflege im Vordergrund. Die Diagnose steht zwar relativ frühzeitig fest, während die funktionellen Fähigkeiten sich permanent verbessern lassen durch kontinuierliche Errungenschaften der Pharmakologie und Trainingstherapie. Neueste Forschungsergebnisse zur Plastizität des Gehirns sind zu berücksichtigen (Nelles 2004, BAR 2005, Fries et al. 2007, Hillert et al. 2009).

9.3 Individuelle Ressourcen

Die Beschäftigten mit neurologischen Erkrankungen sind meist nicht nur in einer Hinsicht, sondern in mehreren Dimensionen, im psychischen, physischen und im sozialen Bereich, betroffen. Deswegen hat sich neben der Neurologie und Psychiatrie die Neuropsychologie etabliert (Müller et al. 2007, Schlate et al. 2007, Waldmann et al. 2007, Fries u. Fischer 2008, Hoesz et al. 2008, Jungbauer et al. 2008), die gemeinsam ein in Diagnostik und Therapie ausgewogenes Bild der in seiner Ganzheit betroffenen **Persönlichkeit der Betroffenen** entwerfen können.

Aber deren Ausführungen über Funktionen und Syndrome wirken zwangsläufig defizitorientiert entsprechend dem verbreiteten Ansatz der Auffindung „reparaturbedürftiger" Strukturen und Leistungen. Demgegenüber entwickelt sich ein neuer Ansatz der Ressourcenfindung und -stärkung zu kompensatorischen Zwecken, und dieser lässt sich zu Recht nicht aufhalten.

Störungen der Mobilität, Sensibilität, Koordination, Sprache, Kognition, Kommunikation und des sozialen Verhaltens treffen den Menschen als soziales Wesen in seinen persönlichen und engsten Beziehungen und können daher sekundär zur Ausgrenzung führen. Dies erkennen die Betroffenen und lässt sie dann oft verzweifeln und depressiv werden – mit negativen Auswirkungen auf die primären Ausfallerscheinungen und somit erschwerten therapeutischen Bedingungen. Diese Mischung aus primären und sekundären Veränderungen stets rechtzeitig zu erkennen und zu beherrschen ist die große Herausforderung innerhalb des gesamten rehabilitativen Prozesses. Deswegen müssen Behandlungsplan, Reha-Plan und Integration stets individualisiert werden, was zur **Teamarbeit** zwingt. Die Ressourcen der Betroffenen sind stets gegen seine Defizite einzusetzen!

In der neurologischen Rehabilitation geht es nicht um die Summe von applizierten, einzelnen Therapieeinheiten. Auch die stufenweise Wiedereingliederung gemäß § 28 SGB IX (vgl. Kap. 2.5.1) ist keine pauschale Maßnahme, sondern ein am Individuum orientierter Gestaltungsprozess. Der führt nur zum Erfolg, wenn alle beteiligten Akteure einschließlich der Betroffenen stets auf aktuellem Informationsstand sind, was nur über gemeinsame Sprache, Instrumente, Methoden und Verfahren funktioniert. Nicht von ungefähr war die neurologische Rehabilitation, einschließlich des Ziels der beruflichen Teilhabe, Vorbild für die ICF-Klassifikation, die sich am biopsychosozialen Modell und an den gestaltbaren Funktionen des Menschen orientiert.

9.4 Kontinuierliche Motivation

Die von komplexen neurologischen Erkrankungen betroffenen Personen leiden besonders schwer am Verlust ihres Arbeitsplatzes oder an der Beeinträchtigung ihrer Beschäftigungsfähigkeit. Die langen Krankheitsverläufe führen häufig, sowohl bei den Therapeuten als auch bei den Betroffenen, zu Resignation. Das bedroht die finanzielle Existenz, hat psychosoziale Konsequenzen und führt zum Verlust des Gefühls der sozialen Wertschätzung. Denn Arbeit im Sinne selbständiger Existenzgestaltung ist ein entscheidender Faktor für Selbstvertrauen und Lebensqualität. Die „verblassenden" primären Auswirkungen und Syndrome führen im langfristigen Verlauf häufig zur Verkennung von Ursache und Wirkung und mindern damit die beruflichen Reintegrationschancen, die im Einzelfall bei richtiger Förderung durchaus denen anderer Betroffener mit ähnlichen Krankheitsbildern gleichen.

Die oft jahrelange Therapie, die sich, wenn auch überwiegend positiv, im Rahmen bestimmter Krankheitsbilder oft schubweise und mit Rückschlägen entwickeln kann, erfordert, dass immer wieder von neuem alle Ressourcen überprüft werden müssen. Die Betroffenen sind dabei selbst der beste Maßstab, soweit sie darüber informiert und darin geschult sind. Das Entscheidende ist, so formulierten Betroffene in mehreren Veranstaltungen im Jahr 2008, dass alle Beteiligten in der Lage sind, die Perspektiven zu analysieren, und dass sie jederzeit bereit sind, die Prognosen zu korrigieren. Das Wiedererlernen sozialer Kompetenzen und die eigene Steuerung von Training, bis hin zu beruflichen Fertigkeiten, halten langfristig die Motivation und neue Lebensperspektiven aufrecht. Die Verarbeitung, etwa einer schwerwiegenden Diagnose wie multiple Sklerose, und die Kompensation des Gesundheitsschadens erhöhen die Teilhabechancen. Das soziale Umfeld, insbesondere Familie und Freunde, hat bei diesen langfristigen Krankheitsverläufen eine besondere Bedeutung für die berufliche Integration, weil diese Selbstbestimmung voraussetzt.

9.5 Funktionsfähigkeit (ICF)

Die Kernfragen zur Funktionsfähigkeit (vgl. Kap. 3.3.2), die vor Wiederaufnahme der Arbeit beachtet werden müssen, lauten:

- Welche Funktionen sind ausgefallen?
- Welche Funktionen oder Teilfunktionen sind erhalten?
- Worin liegen die Besonderheiten zwischen Leistungsfähigkeit und -möglichkeit, geprägt durch die Persönlichkeit (Faktoren der Person, Persönlichkeitsmerkmale)?
- Wie ist das Verhältnis zwischen Krankheitsfolgen und der veränderten aktuellen Persönlichkeitsausprägung.

Wer also auch immer die berufliche Integration begleitet – wichtig ist zu analysieren, welches **Gesamtbild** die Betroffenen bieten: Welche Fähigkeiten und Einbußen im Bereich der Funktionen und der Teilhabe am Arbeitsleben sind zu berücksichtigen und wie sieht das soziale Unterstützungsumfeld aus? Gerade bei komplexen neurologischen und psychiatrischen Krankheitsbildern ist die **Krankheitswahrnehmung, -verarbeitung, -akzeptanz und -kompensation** verbunden mit möglicher **Eigeninitiative und Eigenaktivität** von großer Bedeutung. Denn es wird eine Umorientierung des gesamten Lebens erforderlich. In der Nachsorge müssen ambulante Angebote dies unterstützen, wozu die Neuorientierung im Arbeitsleben als Lebenssinn gehört. Wer den Weg zurück in den Beruf begleitet, wird gerade auf diese Faktoren besonderen Wert legen, vor allem welche Eigeninitiativen die Betroffenen haben, wie sie sich selbst einschätzen und welches Selbstkonzept sie haben. Es kann durchaus vorkommen, dass professionelle Helfer und Betroffene nicht einer Meinung sind. Dann müssen sie in einem mühsamen Prozess erst einmal gemeinsame Ziele abstecken.

Dabei helfen folgende Grundsätze (vgl. RehaFutur unter www.bmas.de und Abschlussbericht):

- Betroffene, die vor der Erkrankung eine hohe Leistungs- und volle Beschäftigungsfähigkeit besaßen und damit meistens hohe Ansprüche an sich selbst stellten, sind therapeutischen und integrativen Maßnahmen leichter zugänglich. Diese „Leistungsorientiertheit" wirkt sich eindeutig positiv auf den rehabilitativen und integrativen Erfolg aus. Die Kombination eines unterstützenden sozialen Umfelds und leistungsfähiger Beschäftigter erhöhen deutlich die Chancen für den Weg zurück in den Beruf.
- Betroffene, deren Funktionsfähigkeit, Leistungspotenzial und -bereitschaft schon vor der Erkrankung unterdurchschnittlich waren, also vor allem viele der von „Hartz IV" abhängigen Menschen, sind hingegen therapeutisch und integrativ schwieriger zu begleiten.

9.6 Störungen des zentralen Nervensystems

Schon die Diagnose einer Krankheit beeinflusst mitunter den Erfolg auf dem Weg zurück in den Beruf. Bestimmte Diagnosen sind in der Bevölkerung derart pessimistisch verankert, dass sie, trotz aller Fortschritte in Diagnostik und Therapie, zu resignierenden Reaktionen bei Betroffenen und Angehörigen führen. Im Vordergrund steht jedoch, trotz aller gewichtigen Leistungseinschränkungen, die Funktionsfähigkeit. Daran müssen alle Beteiligten arbeiten, damit den Betroffenen die individuelle Chance nicht geraubt wird. Es ist nahezu unerheblich, welcher Art der Störung das zentrale Nervensystem, insbesondere das Gehirn, ausgesetzt war, also Schlaganfall, Morbus Parkinson, Epilepsie, Tumor, Gefäßerkrankung oder entzündliche oder degenerative Leiden.

Das Schadensbild und das Ausmaß von Defiziten beschreiben die sog. neurologischen Syndrome. Der kurativen, kausalen Therapie zugänglich sind aber nicht die Syndrome, sondern die für die Krankheit ursächlichen „Begleiterkrankungen". Gerade bei dem am häufigsten vorkommenden Schlaganfall werden die Funktionsdefizite durch Training ausgeglichen, aber die Begleiterkrankung (z. B. Bluthochdruck) medikamentös therapiert. Andere Erkrankungen, wie multiple Sklerose, Morbus Parkinson und Alzheimer-Krankheit, sind einer ursächlicher Therapie heute noch nicht zugänglich, wenn auch neue Forschungsergebnisse für Optimismus sorgen. Auf jeden Fall belegen sie, dass Trainingsmaßnahmen das ZNS positiv beeinflussen, und zwar im Sinne der Funktionsverbesserung, noch nicht der Bekämpfung oder gar Beseitigung der immer noch nicht ausreichend geklärten Ursachen.

Auf das **Ausmaß des ZNS-Schadens** kommt es für das Ziel „Zurück in den Beruf" an. Dieser bestimmt letztendlich auch das Ausmaß der funktionellen Veränderungen. Es können wenige oder sämtliche Körperfunktionen sowie psychischen und kognitiven Leistungen betroffen sein, je nach Ausgangspunkt des Schadens, Lokalisation und Ausdehnung der Schädigung im Gehirn. Bei einer neurologischen Erkrankung gibt es kaum eine Region des Gehirns, insbesondere bei vaskulären und entzündlichen Erkrankungen, seltener bei tumorbedingten oder traumatisch bedingten Folgeerscheinungen, die ganz ausgespart ist.

9.6.1 Neurologische Syndrome

Die häufigsten Syndrome sind:

- Halbseitenlähmung,
- Sprechstörungen,
- Schluckstörungen,
- kognitive Störungen,
- emotionale Störungen,
- zerebrale Sehstörungen.

Halbseitenlähmung

Halbseitenlähmung unterschiedlichster Ausprägung sind Folgen vieler zentralnervöser Störungen, wie nach einem Schlaganfall, bei Parkinson oder multipler Sklerose. Die deutlichste Ausprägung einer Halbseitenlähmung erkennt man nach Traumen und bei Gefäßerkrankungen. Dadurch wird die Sensibilität, Kraft, Koordination und Geschicklichkeit beeinträchtigt, alles Fähigkeiten, die wichtig sind für die manuelle Tätigkeiten wie Montage, Bandarbeit, Schrauben, Sortieren usw. Eine Aussage über den Leistungsstand muss von der ambulanten und stationären Reha-Einrichtung verlangt werden, die diesen mit den Methoden EFL (vgl. Kap. 3.3.4) oder ERGOS ermitteln.

Wichtig ist, welches Anforderungsprofil die Arbeit hat und welche neuromotorischen Fähigkeiten bezüglich Sensibilität, Geschicklichkeit, Koordination und Kraft verlangt werden.

Sprechstörungen

Aphasien haben erheblichen Einfluss auf die kommunikativen Fähigkeiten, als isolierte Störung aber nicht unbedingt auf die Persönlichkeit. Allerdings sind Arbeitstätigkeiten, die gerade auf Sprache und Sprechvermögen angewiesen sind, nicht geeignet für eine erfolgreiche berufliche Eingliederung. Auch hier ist eine präzise Beschreibung vorhandener Störungen und Möglichkeiten der Kompensation notwendig, um zu wissen, inwieweit eine Belastungsfähigkeit, zumindest ein durchschnittliches Maß an sprachlicher Kommunikation und Informationsaufnahme, möglich ist. Hilfreich sind Beobachtungen und Arbeitserprobungen.

Schluckstörungen

Schluckstörungen führen zur Beeinträchtigung der Selbstversorgung der Beschäftigten und sind nur insoweit relevant für den erfolgreichen Reintegrationsprozess ins Arbeitsleben.

Kognitionsstörungen

Zu den Kognitionsstörungen gehört eine Vielzahl von Schlüsselqualifikationen, wie etwa Störungen des Gedächtnisses und der Aufmerksamkeit, die in dem System MELBA integriert sind und in IMBA aufgezählt werden. Das Ausmaß dieser Störungen bedarf besonders sorgfältiger Messung und Beschreibung, weil mit ihnen die hohen Anforderungen in der modernen Arbeitswelt korrespondieren. Auch hier wird man ohne ein Anforderungsprofil der Arbeitsplätze nicht auskommen. Zu den kognitiven Störungen zählen Störungen der Wahrnehmung, Merkfähigkeit und des Gedächtnisses, die graduell noch vorhanden, aber auch ganz fehlen können. Wie bei allen anderen Störungen dürfen Prognosen nicht generalisieren, sondern in jedem Einzelfall muss das Leistungspotenzial analysiert und zu den Anforderungen des Arbeitsplatzes in Beziehung gesetzt werden.

Emotionale Störungen

Hierzu zählen Antriebsstörungen, Depressionen, Ängste, die, je nach Ausmaß, den Erfolg der beruflichen Reintegration stark beeinflussen.

Zerebrale Sehstörungen

Bei einer Halbseitenlähmung nach einem Schlaganfall sind die Hemianopsie und andere Gesichtsfeldausfälle sehr verbreitet. Auch hier hilft ein sorgfältiger Bericht dem integrativen Team, um sich über Ausmaße und Auswirkungen der Störung klarzuwerden.

9.6.2 Faktoren für Fähigkeitspotenziale

Zur Erstellung eines individuellen Fähigkeitsbildes, des sog. **Fähigkeitsprofils**, gehören stets die Berücksichtigung des Altersbezugs, der Regenerationsfähigkeit, der Begleiterkrankungen und der Lebensumstände.

Altersbezug

Opfer von Traumen nach Verkehrsunfällen sind eher jüngere Erwachsene, ischämische Schlaganfälle häufen sich bei Menschen um das 70. Lebensjahr, und vaskuläre oder entzündliche Erkrankungen treffen eher Kinder und Jugendliche. Mit dem Alter hängen Kontextfaktoren zusammen, genauso wie sich persönlichen Ziele in den Altersgruppen unterscheiden. Immer zu berücksichtigen ist das Verhältnis von Alter zur Regenerationsfähigkeit. Bei Schädel-Hirn-Traumen lautet der Leitsatz: Je älter die Betroffenen, desto kürzer dürfen mnestische Lücke („Erinnerungslücke") und Dauer der Bewusstlosigkeit sein. Aber die Pauschalierungen, Jugendliche könnten eine tiefe Bewusstlosigkeit von 3 Wochen folgenlos überstehen, während Ältere über 60 Jahre maximal wenige Tage bewusstlos sein dürften, halten heutigen Betrachtungsweisen nicht mehr stand. Moderne Therapie relativiert diese Annahmen, vor allem die Versetzung ins künstliche Koma.

Regenerationsfähigkeit

Wissenschaftliche Ergebnisse der letzten 10 Jahre haben die Einstellung zur Regenerationsfähigkeit des Menschen deutlich verändert. Allgemeine prognostische Äußerungen über längere Zeiträume hinweg haben heute kaum noch Gültigkeit. Lediglich der Orientierung dient die Aussage, dass Patienten nach Schlaganfall zu jeweils einem Drittel kaum Probleme bei der beruflichen Eingliederung haben, mit deutlichen Schwierigkeiten rechnen müssen oder überhaupt nicht in den Beruf zurückkehren können. Und das Ergebnis hängt nicht einmal von der Schwere, Art und Ausprägung der primär nach Schlaganfall sichtbaren syndromalen Ausgestaltung ab.

Begleiterkrankungen

Begleiterkrankungen nennt man die vorausgegangenen, ursächlich mitbedingten Erkrankungen, die letztendlich etwa zu einem Schlaganfall führen können, etwa Hypertonie, Diabetes mellitus, Herzinsuffizienzen, koronare Herzerkrankungen. Diese Aspekte sind von hoher Bedeutung, wenn der Weg zurück in den Beruf begleitet werden muss, weil dabei nicht nur die Funktionsfähigkeit für die erfolgreiche berufliche Reintegration relevant ist, sondern auch die **konsequente Behandlung** dieser Begleiterkrankungen, von der eine Stabilisierung des Reintegrationsprozesses erwartet werden kann.

Lebensumstände

Zu den Lebensumständen gehören **persönliche und umfeldbezogene Kontextfaktoren**. Wie aufgeklärt ist der Beschäftigte tatsächlich? Was hat er aus seinem bisherigen Weg in der Rehabilitation gelernt und mitgenommen? Was wissen die Angehörigen? Unterstützen sie den Weg zurück in den Beruf? Welche ambulanten und nachsorgenden Programme begleiten diesen Weg (z. B. IRENA, siehe www.bar-frankfurt.de)? Kennen Angehörige oder Betroffene Informationsbroschüren, die sie aus Einrichtungen, Selbsthilfegruppen, Arztpraxen mitgenommen und gelesen haben? Auf welchem Informationsstand können nachbetreuende Hausärzte, Betriebsärzte, Angehörige oder andere Berater, etwa der Leistungsträger (Versicherungen), überhaupt aufbauen?

Diese und weitere Fragen sind für den Weg zurück in den Beruf von zentraler Bedeutung: Wie hat der Betroffene seine Krankheit bisher verarbeitet? Wie verhält er sich persönlich dazu? Hat er die Krankheit und seine Diagnose akzeptiert? Welche **Kompensationsstrategien** hat er entwickelt, um sichtbare Behinderungen oder gar Entstellungen zu „egalisieren"? Wie ist seine Widerstandskraft gegenüber der Tatsache, ein eher chronisch oder schubförmig verlaufendes Leiden zu haben? Wie ausgeprägt sind möglicherweise verdeckte depressive Rückzugstendenzen, Verleugnung, Ablehnung oder gar Aggressivität als Zeichen unvollständiger Krankheitsverarbeitung?

Diese letztgenannten Phänomene, die als Zeichen unvollständiger Krankheitsverarbeitung gedeutet werden müssen, begegnet den Begleitern zu jedem Zeitpunkt des Teilhabeprozesses. Sie müssen sie erkennen. Passivität der Betroffenen und der Therapeuten und Berater ist der vollständig falsche Weg. In jeder Phase muss dagegen gemeinsam angegangen werden.

9.7 Prognose und Begutachtung

Kernstück sozial- und arbeitsmedizinischer Begutachtung ist die Aussage zur Prognose (vgl. SOMEKO Abschlussbericht, DRV Schriftenreihe, Band 53, recherchierbar unter www.deutsche-rentenversicherung-bund.de/ Suchwort „someko". Francke/Gagel (Hrsg.), Der Sachverständigenbeweis im Sozialrecht/Nomos 2009). Gerade nach dem Ende einer stationären oder ambulanten Versorgung stellt sich, egal in welchem Stadium sich der Betroffene gerade befindet, oft wieder Resignation ein. Typisch ist das Zurückgreifen auf pessimistische prognostische Aussagen, die dann als Entschuldigung für mangelhafte Aktivitäten dienen. Aber pauschale Prognosen verbieten sich, weil sie nahezu vollständig vom Einzelfall relativiert werden. Selbst die Dauer der Bewusstlosigkeit und die mnestische Lücke oder überhaupt das Ausmaß des Schadens ist für die Prognose des Einzelfalls nicht ausschlaggebend. Diese Umstände dienen lediglich der Orientierung im Rahmen der Therapie der akuten und postakuten Phasen a und b.

Die Chancen zur Regeneration sind bei jedem Fall anders. Ungeachtet der Schwere der Erkrankung variieren sie hinsichtlich Ausmaß und Dauer von Mensch zu Mensch deutlich. Nur als Anhaltspunkt dient die Aussage, dass neurologische Rückbildungen durchschnittlich bis zu 1,5 Jahren sicher möglich sind, während im Bereich psychomentaler Fähigkeiten Rückbildungen von bis zu 3 Jahren und länger zunehmend beobachtet werden. Die Chancen erhöhen sich in dem Maße, in dem kontinuierlich therapiert und trainiert wird mit klaren Orientierungshilfen und möglichst nur mit einer Bezugsperson!

Diese relativierende **Individualität des Einzelfalles**, die insbesondere für neurologische Krankheitsbilder typisch ist, resultiert aus den Forschungsergebnissen zur „neuronalen Plastizität". Es ist bekannt, dass sich das Gehirn kontinuierlich selbst umorganisiert und dass die „Verdrahtungen" plastisch veränderbar sind. **Neuronale Plastizität** bezeichnet die Fähigkeit des Gehirns, in Reaktion auf morphologische Veränderungen, auf veränderte Umgebungsbedingungen und kontinuierliche Einwirkungen von außen modifizierte Organisationsstrukturen zu entwickeln. In dieser Plastizität wird heute das große Selbstheilungspotenzial des Gehirns gesehen, das indes durch passives Verharren nicht aktiviert wird.

Von besonderer Bedeutung sind in diesem Zusammenhang die neuronalen oder **neuralen Stammzellen**, eine Entdeckung der letzten Jahre. Diese unreifen Zellen des zentralen Nervensystems haben die Fähigkeit, sich zeitlebens zu teilen und zu erneuern. Eindeutig ist, dass sie tatsächlich zu reifen Nervenzellen auswachsen können, aber überwiegend Gliazellen hervorbringen. Sie können sich vernetzen und verdrahten, sie können Funktionen übernehmen. Dies ist jedoch nicht in allen Hirnbereichen nachgewiesen, sondern nur in den ältesten Hirnteilen. Daraus ergibt sich ein anderer Forschungszweig, der an der Entdeckung bzw. Wirkung neuronaler Botenstoffe arbeitet. Über diesen Weg erhofft man sich ebenfalls klärende Einblicke in Krankheitsbilder wie der multiplen Sklerose oder des M. Alzheimer.

9.8 Fazit: Arbeit ist Therapie und Training

Aus den Erkenntnissen der Regenerationsmöglichkeiten ergibt sich das Motto „Bewegung ist alles". Das war der Titel einer Sonderausgabe des Magazins „Spiegel" im Jahr 2006, in dem über neuropsychologische Forschungsergebnisse berichtet wurde. Iteratives, also wiederholtes oder wiederholendes Training, das in der neurologischen Rehabilitation jahrzehntelange Tradition hat, führt tatsächlich zu substanziellen zerebralen Veränderungen. Das ist wichtig auch für den Weg zurück in den Beruf. Denn Arbeit ist iteratives Training. Letztendlich ist die Erledigung von Arbeit ein komplexes Biofeedback von Training, in dem man seine Fähigkeiten an einer definierten Arbeitsaufgabe misst. Alle therapeutischen Ansätze in der Rehabilitation haben im Grunde einen trainierenden Charakter, wenn man von der begleitenden pharmakologischen Therapie einmal absieht. Iteratives und gezieltes Training hat ganz unbewusst zerebralen Wiedererkennungswert. Damit wird dem Grundsatz der Erweckung und Aktivierung der neuronalen Plastizität des Gehirns Rechnung getragen. Insofern ist die stufenweise Wiedereingliederung mit einer therapeutischen Aktivität vergleichbar, die verhindert, dass nur eine Teilarbeitsfähigkeit verbleibt. Im Rahmen einer maßvollen Beanspruchung können langfristig verlorene Fähigkeiten wiedergewonnen werden. Das ist die Idee des biopsychosozialen Modells. Insofern macht der kurative und rehabilitative Prozess nicht vor den Toren des Unternehmens halt und schließt mit der Wiederaufnahme der Arbeit ab: Arbeit ist Therapie und Training! Dies dient dem Erhalt der Beschäftigungsfähigkeit und ggf. des Arbeitsplatzes.

10 Erkrankungen des Stütz- und Bewegungsapparates

Michael Spallek und Jens Thiemich

10.1 Einführung

Belastungen des Stütz- und Bewegungsapparates spielen im Leben des Menschen eine zentrale Rolle. Nicht nur bei Anforderungen in der Arbeitswelt, sondern auch bei allen Aktivitäten in der Freizeit wird das Muskel-Skelett-System in den vielfältigsten und unterschiedlichsten Weisen belastet und gefordert. Körperliche Belastungen gehören zum Leben, und ein Leben ohne physische Belastungen ist undenkbar. Da sie unvermeidbar sind, ist der menschliche Körper von Natur aus darauf eingerichtet, Belastungen nicht nur zu ertragen, sondern sie im Gegenteil sogar zu benötigen.

Physische Belastungen können zwar auch geeignet sein, Beschwerden am Bewegungsapparat hervorzurufen, sind aber deswegen nicht grundsätzlich als schädlich anzusehen. Oft findet sich aber bei den Patienten eine solche vereinfachende Vorstellung der Ursachen-Wirkungs-Beziehung ihrer Beschwerden. Gerade bei Rückenbeschwerden, die schon seit Jahren zu den Volkskrankheiten gehören, wird eher ein Zusammenhang zwischen einer zu schweren Belastung in Beruf oder Alltag und den Beschwerden angenommen, als dass die Beschwerden mit zu wenig Bewegung oder Unterforderung in Verbindung gebracht werden.

Die Diagnose **„unspezifische Rückenschmerzen"** (ICD M 54) zählt zu den häufigsten Diagnosen überhaupt: Etwa 85–90 % der Bevölkerung haben im Laufe ihres Lebens irgendwann einmal Rückenschmerzen (Lebenszeitprävalenz). Aber Rückenschmerzen an sich sind keine Krankheit, sondern stellen lediglich ein **Symptom** dar. Sie haben auch ohne therapeutische Interventionen eine hohe Selbstheilungstendenz. Jeder zweite Patient ist innerhalb einer Woche, zwei Drittel sind innerhalb von 2 Wochen und fast 90 % innerhalb eines Monats wieder beschwerdefrei. Nach wie vor entfallen etwa 24 % der Krankentage auf Rückenleiden (Kaufmännische Krankenkasse Hannover 2008). Die Arbeitsunfähigkeitstage aufgrund von Beschwerden am Bewegungsapparat insgesamt haben sich gegenüber 1991 zwar mehr als halbiert, befinden sich seit 2004 jedoch nahezu konstant auf einem Wert von ca. 340 Tagen pro 100 Pflichtmitgliedern einer Krankenkasse. Sie spielen damit nach wie vor allgemeinmedizinisch wie auch im betrieblichen Alltag eine große Rolle, insbesondere bei der Festlegung betrieblicher Einsatzmöglichkeiten wie auch bei Wiedereingliederungen.

Beschwerden werden dabei am häufigsten für die Wirbelsäule angegeben (LWS > HWS > BWS), gefolgt von der unteren Extremität (Knie > Hüfte > Fuß) und der oberen Extremität (Schulter > Hand > Ellbogen). Aus medizinischer Sicht und mit arbeitsmedizinischen Kenntnissen ist nur schwer nachvollziehbar, dass in der heutigen stark technisierten Welt so viel schwere Arbeit zu leisten ist, die mit entsprechenden körperlichen Belastungen solche Beschwerden am Bewegungsapparat erklären könnte. Hier spielen vielmehr eine Vielzahl weiterer Faktoren eine viel wichtigere Rolle: zu wenig Belastung, Bewegungsmangel, Zwangshaltungen oder haltungskonstante Arbeiten wie auch soziale oder auch individuelle Dimensionen. Ein solch komplexer biopsychosozialer Zusammenhang geht auch aus den Daten der KKH-Analyse hervor, wonach am stärksten Bürokräfte, Warenkaufleute und Arbeitslose unter Rückenschmerzen leiden.

10.2 Biomechanische Überlegungen

Die Dosis-Wirkungs-Beziehung zwischen einer körperlichen Belastung und dem Risiko einer dadurch hervorgerufenen Schädigung stellt keinen stetig steigenden linearen Zusammenhang dar, obwohl dies oft angenommen wird. Das Schädigungsrisiko bei körperlichen Belastungen wird am besten durch eine **U-förmige Belastungskurve** beschrieben, mit einem gesundheitsbezogenen Optimum in einem mittleren Dosisbereich und einem erhöhten Schädigungsrisiko sowohl bei Über- wie auch bei Unterforderungen (Abb. 10.1). Als Beschwerdeursache kommen daher nicht nur Überforderungen in Frage, z. B. durch das Handhaben schwerer Lasten oder kurzzyklisch repetitive Arbeiten längerer Dauer, sondern es können auch **Unterforderungen durch unzureichende Bewegungs- oder Ausgleichsmöglichkeiten**, beispielsweise bei Arbeiten in Zwangshaltungen, bei Überkopfarbeiten oder bei überwiegenden Steuer- und Überwachungstätigkeiten auftreten.

Der Körper braucht bestimmte adäquate und dosierbare Belastungsreize, um funktionsfähig zu bleiben und auch um Funktionen wiederherstellen zu können. Dies muss insbesondere bei der Maßnahmenplanung für die berufliche Wiedereingliederung berücksichtigt werden. Eine voll funktionsfähige Wirbelsäule benötigt eine ausgewogene und leistungsfähige Muskulatur ohne wesentliche muskuläre Dysbalancen. In der Sportmedizin und Trainingslehre wird die Kenntnis über Dosis-Wirkungs-Beziehungen schon seit vielen Jahren in Trainingspläne, z. B. zur Verbesserung der Kraft und Ausdauer, eingearbeitet. Bei Rehabilitations- und Wie-

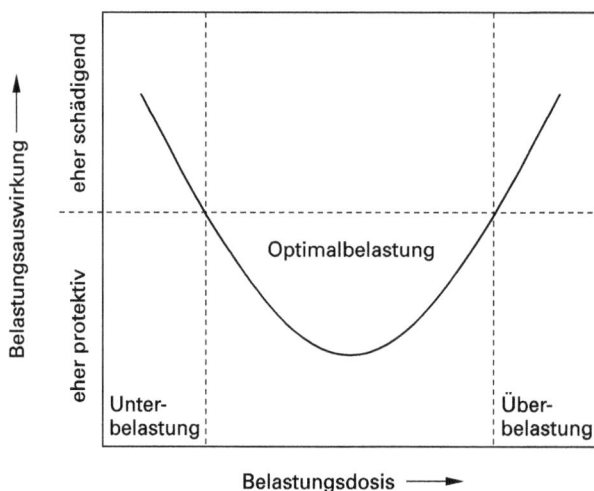

Abb. 10.1: U-förmige Belastungskurve mit gesundheitsbezogenem Optimum im mittleren Dosisbereich und erhöhtem Schädigungsrisiko sowohl bei Über- wie auch bei Unterforderungen.

dereingliederungsmaßnahmen sowie bei der ergonomischen Gestaltung von Arbeitsplätzen wird im Gegensatz dazu erst seit wenigen Jahren berücksichtigt, dass adäquat dosierte und damit körperlich zumutbare **Belastungen am Arbeitsplatz** ebenfalls **eine unabdingbare Notwendigkeit** darstellen.

Die Prävention, Therapie und Rehabilitation akuter und chronischer Beschwerden am Bewegungsapparat hat sich von relativ einfachen biomechanischen Modellvorstellungen der Rückenschul-Aktivitäten früherer Jahre (z. B. „Heben mit geradem Rücken") zu einem sehr komplexen biopsychosozialen Diagnose- und Behandlungsmodell gewandelt. Damit wird das Gesamtproblemfeld der Erkrankungen am Stütz- und Bewegungsapparat deutlich besser erfasst. Dazu ist schon frühzeitig, möglichst auf der Erstkontaktebene, eine Entscheidung zu treffen, ob es sich um spezifische oder nicht spezifische Beschwerden handelt. Nach dem Leitspruch „Häufiges ist häufig" handelt es sich bei den allermeisten Rückenschmerzen um unspezifische Beschwerden nicht degenerativer, sondern eher myofazialer Art (Leinmüller 2008). Der wichtigste Schritt nach Anamnese und Untersuchung ist die **eingehende Beratung über die Beschwerdezusammenhänge**, verbunden mit einer **möglichst frühzeitigen Wiederaufnahme von Alltags- und Berufsaktivitäten**. Damit soll den oft beim Patienten vorhandenen „fear avoidance beliefs" und der Vorstellung, körperliche Schonung sei die beste Therapie, entgegengewirkt werden. Auch medizinische Leitlinien zur Prävention von Rückenbeschwerden trennen zwischen effektiven Maßnahmen wie z. B. körperlicher Aktivität, ergonomischer Optimierung und Gestaltung des Arbeitsplatz vor allem bei Wiedereingliederungen oder vorübergehenden Ausweicharbeiten einerseits und den nicht effektiven Maßnahmen wie Rückenstützgurte, Rückenschulmodelle auf biomechanischer Basis oder ergonomisch orientierten Verhaltensanleitungen (Liebers et al. 2008) andererseits.

10.3 Psychische Faktoren

Vor allem bei chronifizierten Schmerzen am Bewegungsapparat, die ihre eigentliche Leit- und Warnfunktion verloren haben und einen eigenständigen Krankheitswert darstellen, spielen psychosoziale Faktoren eine viel größere Rolle als biomechanische Zusammenhänge. In der Praxis der betrieblichen Wiedereingliederung sind daher nicht nur Fragen zur physikalischen Belastbarkeit der Wirbelsäule und des Stütz- und Bewegungsapparates relevant und abzuklären. Zunehmend wird hier die **ganzheitlichere Sichtweise der Beschwerden mit Berücksichtigung individueller Faktoren** notwendig. Als besondere psychosoziale Belastungsfaktoren, sog. „yellow flags", auf dem Weg in eine Chronifizierung gelten dabei insbesondere Arbeitsunfähigkeitszeiten von 6 Monaten und mehr. Je länger ein Patient mit unspezifischen Rückenbeschwerden, dem sog. „low back pain", arbeitsunfähig ist, desto niedriger wird die Chance auf eine erfolgreiche Wiedereingliederung (Waddell u. Burton 2001, Bertelsmann Stiftung 2007). Auch mehrfache erfolglose Behandlungsversuche mit unterschiedlichen, meist monokausalen und biomechanisch begründeten Therapieansätzen gelten als Chronifizierungshinweis.

Während solche Faktoren noch relativ leicht zu erfassen sind, ist eine Beurteilung individueller Verhaltens- oder Erlebensbeeinträchtigungen für den Eingliederungsmanager viel diffiziler. Kognitive oder emotionale Beeinträchtigungen durch monotone bzw. unterfordernde Arbeitssituationen oder Konflikte am Arbeitsplatz mit Kollegen oder

Vorgesetzten, die individuelle Lebenssituation (Schul- und Ausbildungsstand, Alter, Familie etc.) und der individuelle Trainings- und Leistungszustand unter Berücksichtigung des dazugehörigen Leistungswillens sowie viele andere Faktoren können hier nur beispielhaft angeführt werden. Auch habituelle Besonderheiten, z. B. ein besonders starker Durchhaltewillen oder eine ausgeprägte Somatisierungstendenz, kommen vor. Sie sind in einem oft nur kurzen Patientengespräch, etwa bei einer Abstimmung der Eingliederungsplanung durch die behandelnden Ärzte, kaum in ihrer Vollständigkeit zu erfassen. Auch der Einsatz standardisierter Fragebögen kann nicht die ärztliche Einschätzung aufgrund klinischer Erfahrung ersetzen (vgl. Kap. 3 Allgemeine Leitgedanken).

10.4 Systematische Vorgehensweise

Ohne die dargelegten Überlegungen zum biopsychosozialen Hintergrund zu vernachlässigen, steht bei Beurteilungen zur Einsatzmöglichkeit bei betrieblichen Wiedereingliederungen, z. B. aufgrund chronifizierter Wirbelsäulenerkrankungen oder nach Operationen, eine möglichst umfassende und zutreffende medizinische Einschätzung über evtl. vorhandene Störungen am Bewegungsapparat im Vordergrund (vgl. Bertelsmann Stiftung 2007). Nur so wird es möglich sein, die Relevanz der Beschwerden bzw. der Erkrankung für den vorgesehenen Einsatzbereich einzuschätzen. Wie auch bei tätigkeitsbezogenen Problemen am Arbeitsplatz oder im Rahmen arbeitsmedizinischer Vorsorgeuntersuchungen spielen dabei funktionelle Aspekte zur Ausführbarkeit der beruflich notwendigen Tätigkeiten die wesentliche Rolle. Oder vereinfacht ausgedrückt: Funktion geht vor Diagnose!

Für eine sinnvolle Rehabilitationsplanung bei Beschwerden am Bewegungsapparat unter Berücksichtigung des aus der Ergonomie bekannten Belastungs-Beanspruchungs-Konzepts hat sich ein aufeinander aufbauendes **modulares Vorgehen** aus folgenden Bestandteilen als sinnvoll erwiesen:

- Gefährdungsbeurteilung des aktuellen Arbeitsplatzes mit zuverlässigen Daten zur Arbeitsplatzbelastung,
- medizinische und soziale Anamnese,
- Vorbefunde zu Erkrankungen des Bewegungsapparates,
- gezielte, arbeitsplatzbezogene Funktionsuntersuchungen der betroffenen Körperregionen,
- arbeitsmedizinische Beurteilung der individuellen Beanspruchung unter besonderer Berücksichtigung psychosozialer Aspekte.

Für die **Gefährdungsbeurteilung** (vgl. Kap. 2.4.4) mit einer Abschätzung der Belastungen am aktuellen Arbeitsplatz im Sinne einer einheitlichen, schnellen Übersicht existiert eine Checkliste zur praktischen Nutzung (Hartmann et al. 2007). Diese orientiert sich sehr eng an tätigkeitsbezogenen Auswahlkriterien einer Untersuchungsempfehlung der UV-Träger bei Belastungen des Bewegungsapparates, dem sog. G 46. In der zugehörigen BGI 506-46 finden sich umfangreiche Hinweise zu weiterführenden analytischen Beurteilungsmöglichkeiten der Arbeitsplätze unter Zuhilfenahme technischer Verfahren (www.arbeitssicherheit.de). Damit können zuverlässige und umfassende Aussagen zu objektivierbaren Arbeitsplatzbelastungen gemacht werden; vereinfachte Angaben wie „Heben über 5 kg" sind zu vermeiden.

Bei der medizinischen und sozialen **Anamnese** sollte neben den bekannten Anamnesefragen auch eine Einschätzung der individuellen Arbeitsfähigkeit durch die Beschäftigten erfolgen. Dazu gibt es als validiertes Instrument unter anderem den sog. Work Ability Index (WAI). Der WAI ist ein Messinstrument zur Erfassung der Arbeitsfähigkeit von Erwerbstätigen und wird auch als Arbeitsfähigkeits- oder Arbeitsbewältigungsindex bezeichnet (www.arbeitsfaehigkeit.net). Er kann dazu beitragen, dass frühzeitig individueller Handlungsbedarf identifiziert und Präventions- oder Rehabilitationsmaßnahmen zum Erhalt und zur Förderung der Arbeitsfähigkeit eingeleitet werden können (vgl. Kap.3.3.4). Der WAI wie auch gezielte Fragen nach psychomentalen Beanspruchungen gehören grundsätzlich nicht zur vorstehend beschriebenen betrieblichen Gefährdungsbeurteilung, sondern zum diagnostischen Spektrum des Arztes. Nach wie vor gilt, dass aus anamnestischen Daten die besten Informationen zur Relevanz und oft auch zur Progredienz der Beschwerden am Bewegungsapparat abgeleitet werden können. **Vorbefunden** und insbesondere technischen Untersuchungen bzw. bildgebenden Verfahren kommt in diesem Zusammenhang nur eine nachgeordnete Rolle zu. Therapiert bzw. rehabilitiert werden sollten die beeinträchtigten körperlichen und psychischen Funktionen der Beschäftigten unter biopsychosozialen Aspekten und nicht etwa Röntgen- oder MRT-Bilder unter der Vorstellung einfacher biomechanischer Kausalitäten.

Für die **körperliche Untersuchung** empfehlen sich einheitliche und systematisch festgelegte Untersuchungsgänge. Dabei muss nicht unbedingt bei jedem Patientenkontakt immer der gesamte Bewegungsapparat untersuchen werden. Die Systematik sollte eine Beschränkung der Funktionsuntersuchungen sowohl aus Tätigkeitsaspekten wie auch aus Zeitgründen auf die in Frage kommenden Körperregionen erlauben. Dies erleichtert auch während der Wiedereingliederungsphase eine Beurteilung des Rehabilitations- oder Therapiefortschritts. Bei (arbeits)medizinischen Untersuchungen steht die Suche nach funktionellen Störungen im Vordergrund. Die zugrunde liegenden Diagnosen sind erst in zweiter Linie von Interesse, da eine arbeitsmedizinische Beurteilung sich an der konkret vorhandenen Leistungsfähigkeit ausrichten muss und nicht an einer oft für den Arbeitseinsatz wenig aussagefähigen Diagnosebeschreibung wie „Impingement" oder „Bandscheibenvorfall".

Im Rahmen des G 46 werden verschiedene Untersuchungssystematiken für den Bewegungsapparat, z. B. *fokus* (Funktionsorientierte körperliche Untersuchungssystematik), empfohlen, die sich durch eine optimierte Gliederung der notwendigen Untersuchungen (Screening – Funktionsdiagnostik), eine modulare Gestaltung anhand bestimmter Körperregionen und einer zuverlässigen, leicht zu erlernenden Diagnostik auszeichnen (Spallek et al. 2005). Der ergonomische und zeitsparende Ablauf, eine möglichst einfache und einheitliche Dokumentation sowie ein grundsätzlicher Verzicht auf bildgebende Verfahren erleichtern den Einsatz solcher Systematiken auch bei Rehabilitationsuntersuchungen. Neben der interindividuellen Standardisierung der Untersuchungsumfänge ermöglicht die systematische Untersuchung auch einen intraindividuellen Vergleich der Untersuchungsbefunde, beispielsweise im Verlauf des Wiedereingliederungs- oder Therapieprozesses.

Bei der **funktionellen Untersuchung** stehen Kriterien im Mittelpunkt, die unter anderem für die Planung der Rehabilitation und betrieblichen Wiedereingliederung wichtig sind:

- Sind die festgestellten funktionellen Störungen relevant für die ausgeübte Tätigkeit?
- Welche diagnostischen, therapeutischen oder rehabilitativen Maßnahmen sind noch notwendig?
- Sind ggf. weitere Gesundheitsschäden beim Verbleib in dieser Tätigkeit zu erwarten?

Die Beurteilung der erhobenen medizinischen Untersuchungsbefunde hat die vielfältigen Beziehungen zu berücksichtigen, beispielsweise die zwischen einer notwendigen Lastenmanipulation oder -handhabung am Arbeitsplatz, dort vorkommender Zwangshaltungen verschiedenster Form (Zeitdauer, Ausgleichsmöglichkeiten, Haltungskonstanz) und den individuell sehr unterschiedlichen Leistungsvoraussetzungen der Beschäftigten (Gesundheit, Konstitution, Trainingszustand, Alter etc.). Ein besonderes Augenmerk ist dabei der subjektiven Schmerzempfindlichkeit und -wahrnehmung, dem individuellen Stressempfinden, das sich oft in Muskelanspannung, Myogelosen oder Erschöpfung äußert, dem individuellen Gestaltungs- und Mitwirkungsspielraum am Arbeitsplatz sowie der Fähigkeit zur psychischen Bewältigung von Beschwerden zu widmen.

Für die **Beratung** der Beschäftigten und die Festlegung der Einsatzmöglichkeiten sind in vorrangig individuelle funktionelle Störungen und daraus resultierende Leistungs- oder Bewegungseinschränkungen von Interesse und erst dann die diesen Einschränkungen zugrunde liegenden Strukturschäden. Nur anhand einer funktionellen Bewertung kann arbeitsmedizinisch beurteilt werden, ob eine Einsatzeinschränkung für den Arbeitsplatz vorliegt und ob weitere diagnostische oder sonstige Maßnahmen notwendig sind. Anhand der funktionellen Fähigkeiten ist auch die Einschätzung möglich, ob Präventionsmöglichkeiten eher in arbeitsplatzgestaltender Ergonomie oder arbeitsorganisatorischen Maßnahmen liegen. In Einzelfällen, bei denen unter Berücksichtigung der Kenntnisse aus einer Gefährdungsbeurteilung, der individuellen Anamnese, psychosozialer Faktoren und den Ergebnissen einer funktionellen Untersuchung keine sichere Beurteilung der Einsatzmöglichkeiten erfolgen kann, empfiehlt sich ein zusätzlicher Einsatz von Assessmentverfahren wie z. B. der Evaluation funktioneller Leistungsfähigkeit (EFL, vgl. Kap. 11.4.3, www.efl-akademie.de) oder mit Hilfe des FCE Assessments Ergos Work Simulator (Glatz et al. 2007). Dabei kann unter kontrollierten Bedingungen das konkrete individuelle Leistungsvermögen ausgetestet werden (vgl. Kap. 3 Allgemeine Leitgedanken). Oft ist auch eine Bestimmung von Grenzlastgewichten möglich sowie eine Festlegung, wie lange bestimmte Arbeiten ausgeführt werden können.

Bei der **Beanspruchungsbeurteilung** ist das medizinisch begründete Abwägen zwischen objektivierbaren Faktoren wie Arbeitsplatzbedingungen oder Funktionsbefunden und den individuellen Beanspruchungseinflüssen entscheidend. Die Beanspruchungsbeurteilung zielt auf die Bewertung der individuellen Belastbarkeit am tatsächlichen Arbeitsplatz, der prognostischen Einschätzungen eines möglichen Gesundheitsrisikos unter den gegebenen Bedingungen inklusive möglicher ergonomischer oder eigenverantwortlicher Kompensationsmöglichkeiten sowie dem Erhalt oder der Wiederherstellung der Beschäftigungsfähigkeit. Sie hat unter Berücksichtigung der jeweiligen individuellen Besonderheiten möglichst objektiv zu sein, um eine gezielte Planung und Beratung sowohl des betroffenen Beschäftigten wie auch des Arbeitgebers zu ermöglichen (Hartmann et al. 2005).

10.5 Arbeitsmedizinisch relevante Erkrankungen des Bewegungsapparates

10.5.1 Obere Extremität

An der oberen Extremität haben vor allem Beschwerden im Schulter- und Ellbogenbereich eine arbeitsmedizinische Bedeutung, gefolgt von Unterarm- und Handgelenkbeschwerden. Bei den Schultererkrankungen ist zu unterscheiden zwischen den Verletzungen der Rotatorenmanschette mit meist traumatischer Ursache und den Funktionseinschränkungen aufgrund entzündlicher oder degenerativer Ursachen wie beispielsweise einer „Einklemmungssymptomatik" von Sehnen oder Gelenkstrukturen (Impingement). Dabei betreffen die degenerativen Veränderungen eher die periartikulären Strukturen als die Gelenke selbst. Für die arbeitsmedizinischen Beurteilungen erscheint die Einteilung der Schulterstörungen anhand der klassischen Periarthropathie-Klassifikation (Periarthropathia humeroscapularis, PHS) sinnvoller als die gebräuchlichen orthopädischen Diagnosen, da sie eine Zuordnung zur gestörten Struktur zulassen und somit eine funktionelle Beurteilung erleichtern (Kuhn u. Spallek 2005; Tabelle 10.1).

Die Verletzungen der Rotatorenmanschette sind klinisch an einer Funktionseinschränkung oder am Ausfall des geschädigten Schultermuskels erkennbar. So kann bei einer Läsion der Supraspinatussehne keine aktive Abduktion bis ca. 70° ausgeführt werden, eine passiv bis in die Elevation von 90° und mehr geführte Anhebung des Armes kann aber gehalten werden, da in dieser Lage der M. deltoideus der wesentliche Haltemuskel ist. Mit Muskelfunktionstestungen und zugehörigen isometrischen Prüfungen gelingt eine rasche Differenzierung der Schmerzen und/oder Muskelstörungen sowie die Festlegung der Funktionseinschränkung. Das Therapie- und Rehabilitationsziel besteht in der Wiederherstellung einer kraftvollen und schmerzfreien oder zumindest weitestgehend schmerzarmen Schulterfunktion. Eine Bewertung der isometrischen Testungen in Kraftgraden von 0 (komplette Lähmung) bis 5 (volle Muskelkraft) ist dabei hilfreich (siehe „Leitlinien zur Rehabilitationsbedürftigkeit bei Erkrankungen des Stütz- und Bewegungsapparates", Download unter: www.deutsche-rentenversicherung-bund).

Bei jüngeren Patienten überwiegt als Ursache für eine Rotatorenmanschettenruptur ein aktuelles traumatisches Geschehen, etwa eine direkte Gewalteinwirkung durch einen Sturz. Bei älteren Patienten hingegen, bei denen oft die Belastbarkeit der Rotatorenmanschette durch degenerative oder anlagebedingte Veränderungen oder auf dem Boden rezidivierender Mikrotraumata vermindert ist, können bereits Bagatelltraumata wie bei einem Stoß oder einer heftigen Prellung für eine Ruptur ausreichen. Meist

Tab. 10.1: Funktionelle Einteilung der Schulterstörungen (PHS, Periarthropathia humeroscapularis)

Funktionelle Diagnose	Synonym / orthopädische Diagnose	Strukturschaden
PHS acuta	akute Bursitis, Supraspinatussyndrom	Kalkherd mit Einbruch in die Bursa subacromialis
PHS tendinotica	Impingement	degenerativ-regressive Veränderungen (bis hin zur PHS calcarea)
PHS pseudoparetica	Rotatorenmanschettenruptur	Pseudoparese infolge Sehnenruptur
PHS ankylosans	„frozen shoulder"	Kapselschrumpfung

wird bei älteren Patienten aufgrund solcher Vorschäden auf eine Operation verzichtet und eine konservative Therapie in die Wege geleitet. Dann muss sowohl für die funktionelle Behandlung wie auch für die betriebliche Wiedereingliederung eine längere Zeit eingeplant werden. Bei jüngeren Patienten überwiegt dagegen die operative Therapie mit intensiver funktioneller physikalischer Nachbehandlung.

Für die sehnenbedingten Erkrankungen der Schulter und auch für die meisten degenerativen Erkrankungen ist ein sog. „painful arc" diagnostisch wegweisend. Dabei kommt es bei der aktiven Abduktion und Elevation des Armes im Bereich ab ca 60° zu einer Verstärkung bewegungsbezogener Beschwerden, die aber bei weiterer Durchführung der Bewegung ab ca 120° wieder nachlassen. Grund dafür ist meist eine Einklemmungsproblematik der Bursa subacromialis oder eine Einengung der Supraspinatussehne zwischen Humeruskopf und Acromion (vgl. Tab. 10.1 [PHS] tendinotica bzw. Impingement). Als weitere Ursache kommen Verkalkungen der Supraspinatussehne (PHS tendinotica oder PHS calcarea) oder eine Bursitis subacromialis im Sinne einer PHS acuta in Frage. Die PHS acuta wird auch als Supraspinatussyndrom bezeichnet, meist ein akut entzündliches Geschehen ohne erkennbare Ursache, aber mit intensiven Schulterschmerzen und Schonhaltung des Armes in Adduktion. Für die Wiedereingliederung relevanter ist die chronische Schultersteife in Folge einer Kapselschrumpfung (PHS ankylosans, „frozen shoulder"). Hier findet sich im Gegensatz zur PHS acuta ein typisches Kapselmuster, wobei die Außenrotation deutlicher betroffen ist als die Abduktion und die Innenrotation. Die PHS ankylosans zeigt meist einen typischen 3-phasigen Verlauf mit ca. 4 bis mitunter 8 Monaten Beschwerdezunahme, anschließend fast ebenso lange eine Konstanz der Beschwerden und nachfolgenden Rückgang. Üblicherweise sollte daher mit einer Dauer der Beschwerden von 12–24 Monaten gerechnet werden und die Patienten sollten darüber eingehend beraten werden.

Der Ausfall der betroffenen Schultermuskulatur bei der Rotatorenmanschettenruptur bzw. die diagnostizierbaren Funktionseinschränkungen im Schulter-Arm-Bereich (PHS acuta und tendinotica) bestimmen die arbeitsmedizinischen Einsatzbeschränkungen bei der Wiedereingliederung. Arbeiten über Schulterniveau bzw. Überkopfarbeiten sind nicht oder nur sehr eingeschränkt möglich und auch bei der Lastenhandhabung kann es zu relevanten Einschränkungen auf der betroffenen Seite kommen. Elevationsbewegungen der Arme sowie Arbeiten in der Armvorhalte mit geringem Kraftaufwand, etwa bei Friseurtätigkeiten, sind meist ebenfalls beeinträchtigt. Die therapeutischen Maßnahmen wie auch das Funktionstraining zeigen hierbei meist rasche Fortschritte, so dass länger dauernde Tätigkeitseinschränkungen nicht unbedingt erforderlich sein müssen. Die Rehabilitationsmaßnahmen können daher durch kurzfristige Nachuntersuchungen mit der Festlegung von adäquat steigenden Arbeitsbelastungen unterstützt werden. Bei der PHS ankylosans als grundsätzlich länger dauerndem Geschehen genügt in den meisten Fällen ein mehrwöchiger Nachuntersuchungsrhythmus.

Im Ellbogenbereich überwiegen die Sehnenansatzstörungen vorwiegend der Streck- und weniger oft auch der Beugemuskulatur des Unterarmes. Diese Epikondylopathien resultieren meist aus einer akuten oder chronischen Überlastung der lokalen Strukturen aufgrund intensiver, aber ungewohnter Arbeiten oder falscher Arbeits- bzw. Sporttechniken (Tennis- oder Golfer-Ellbogen). Das akut entzündliche Geschehen beim Beginn der Erkrankung kann im Einzelfall über einen mehrmonatigen Verlauf chronifizieren und eine langfristige Therapie bis hin zu einer Operation notwendig machen. Neben einer intensiven und meist breit angelegten Therapie ist immer die

Überprüfung der Arbeitstechniken notwendig, die die Beschwerden verursacht oder ausgelöst haben, sowie eine ergonomische Überprüfung des Arbeitsplatzes und der genutzten Werkzeuge. Dies gilt auch für Sehnenscheidenentzündungen der Beuge- oder Strecksehnen im Unterarmbereich bzw. für Beschwerden aufgrund einer Druck- schädigung von Nerven wie beim Karpaltunnelsyndrom.

Die schmerzhaften Bewegungseinschränkungen bei Unterarm-Drehbewegungen oder repetitiven Bewegungen der Hände (Schraubendrehen, Feilen etc.) · sowie Schmerzen beim meist kraftvollen Zugreifen und Halten von Gegenständen, Werkzeu- gen oder mit der Hand gehaltenen, vibrierenden Maschinen machen fast immer einen Ausweicharbeitsplatz ohne derartige Tätigkeitsanforderungen notwendig. Dieser sollte befristet werden, wobei darauf zu achten ist, dass die Befristung zeitlich ausreicht, um beschwerdefreies Arbeiten zu ermöglichen und vorzeitige Rezidive zu verhindern. Aufgrund der vielfältigen manuellen Anforderungen in vielen Handwerksberufen, im Baugewerbe, in der Industrie, aber auch im Dienstleistungsgewerbe bis hin zu Ver- waltungsarbeiten können diese Funktionsbeschränkungen allerdings bei der Wieder- eingliederungsplanung teilweise erhebliche Schwierigkeiten bereiten, insbesondere wenn keine geeigneten Ausweichtätigkeiten zur Verfügung gestellt werden können.

10.5.2 Untere Extremität

Die arbeitsmedizinisch relevanten Beschwerden der unteren Extremität betreffen vor- wiegend Unfallfolgen wie Meniskus- oder Kreuzbandschäden am Kniegelenk bzw. Bandrupturen im Sprunggelenkbereich. Davon sind überwiegend jüngere Mitarbeiter betroffen, die sportlich aktiv sind. Hier sollten die Maßnahmen der betrieblichen Wie- dereingliederung unter Berücksichtigung der Konstitution und des Trainingszustands intensiv gestaltet werden.

Degenerative Meniskusschäden als Folge eines Alterungsprozesses im Sinne einer primären Degeneration treten bevorzugt bei älteren Beschäftigten auf. Ursachen dafür können Überbelastung und/oder Achsenfehlstellung und/oder Knorpelschäden und/ oder Mikrotraumatisierungen darstellen. Eine überdurchschnittliche Belastung der Kniegelenke ist biomechanisch meist verbunden mit einer Dauerzwangshaltung, ins- besondere bei Belastungen durch Hocken oder Knien bei gleichzeitiger Kraftaufwen- dung oder durch häufig wiederkehrende erhebliche Bewegungsbeanspruchung, z. B. Laufen oder Springen mit häufigen Knick-, Scher- oder Drehbewegungen auf unebe- ner Unterlage. Als arbeitsbedingte Ursachen können dabei überwiegend kniebelasten- de Tätigkeiten, z. B. Arbeiten in tiefer Hocke oder im Knien, im Bergbau unter Tage, bei Ofenmaurern, Fliesen- oder Parkettlegern, bei Rangierarbeitern, Berufssportlern und bei Tätigkeiten unter besonders beengten Raumverhältnissen in Frage kommen. Diesbezügliche Zusammenhangsfragen sind in der wissenschaftlichen Begründung zur Berufskrankheit 2102 ausführlich dargestellt (BMA 1999).

Durch die Kontinuitätsunterbrechung im Meniskusgewerbe wird die Funktion der Menisken als Lastverteiler und „Stoßdämpfer" im Kniegelenk beeinträchtigt, und die Last übertragende Fläche im Kniegelenk verkleinert sich. Damit erhöht sich gleichzei- tig der Druck auf den verbleibenden Gelenkknorpel. Insbesondere bei einer Ruptur des vorderen Kreuzbandes ohne operative Rekonstruktion (Kreuzbandplastik) besteht ein erhöhtes Risiko für eine Läsion des Innenmeniskus. Aufgrund einer vermehrten Translation des Tibiakopfes gegenüber dem Femur und der damit einhergehenden Veränderungen des Roll-Gleit-Mechanismus im Kniegelenk kann dadurch ebenfalls das Auftreten einer Gonarthrose begünstigt werden. Bei solchen komplexen Band-/Meniskusverletzungen muss immer auch mit einer Lockerung des Kapselbandapparates gerechnet werden, die zu sekundären Instabilitäten führen kann.

Eine zweite Gruppe betrifft die arthrotischen Beschwerden im Hüft- oder Kniegelenkbereich bzw. die Funktionsstörungen nach erfolgter Endoprothetik an diesen Gelenken. Hierbei handelt es sich vorwiegend um Beschäftigte höheren Alters, die mit diesen Beschwerden schon viele Jahre zu tun haben. Die Gonarthrose gehört mit einer Prävalenz von 30 bis über 60 % (je nach Studie) zu den häufigsten Erkrankungen der über 60-Jährigen. Alle Arthrosen sind gekennzeichnet durch eine progressive Zerstörung des Gelenkknorpels bis hin zur Mitbeteiligung der Gelenkstrukturen meist primärer oder idiopathischer Genese. Für die sekundären Arthrosen kommen Achsabweichungen, Gelenkdysplasien, endokrine Faktoren und eine Vielzahl weiterer Ursachen in Frage. Aber auch anlagebedingte Einflüsse, private oder berufliche Fehlbelastungen und Übergewicht können eine Rolle spielen. Im zunehmenden Maße werden bei der betrieblichen Wiedereingliederung die Einsatzfragen nach erfolgter Endoprothetik wichtig. Dies gilt sowohl für die Hüfte wie auch für das Kniegelenk. Die verbesserten Operationstechniken, verbunden mit haltbareren Implantaten, werden dazu führen, dass die zur Operation anstehenden Patienten immer jünger werden. Die demografischen Probleme einer längeren Lebensarbeitszeit werden in Konsequenz damit öfter eine betriebliche Rehabilitation notwendig machen.

Das Rehabilitationsziel bei allen Erkrankungen des Kniegelenks ist die Wiederherstellung der Beweglichkeit (Kniegelenkflexion von mehr als 110° bzw. Beheben eines Streckdefizits) und der muskulären Kraft zur Stabilisierung von Kniegelenk, Stand und Gangbild und zur Vermeidung von Instabilitäten. Auch bei Implantatträgern ist ein stabilisierendes Training der gelenkführenden Muskulatur als günstig anzusehen und ohne besonderes Risiko für das Implantat. Die Kräftigung der Oberschenkelmuskulatur und vor allem eine Adipositas als individueller Risikofaktor bedürfen besonderer Berücksichtigung. Langfristig sind auch nach erfolgreicher Rehabilitation Arbeiten in tiefer Hocke und unter beengten Raumverhältnissen als ungünstig zu bewerten.

Bandrupturen am Sprunggelenk sind ebenfalls eine typische Unfallfolge. Dies gilt nicht nur für Sportunfälle, sondern besonders auch für Arbeits- oder Wegeunfälle. Je nach Ausmaß der Verletzung und der rupturierten Bandstrukturen ist ein eher konservatives (weniger als 3 Bänder verletzt) oder operatives Vorgehen zur Stabilisierung des Sprunggelenks angebracht, insbesondere bei knöcherner Mitbeteiligung. Ziel der überwiegend frühfunktionellen Therapie ist die Ausheilung der Ruptur ohne Stabilitätsverlust. Bei der betrieblichen Wiedereingliederung kann mit Bandagen oder Orthesen eine bessere funktionelle Anpassung an die Arbeitsplatzanforderungen unterstützt werden. Meist sind Ausweicharbeitsplätze mit überwiegenden Sitzmöglichkeiten nur kurz- oder mittelfristig erforderlich. Bei chronischen Instabilitäten oder rezidivierenden Schwellungs- und Schmerzzuständen im Sprunggelenkbereich können Arbeiten mit überwiegenden Stehanteilen, weiten Laufwegen und auf Leitern oder Gerüsten problematisch werden.

10.5.3 Wirbelsäule

Die arbeitsmedizinisch relevanten Beschwerden und Erkrankungen der Wirbelsäule finden sich aufgrund der meist degenerativen Ursachen im mittleren bis höheren Lebensalter und betreffen am häufigsten die Lenden- und die Halswirbelsäule. Relevante Erkrankungen der Brustwirbelsäule wie ein Morbus Scheuermann (Adoleszentenkyphose, juvenile Osteochondrose) sind eher bei jüngeren Beschäftigten im Rahmen einer Einstellungs- oder Eignungsuntersuchung zu erwarten als im Rahmen einer Rehabilitationsfragestellung.

Die beim **Morbus Scheuermann** zugrunde liegende Wachstumsstörung im Bereich der Grund- und Deckplatten der Wirbelkörper führt zu einer langsameren Wachstumsgeschwindigkeit der ventralen Anteile der Wirbelkörper und infolgedessen zur Keilwirbelbildung mit einer Verstärkung der Brustkyphose. Da diese Wachstumsstörungen nicht immer ganz symmetrisch erfolgen, kann es auch zur Entstehung einer (Kypho-)Skoliose kommen. Meist sind die Wirbelkörperveränderungen nach Ende der Wachstumsphase stabil und nicht weiter progredient. Sie verursachen daher keine Therapie- oder Rehabilitationsnotwendigkeit. Sekundäre Phänomene, die in höherem Lebensalter auftreten, resultieren vorwiegend aus der kyphotischen Wirbelsäulenfehlstellung. Bei einer LWS-Mitbeteiligung bzw. bei einer konsekutiven Hyperlordose treten deutlich häufiger klinische Symptome auf. Bei einer lumbalen Mitbeteiligung ist zudem eine Risikoerhöhung für degenerative Bandscheibenschäden zu erwarten. Zeitlich befristete Einschränkungen sind aber nur notwendig, wenn die Erkrankung floride ist oder bei erheblicher Beeinträchtigung eines Bewegungssegments.

Die **Skoliose** als fixierte Seitenverbiegung der Wirbelsäule gilt ebenfalls als Wachstumsstörung und kann in den verschiedenen Etagen der Wirbelsäule, aber auch etagenübergreifend auftreten. Meist handelt es sich um S- oder Doppel-S-förmige Skoliosen, großbogige Skoliosen kommen seltener vor. Fast immer findet sich auch eine mehr oder weniger ausgeprägte Torsion der Wirbelkörper. Insbesondere bei höhergradigen Skoliosen der Brustwirbelsäule mit Thoraxdeformierung kann die Lungenfunktion sowie die Herz-Kreislauf-Leistung beeinträchtigt werden. Eine Einteilung der Skoliosen zur Abschätzung der körperlichen Belastbarkeit bzw. einer möglichen Progredienz erfolgt am besten über die radiologische Messung des Skoliosewinkels nach Cobb. Bei leichten Krümmungen bis zu einem Winkel von 20° genügen intensive krankengymnastische und muskelkräftigende Therapien. Wesentliche Einschränkungen bei Arbeitseinsatz sind dabei nicht zu erwarten. Zwangshaltungen, die zu einer Verstärkung der Skoliose führen könnten, Bewegungsmangel sowie axiale Belastungen durch schwere Lasten oder Ganzkörpervibrationen sind allerdings zu vermeiden. Wirbelsäulenverbiegungen mit einem Winkel über 40° werden meist operiert und müssen dann individuell beurteilt werden.

Die arbeitsmedizinisch relevanten **Schmerzsyndrome** der Wirbelsäule können radikulärer oder pseudoradikulärer Art sein. Im ersteren Fall liegt ursächlich fast immer eine Bandscheibendegeneration, als Protrusio oder als Prolaps mit oder ohne Sequester, als wesentlicher kausaler mechanischer Faktor für die Wurzelreizung vor. Solche Radikulärsyndrome weisen eine segmentbezogene Schmerzausstrahlung in die Extremitäten mit sensiblen oder motorischen Störungen auf und imponieren beispielsweise an der LWS als Lumboischialgie.

Etwa zwei Drittel der bandscheibenbedingten Wurzelreizungen betreffen die Lendenwirbelsäule und dort bevorzugt die unteren Abschnitte ab LWK 4, ein Drittel betrifft die Halswirbelsäule und lediglich 2 % die Brustwirbelsäule. Da eine absolute oder dringliche Operationsindikation nur bei einem Kaudasyndrom bzw. bei funktionell stark beeinträchtigenden oder zunehmenden Lähmungen besteht, steht bei der

Wiedereingliederung in das Arbeitsleben nach erfolgter konservativer Therapie und Rehabilitation das Erlernen rückengerechten Verhaltens, insbesondere beim Umgang mit Lasten, sowie die ergonomische Überprüfung des Arbeitsplatzes im Vordergrund. Die Patienten müssen lernen, mit Funktionsstörungen und Beeinträchtigungen durch die Bandscheibendegeneration zu leben und den Arbeitsalltag zu bewältigen. Dabei ist der muskulären Stabilisierung der betroffenen Bewegungssegmente durch Aufbau und Kräftigung der Haltemuskulatur besondere Aufmerksamkeit zu widmen.

Als wesentlicher Arbeitsplatzfaktor für den Lumbalbereich spielt die Gewichtsbelastung durch Heben, Tragen, Ziehen oder Schieben von Lasten eine große Rolle. Im Rahmen einer individuellen Verhaltensmodifikation kommt hierbei insbesondere dem rückengerechten Heben und Tragen von Lasten, ggf. aber auch der Reduktion einer lordoseverstärkenden Bauchadipositas, eine herausragende Bedeutung zu. Intensivere Lastenhandhabung und Tätigkeiten, die zu einem erhöhten Bandscheiben-Innendruck führen, mit asymmetrischen Wirbelsäulenbelastungen oder sogar Torsion der Wirbelsäule einhergehen, sind zu vermeiden. Die Belastungssteigerung bei der Wiedereingliederung von Bandscheibenpatienten muss sich an der körperlichen Funktionsverbesserung während der Reha-Maßnahme orientieren und sollte nicht zu rasch erfolgen. Daher sollten Assessmentverfahren wie EFL (vgl. Kap. 11.4.3) oder Ergos erst nach frühestens 3 Monaten zum Einsatz kommen (vgl. Kap. 3.3.4). Eine differenzierte Festlegung des Leistungsvermögens ist oft erst nach 3–6 Monaten möglich (AMWF, 2005).

Bei den bandscheibenbedingten Beschwerden im HWS-Bereich ist auf die Vermeidung von Zwangshaltungen oder haltungskonstanten Tätigkeiten im Schulter-Nacken-Bereich zu achten. Tätigkeiten mit Überkopfarbeiten, häufigen Reklinationshaltungen des Kopfes sowie einseitige den Schultergürtel belastende Arbeiten (Arbeiten über Schulterniveau) sollten möglichst nicht oder nur sehr selten ausgeübt werden.

Die aufgeführten Tätigkeitseinschränkungen gelten grundsätzlich auch für Wiedereingliederungen von Patienten mit pseudoradikulären Schmerzsyndromen oder unspezifischen Rückenschmerzen im Sinne eines „low back pain". Hier kann jedoch mangels eindeutiger mechanischer Ursache aufgrund einer nervenwurzelrelevanten Bandscheibendegeneration die Steigerung der körperlichen Leistungsfähigkeit in der Rehabilitation schneller erfolgen. Dabei kommt der Verbesserung der muskulären Funktionen und dem Entgegenwirken einer muskulären Dysbalance besondere Bedeutung zu (Leinmüller 2008). Bei allen Schmerzsyndromen an der Wirbelsäule ist im Rehabilitations- oder Wiedereingliederungsverlauf immer wieder die aktuelle Schmerzsymptomatik und die aktuelle Befindlichkeit zu erheben und mit dem jeweiligen funktionellen Status standardisiert zu dokumentieren. Nur auf diese Weise kann es gelingen, ein sich möglicherweise entwickelndes chronisches Schmerzsyndrom der Wirbelsäule frühzeitig zu erkennen und entsprechende Änderungen der Rehabilitationsmaßnahmen vorzunehmen.

Die arbeits- und sozialmedizinische Einschätzung des Leistungsvermögens von Beschäftigten erfordert eine umfassende Berücksichtigung der physischen, psychischen, individuellen und beruflichen Aspekte. Nicht nur der klinisch-neurologische Funktionsstatus oder eventuell verbleibende Restbeschwerden bestimmen dabei das aktuelle Leistungsvermögen. Auch die Motivation der Betroffenen und die Bereitschaft, sich aktiv an der betrieblichen Wiedereingliederung zu beteiligen sowie ihren Schmerzbewältigungsstrategien kommen dabei eine wesentliche Rolle zu. Funktion geht vor Diagnose! Aufgrund der weiten Verbreitung von Rückenschmerzen und bandscheibenbedingten Erkrankungen der Wirbelsäule ist die betriebliche Wiedereingliederung oftmals schwierig, da nur in den seltensten Fällen kurz- oder auch langfristig geeignete Arbeitsplätze zur Verfügung stehen oder geschaffen werden können. Seitens der Anforderungen am Arbeitsplatz sind insbesondere die erforderlichen Körperhaltungen und -positionen, die Arbeitsschwere und die am Arbeitsplatz vorhandenen Handlungs- oder Interventionsspielräume dem funktionellen Leistungsvermögen und den weiteren individuellen Gegebenheiten gegenüberzustellen. Aufgrund der demografischen Entwicklungen und der betrieblich relevanten Dimensionen der „Volkskrankheit Rückenschmerz" wird sich das Management der betrieblichen Wiedereingliederung in den nächsten Jahren verstärkt an den biopsychosozialen Zusammenhängen bei muskuloskelettalen Beschwerden ausrichten und mehr auf die Mitwirkungsnotwendigkeit der erkrankten Beschäftigten konzentrieren müssen. Dabei kommt der Entwicklung und Überprüfung spezifisch an die jeweiligen betrieblichen Gegebenheiten und Besonderheiten angepasster Eingliederungsmaßnahmen eine besondere Bedeutung zu.

10.6 Betriebliches Eingliederungsmanagement bei Volkswagen Nutzfahrzeuge

Volkswagen Nutzfahrzeuge (VWN) ist eine eigenständige Marke der Volkswagen AG mit rund 13000 Beschäftigten am Standort Hannover. Jährlich laufen hier etwa 150000 Fahrzeuge der Baureihe T5 (Transporter, Caravelle, Multivan und California) vom Band. Im Zusammenhang mit dem demografischen Wandel wurde bei VWN ein **„Kaskadenmodell"** (Bundesvereinigung der Deutschen Arbeitgeberverbände 2008) entwickelt, das auch beim betrieblichen Eingliederungsmanagement (vgl. Kap. 2 Rechts- und Sozialordnung) angewandt wird. Hierbei handelt es sich um ein 4-stufiges Modell zum Erhalt und zur Wiederherstellung der Arbeitsfähigkeit für leistungsgeminderte und/oder behinderte und/oder langzeiterkrankte Arbeiter. Es beinhaltet präventive und rehabilitative Angebote entlang einer mehrstufigen Kaskade mit den Stufen Prävention – Integration vor Ort – Integrationswerk und Sondermontage. Dazu steht bei VWN das ganze Spektrum arbeitsgestalterischer Möglichkeiten und ein präventiv ausgerichteter Arbeits- und Gesundheitsschutz zur Verfügung.

10.6.1 Prävention

Die **Präventionsmaßnahmen** (Hellmann 2007) beginnen beim Berufseinstieg und beinhalten neben standardisierten Einstellungsuntersuchungen, arbeitsmedizinischer Beratung, einem individuellem Gesundheitscoaching (z. B. Schutzimpfungen, Ernährungsberatung, Raucherentwöhnung, physiotherapeutische Betreuung am Arbeitsplatz, Rückenschule, arbeitsplatzbezogenes Hebe- und Tragetraining, Stressbewältigungsseminare, Aktionswochen, psychologische Einzelberatung etc.) eine systematische Arbeitsplatzrotation im Rahmen einer praktizierten Gruppen- und Teamarbeit. Hierdurch eröffnen sich zunehmend weiterführende Möglichkeiten eines altersgerechten und gesundheitsförderlichen Personaleinsatzes, z. B. durch den Einsatz von altersgemischten Arbeitsgruppen. Durch eine regelmäßige Rotation innerhalb der Teams lassen sich somit einseitig belastende Tätigkeiten reduzieren. Außerdem können alle Beteiligten neue berufliche Kompetenzen erwerben und ältere Beschäftigte ihr Erfahrungswissen an jüngere Kollegen weitergeben. Durch die Flexibilität der einzelnen Gruppenmitglieder wird darüber hinaus die individuelle Lernfähigkeit trainiert. Der Grundsatz **„Integration statt Separation"** zielt darauf ab, die Einsatzmöglichkeiten dieser Beschäftigtengruppe langfristig abzusichern. Um leistungsgewandelte Personen adäquat einzusetzen, werden zunächst sämtliche Möglichkeiten der im Werk flächendeckend praktizierten Gruppen- und Teamarbeit genutzt. Damit leistungsgewandelte Beschäftigte optimal in den bestehenden Gruppen integriert werden können, wurde bereits im Vorfeld sehr viel Sorgfalt auf die Ausgestaltung der Gruppenarbeit gelegt. Beim Zuschnitt der gemeinsamen Gruppenarbeit werden möglichst umfangreiche Arbeitsinhalte mit vielfältigen Anforderungen so zusammengefasst, dass die Gruppenmitglieder die Tätigkeiten gemäß ihrem individuellen Leistungsvermögen selbstbestimmt unter sich aufteilen können. Hierbei entwickeln die Gruppen eigene Rotationspläne, die darauf abzielen, einseitige körperliche Belastungen zu vermeiden und einen regelmäßigen Belastungswechsel sicherzustellen. Zusätzlicher Qualifizierungsbedarf wird im Sinne einer lernförderlichen Arbeitsatmosphäre vom Unternehmen durch nahegelegene Lernstätten angeboten. Ein bestimmter Prozentsatz der gemeinsamen Gruppenarbeit besteht zudem aus indirekten Aufgaben (z. B. disponierende Tätigkeiten), die sich speziell für Mitarbeiter mit eingeschränkter Rotationsfähigkeit anbieten. Wöchentliche Gruppengespräche bieten Raum für Diskussionen und Konfliktbewältigung. Darüber hinaus können aus der Gruppe Vorschläge zur Optimierung der Arbeitsabläufe und der Arbeitsorganisation erarbeitet werden und bei Bedarf außerdem externe Spezialisten, wie z. B. Ergonomiefachkräfte, angefordert werden. Das betriebsinterne Gesundheitswesen macht im Rahmen einer aufsuchenden Beratung verschiedene Angebote der betrieblichen Gesundheitsförderung, wie z. B. im Bereich der Verhaltensergonomie ein gesundheitsgerechtes Hebe- und Tragetraining.

Für verbleibende belastungsintensive Arbeitsplätze, Arbeitsbereiche mit starrer Taktbindung und Schicht- bzw. Nachtarbeit kann zwischen den betrieblichen Akteuren und dem Sozialpartner eine begrenzte Verweildauer der Beschäftigten am entsprechenden Arbeitsplatz verabredet werden. Dazu müssen im Vorfeld verbindliche Vereinbarungen über Nachfolgetätigkeiten getroffen werden. Außerdem muss der Übergang in einen anderen Arbeitsbereich durch individuelle Weiterbildungs- und Qualifizierungsmaßnahmen flankiert werden.

10.6.2 Voraussetzungen für das Eingliederungsmanagement

Nicht jeder Beschäftigte kann mit den zunehmenden Leistungsanforderungen Schritt halten, insbesondere dann nicht, wenn sich gesundheitliche Beeinträchtigungen chronifiziert haben. Leistungsgewandelte Beschäftigte sind dann nur noch begrenzt einsetzbar. Um geeignete Arbeitsplätze für diese Personengruppe zu identifizieren, wurde das sog. Arbeitsplatz-Managementsystem (im folgenden APMS) eingeführt. Dabei handelt es sich um ein EDV-gestütztes Analyseinstrument, das laufend aktualisierbare und bedarfsgerechte Arbeitsplatzbewertungen unter Berücksichtigung von Gesundheits- und Belastungsaspekten ermöglicht. Bestehende Produktionsarbeitsplätze lassen sich systematisch in diesem System erfassen und nach biometrischen Belastungsprofilen bewerten. Das Ergonomietool basiert unter anderem auf den von der Bundesanstalt für Arbeitsschutz und Arbeitsmedizin veröffentlichten Leitmerkmalmethoden (www.baua.de/de/Themen-von-A-Z/Gefaehrdungsbeurteilung/Gefaehrdungsbeurteilung.html?__nnn=true&__nnn=true) und lässt eine spezifische und kumulierte Belastungsbeurteilung zu. Bei der systematischen Erfassung der physischen und psychischen Arbeitsbelastungen werden neben betrieblichen Expertenteams auch unmittelbar betroffene Mitarbeiter (z. B. Gruppensprecher oder Vertrauensleute) beteiligt, die mit in die Identifizierung und Optimierung kritischer Arbeitsplätze eingebunden werden. Mit dem Arbeitsplatz-Managementsystem lassen sich sowohl derzeitige Arbeitsbelastungen abbilden als auch wichtige Gestaltungs- und Konstruktionshinweise für die Neuentwicklung zukünftiger Arbeitsplätze, z. B. für Nachfolgemodelle, ableiten. Sämtliche Arbeitsplätze werden nach ihrer Beurteilung bestimmten Risikostufen zugeordnet, die wiederum an das Ampelprinzip (rot-gelb-grün) angelehnt sind. Kritische Arbeitsplätze lassen sich auf Basis der erfassten ergonomischen Situation nach technischen, organisatorischen und persönlichen Maßnahmen optimieren.

Im Arbeitsplatz-Managementsystem werden im 1. Schritt biomechanische und physische Belastungsfaktoren (wie z. B. einzunehmende Körperhaltungen, aufzubringende Aktionskräfte und manuelle Lastenhandhabung) sowie konkrete, „messbare" Arbeitsumgebungsfaktoren (Lärmexposition, Kontakt mit Gefahrstoffen, klimatische Verhältnisse am Arbeitsplatz etc.) erfasst. Da der Mensch aber ein komplexes, biopsychosoziales Wesen ist und die in ihm ablaufenden Vorgänge von biologischen, psychischen und sozialen Faktoren und Prozessen wechselseitig beeinflusst werden können, muss versucht werden, diese „nicht messbaren Einflüsse" in einen sinnvollen Kontext zu den daraus resultierenden psychischen Belastungen am Arbeitsplatz zu bringen. Im 2. Schritt lassen sich auch psychische Belastungsfaktoren den im Arbeitsplatz-Managementsystem hinterlegten Arbeitsplätzen zuordnen. Spezielle Analyseinstrumente zur alterssensitiven Belastungsbeurteilung sind in Vorbereitung und können nachträglich im APMS implementiert werden.

Das Arbeitsplatz-Managementsystem zeigt sofort Gestaltungshinweise für eine ergonomisch verträgliche Arbeitsplatzrotation. Dem Arbeitsmediziner ermöglicht es im Zusammenhang mit der betrieblichen Epidemiologie eine Analyse der Zusammenhänge zwischen den Arbeitsplatzbelastungen und Erkrankungen. In einer Expositionsakte lassen sich zuverlässige Informationen über zurückliegende Belastungen der Beschäftigten über eine gesamte Erwerbsbiografie erfassen. Dem Rehabilitationsarzt können zukünftig gezielte betriebliche Informationen zur Arbeitsplatz- und Tätigkeitsbeschreibung auf Grundlage der zuvor durchgeführten Belastungsanalyse übermittelt werden. Von den Rehabilitationsärzten wird die Relevanz derartiger Informationen, insbesondere für die Abschlussbeurteilung, als sehr hilfreich eingeschätzt.

Das Arbeitsplatz-Managementsystem wurde 2007 als positives Praxisbeispiel mit dem Arbeitsschutzpreis der Deutschen Gesetzlichen Unfallversicherung ausgezeichnet (http://www.dguv.de/inhalt/presse/2007/Q3/arbeitsschutz-preis/index.jsp).

10.6.3 Modellprojekt JobReha

Vor dem Hintergrund demografischer Entwicklungen gewinnen neben präventiven Aktivitäten auch rehabilitative Maßnahmen zunehmend an Bedeutung. Bei der **JobReha** (Schwarze et al. 2008) handelt es sich um ein wissenschaftlich begleitetes, effektives Modellverfahren zur berufsorientierten Rehabilitation von Patienten mit muskoloskelettalen Beschwerden, das auf eine Verbesserung der Gesundheit am Arbeitsplatz zielt und betriebliche sowie außerbetriebliche Gesundheitsmaßnahmen sinnvoll miteinander vernetzt (vgl. Kap. 6 Herzerkrankungen).

Zu Beginn dieses Modellprojekts wurde eine Kooperationspartnerschaft zwischen Arbeitgeber (Volkswagen Nutzfahrzeuge), Sozialversicherungsträger (Deutsche BKK und Deutsche Rentenversicherung Braunschweig) und Rehabilitationseinrichtungen aus der Region Braunschweig-Hannover (unter anderem Medizinische Hochschule Hannover, Gesundheitszentrum Hannover) vereinbart. Grundlage hierfür war unter anderem das SGB IX, das die Notwendigkeit derartiger Kooperationen festschreibt und somit neue Möglichkeiten für eine verbesserte Umsetzung berufsorientierter Rehabilitationen bietet. Von besonderer Bedeutung sind sowohl Verkürzungen der zeitlichen Abläufe (vereinfachtes Zugangsverfahren, frühzeitige und unbürokratische Einleitung der Gesundheitsmaßnahmen) vor und nach der eigentlichen Rehabilitationsmaßnahme durch ein geeignetes Schnittstellenmanagement (zentrale Koordination und gezielter Informationsfluss mit strukturierter Arbeitsplatzbeschreibung) sowie Anpassungen der therapeutischen Inhalte an die tatsächliche Arbeitsplatzsituation (direkter Kontakt zwischen betreuendem Werkarzt und behandelndem Facharzt der jeweiligen Rehabilitationseinrichtung). Beschäftigte mit Beschwerden am Bewegungsapparat erhalten bei Vorliegen bestimmter Voraussetzungen (drohende Arbeitsunfähigkeit; aktuelle Einsatzprobleme aufgrund gesundheitlicher Probleme; Selbsteinschätzung des Patienten) auf freiwilliger Basis einen vereinfachten Zugang zu sinnvollen Therapie- und Rehabilitationsmaßnahmen. Der Versorgungsablauf erfolgt je nach Beschwerdebild in mehrstufigen Verfahren von einer ambulanten, 1-wöchigen Intensivintervention, z. B. im Gesundheitszentrum Hannover, bis hin zu einer mehrwöchigen stationären Rehabilitation in einem der beteiligten Reha-Zentren. Die Therapie- und Rehabilitationsziele, die z. B. im Rahmen der ambulanten Intensivintervention erreicht werden sollen, richten sich konsequent an den Erfordernissen des individuellen Arbeitsplatzes aus. Ein hierzu notwendiger Informationsaustausch (Arbeitsplatz- und Tätigkeitsbeschreibung, Ergebnisse des Screening-Verfahrens zur Belastungsanalyse etc.) zwischen Arbeitgeber und Rehabilitationsärzten erfolgt unter Beachtung der ärztlichen Schweigepflicht und Datenschutzvorschriften über den zuständigen Arbeitsmediziner. Ein speziell für die Betreuung von JobReha-Patienten zuständiger Physiotherapeut betreut die betroffenen MitarbeiterInnen individuell während des gesamten Ablaufs der Maßnahme und bei der Wiederaufnahme der Arbeit. Die wissenschaftliche Begleitung und Evaluation des gesamten Projekts „JobReha" erfolgt über die Koordinierungsstelle für Angewandte Rehabilitationsforschung an der Medizinischen Hochschule Hannover. Eine Zwischenauswertung zum Zeitpunkt der Erstellung dieses Manuskripts zeigte eine Wiedereingliederungsrate an den alten Arbeitsplatz von über 90 %. Für das Präventionsprojekt JobReha wurde Volkswagen Nutzfahrzeuge im Jahr 2008 von der Berufsgenossenschaft Metall Nord Süd ausgezeichnet (Berufsgenossenschaft Metall Nord Süd 2008).

10.6.4 Praxisbeispiel Integrationswerk und Sondermontage

Für Beschäftigte mit gravierenden gesundheitlichen Einschränkungen, die sich nach Prüfung eines fähigkeitsgerechten Einsatzes und weiterführender betrieblicher Maßnahmen (gesundheitsgerechte Anpassung des individuellen Arbeitsplatzes, Einsatzprüfung in anderen Teilen der Fabrik) nicht mehr an ihren originären Arbeitsplätzen weiterbeschäftigen lassen, erfolgt ein zeitlich befristeter Arbeitseinsatz im sog. **Integrationswerk**. Die darin durchzuführenden Tätigkeiten (z. B. kommissionierende und disponierende Arbeitsaufgaben) liegen außerhalb der Kernaufgaben eines Automobilherstellers und sind zudem auf eine bestimmte wöchentliche Arbeitszeit begrenzt. Darüber hinaus werden mit den betroffenen Mitarbeitern gesundheitsförderliche Maßnahmen zum Erhalt und zur Verbesserung der Arbeitsfähigkeit vereinbart, die parallel zum Arbeitseinsatz im Integrationswerk im betriebseigenen Reha-Zentrum, dem sog. Gesundheitspark, individuell oder zielgruppenspezifisch erfolgen. Gesundheitlich beeinträchtigte Beschäftigte sollen stufenweise unter fachgerechter medizinischer Anleitung von Physiotherapeuten und Sportlehrern wieder vollständig in den Arbeitsprozess integriert werden. Am Ende des auf maximal 12 Monate befristeten Arbeitseinsatzes im Integrationswerk steht die vollständige Wiedereingliederung in den ursprünglichen Arbeitsbereich.

In eine **Sondermontage** werden nur Beschäftigte integriert, die dauerhaft gesundheitlich eingeschränkt sind und deshalb besondere Arbeitsbedingungen und gezielte individuelle Betreuung benötigen. Bei den angebotenen Tätigkeiten handelt es sich in der Regel um körperlich einfache Montagetätigkeiten, die außerhalb normaler Leistungsbedingungen – d. h. taktentkoppelt – ausgeführt werden.

10.7 Alternde Belegschaften

Die menschengerechte Gestaltung von alters-/altersgerechten und gesundheitsförderlichen Arbeits- und Leistungsbedingungen zählt zu den wichtigsten Herausforderungen der Gegenwart und Zukunft. Als Steuerungsinstrument für die Umsetzung der damit verbundenen Unternehmensziele wurde im Dezember 2007 ein entsprechender Tarifvertrag zum Demografischen Wandel zwischen Volkswagen und der IG Metall abgeschlossen. Dabei wird angestrebt, für die Beschäftigten eine der individuellen Leistungsfähigkeit entsprechende gesundheits- und altersgerechte Beschäftigung über die gesamte Dauer des Erwerbslebens sicherzustellen. Beschäftigte, die arbeits- und leistungseingeschränkt sind, sollen im Rahmen des betrieblichen Eingliederungsmanagements systematisch in die Arbeitsteams integriert werden. Eine Grundvoraussetzung für die Bewältigung des demografischen Wandels und den damit verbundenen komplexen Veränderungen der Arbeitswelt ist aus arbeitsmedizinischer Sicht die frühzeitige ergonomische Gestaltung von Arbeitsprozessen, -bedingungen und Produkten unter Einbindung des betrieblichen Gesundheitsschutzes und einer präventiven Gesundheitsförderung. Um Veränderungsprozesse erfolgreich bewältigen zu können, müssen dabei sowohl die Arbeitnehmervertretungen als auch die Beschäftigten angemessen beteiligt werden.

Eine solche Intervention muss bereits in der frühen Phase des Produktentstehungsprozesses (d. h. in der Entwicklungsphase von neuen Fahrzeugen) einsetzen. Intelligente Problemverfolgungssysteme helfen ergonomisch günstige Arbeitssituationen und -prozesse für zukünftige Arbeitsplätze in der Automobilfertigung sicherzustellen. Dabei werden national und international geltende gesetzliche Regelungen zum Arbeitsrecht ebenso berücksichtigt wie neueste arbeitswissenschaftliche Erkenntnisse. Durch Kooperationspartnerschaften mit Arbeitsschutzexperten der Bundesanstalt für Arbeitsschutz und Arbeitsmedizin sowie Wissenschaftlern der TU Darmstadt ist ein permanenter Wissenstransfer zwischen den Beteiligten sichergestellt.

Bei Volkswagen wird hierzu unter anderem ein entsprechendes Ergonomietool verwendet, das im Wesentlichen auf international geltenden Beurteilungsverfahren, wie z. B. dem „European Assembly Worksheet" (EAWS) beruht. Das EAWS (Landau 2007) berücksichtigt körperliche Belastungsarten im Zusammenhang mit den Körperhaltungen, Aktionskräften und zusätzlichen Belastungen (z. B. Gelenkstellungen) und dem Handhaben von Lasten zur detaillierten Beurteilung von Montagetätigkeiten. Nach Abschluss der Analyse erfolgt eine summarische Bewertung des Arbeitsplatzes im bekannten Ampelschema (grün-gelb-rote Arbeitsplätze). Die Vorteile derartiger prospektiver Betrachtungen liegen auf der Hand. Zum einen lassen sich ergonomische Anforderungen frühzeitig verwirklichen, und zum anderen können kritische Arbeitssituationen rechtzeitig identifiziert werden. Damit lassen sich zeitaufwendige und kostenintensive nachträgliche Korrekturmaßnahmen vermeiden.

Auf Basis der aktuellen Belegschaftsstruktur wurde eine Altersprognose für das Jahr 2018 simuliert. Der Altersdurchschnitt der Belegschaft steigt demzufolge im Betrachtungszeitraum von heute 41,7 auf 45,2 Jahre in 2018 an. Personalpolitische Handlungsansätze wie z. B. Vorruhestandsregelungen sind aufgrund fehlender gesetzlicher Rahmenbedingungen (Wegfall des Altersteilzeitgesetzes) zum gegenwärtigen Zeitpunkt nicht anwendbar.

In älter werdenden Belegschaften wird der Anteil der Beschäftigten mit tätigkeitsrelevanten gesundheitlichen Einschränkungen sowohl absolut als auch prozentual zunehmen. Dies wird zwangsläufig zu Problemen beim individuellen Personaleinsatz führen, d. h., es wird zunehmend schwieriger, passende Arbeitsplätze für vorhandene Beschäftigte bzw. passende Beschäftigte für vorhandene Arbeitsplätze zu finden.

Eine Strategie zur Bewältigung des demografischen Wandels in Großunternehmen besteht in einer optimierenden Reduktion der physischen und psychischen Belastungen am Arbeitsplatz und dem wertschöpfenden und wertschätzenden (!) Einsatz von Mitarbeitern mit eingeschränkter Einsatzbreite. Die Priorität sollte auf dem Erhalt der Beschäftigungsmöglichkeit und Förderung der Beschäftigungsfähigkeit liegen. Gemäß der These des früheren amerikanischen Präsidenten Abraham Lincoln – „Man hilft den Menschen nicht, wenn man für sie tut, was sie selbst tun könnten" – muss das betriebliche Eingliederungsmanagement so organisiert sein, dass gleichzeitig die Eigenverantwortung des einzelnen Mitarbeiters gefördert wird. Da sich Stereotypen über alters- und krankheitsbedingte Defizite als kontraproduktiv erwiesen haben, findet derzeit eine Umorientierung zugunsten einer salutogenetischen Denkweise statt. Bei der Betrachtung des Menschen steht nicht die pathologische Orientierung an physischen und psychischen Funktionseinschränkungen im Mittelpunkt, sondern vielmehr das Gesundheitspotenzial und die damit verbundene Chance zur gesundheitlichen Entwicklung. Die Arbeit der betrieblichen Gesundheitsakteure wird sich also zukünftig nicht nur am Kampf gegen Krankheiten und Risikofaktoren ausrichten, sondern zunehmend an attraktiven Gesundheitszielen, etwa Wohlbefinden, Fitness und Lebensqualität. Persönliche Gesundheit entsteht am ehesten in einem gesunden sozialen Umfeld, und dies gilt insbesondere für die demografischen Herausforderungen.

Die Erwartungshaltung, allein die ergonomische Einrichtung des Arbeitsplatzes beuge sämtlichen Gesundheitsrisiken vor, ist falsch (Ochs et al. 2006). Sie verkennt, dass das individuelle Gesundheitsrisiko von subjektiven biopsychosozialen Faktoren (wie

z. B. genetisch determinierten Stoffwechselstörungen und personenbezogenem Sucht-verhalten) abhängig ist, und sie übergeht die Tatsache, dass Industriearbeitsplätze nie-mals nur unter Gesundheitsgesichtspunkten gestaltet werden können, sondern auch von ökonomischen Rahmenbedingungen abhängig sind. Dies gilt insbesondere für die Wiedereingliederungsmaßnahmen bei Erkrankungen des Stütz- und Bewegungs-apparates.

11 Schmerz

Gisela Riedl, Klaus Klimczyk, Oliver Kuhnt und Ralf Schesser

11.1 Medizinische Grundlagen chronischer Schmerzsyndrome

„Schmerz ist ein unangenehmes Sinnes- und Gefühlserlebnis, das mit aktueller oder potenzieller Gewebeschädigung verknüpft ist oder mit Begriffen einer solchen Schädigung beschrieben wird" (Definition der International Association for the Study of Pain IASP; Kröner-Herwig in Basler et al. 2004). Schmerzen können also sehr wichtig sein, um eine Schädigung des Körpers zu vermeiden und ein Weiterleben zu ermöglichen. Ein Beispiel sind akute Schmerzen bei einem Herzinfarkt oder einer Verletzung.

Verschiedene Rezeptoren im Körpergewebe erkennen physikalische, thermische oder chemische Reize und leiten diese über Umschaltstationen im Rückenmark an das Gehirn weiter. Bei diesen Vorgängen finden neurobiologische und neurochemische Mechanismen statt. Der eigentliche Sinneseindruck „Schmerz" entsteht durch Verarbeitung in der Gehirnrinde (Heisel u. Jerosch 2007).

Die eingehenden Schmerzimpulse bewirken im Körper verschiedene motorische und sympathische Reflexe auf Rückenmarkebene. Im Hirnstamm reagiert die Regelung von Kreislauf und Atmung sowie Wachheit und Aufmerksamkeit. Im Hypothalamus und der Hypophyse verändern sich Hormonfreisetzungen wie z. B. von Endorphinen, körpereigenen schmerzhemmenden Stoffen. Im limbischen System findet die affektive Verarbeitung statt und damit die Besetzung von Schmerzen mit Gefühlen wie Ärger, Wut, Depression. In der Gehirnrinde erfolgt die bewusste Verarbeitung der Schmerzinformation (Fachklinik Enzensberg 2008).

Im Verlauf einer chronischen Schmerzentwicklung kommt es zu verschiedenen anhaltenden neurobiologischen und neurochemischen Veränderungen im Körper mit Veränderung der körpereigenen Schmerzabwehrmechanismen auf Hirnstamm- und Rückenmarkebene und Ausbildung eines „Schmerzgedächtnisses". Schmerzen können spontan oder bei normalerweise nicht schmerzhaften Reizen auftreten (Heisel u. Jerosch 2007).

Der chronische Schmerz verliert seine „Warnfunktion" vor Körperschädigungen und entwickelt sich zu einer eigenständigen Krankheit. Eine besondere Bedeutung kommt psychischen und sozialen Faktoren zu, also nicht nur körperlichen Schädigungen, sondern inneren Zuständen und Einstellungen. Diese Faktoren beinhaltet bei chronischen Schmerzen das biopsychosoziale Krankheitsmodell (Waddell 2004). Die Behandlung chronischer Schmerzen unterscheidet sich demnach von der bei akuten Schmerzen und erfordert nach aktuellen wissenschaftlichen Erkenntnissen eine multimodale Therapie (Fachklinik Enzensberg 2008).

Wie lassen sich nun „chronische" von „akuten Schmerzen" in Symptomatik und Behandlungsansätzen kurzgefasst voneinander unterscheiden? Kröner-Herwig (Basler 2004) betont beim chronischen Schmerz folgende Ansätze:

- lang andauernd bzw. wiederkehrend,
- Ursache unbekannt, vielschichtig, unspezifisch oder nicht therapierbar,

- keine Warnfunktion,
- körperlich aktivierender Therapieansatz mit psychosozialer Verhaltensänderung,
- Funktionsverbesserung bei Schmerzlinderung bzw. verbesserter Schmerzbewältigung,
- Verbesserung der psychischen Gesamtsituation.

11.1.1 Organbezogene Diagnostik – „red flags"

Zunächst ist abzuklären, inwieweit bei der bestehenden Schmerzsymptomatik zugrunde liegende körperliche Erkrankungszustände vorliegen, die weiter zu untersuchen (z. B. mit Labordiagnostik, bildgebenden Verfahren, neurophysiologischen Untersuchungen) und spezifisch zu behandeln sind. Dies betrifft vor allem Brüche, Tumoren, andere strukturelle Veränderungen, neurologische Störungen und Infektionen.

Waddell bezeichnet diesbezügliche **Warnzeichen für somatische Risikofaktoren** für Langzeitbehinderung bei LWS-Schmerz als **„red flags"**. Er führt folgende Warnzeichen auf (Waddell 2004):

- Alter bei Erstsymptomatik <20 oder >55 Jahre,
- signifikante Verletzung,
- Brustschmerz,
- nichtmechanischer Schmerz,
- in der Anamnese Krebserkrankung, systemische Steroide, Drogenmissbrauch, HIV,
- reduzierter Allgemeinzustand, Gewichtsverlust, lumbale Beugefähigkeit <5 cm,
- ausgedehnte neurologische Symptomatik,
- strukturelle Veränderungen, Blutsenkung >25 mm,
- Röntgenbefunde mit Wirbelbrüchen oder knöchernen Destruktionen.

11.1.2 Biopsychosoziales Krankheitsmodell

Schmerzen haben nach diesem Modell nicht nur eine biologische bzw. körperliche Komponente. Hinzu kommen in der Regel auch psychologische und soziale Aspekte, die es zu berücksichtigen gilt. Ein körperliches Rückenproblem kann durch psychische Faktoren wie etwa Depressionen (vgl. Kap. 12) oder soziale Faktoren wie Probleme am Arbeitsplatz oder im häuslichen Umfeld deutlich verstärkt werden.

Der Schmerz als multidimensionales Syndrom wird von Kröner-Herwig mit folgenden Komponenten beschrieben (Basler 2004):

- biologische Prozesse (Muskelverspannung, Entzündung, Nervenkompression),
- Verhalten (Arztbesuch, Medikamenteneinnahme, Vermeidung körperlicher Aktivitäten),
- Emotionen (Verzweiflung, Hilflosigkeit, Traurigkeit, Ärger),
- Kognitionen (Katastrophisierung, Schonmythen, Überzeugung der Nichtbeeinflussbarkeit),
- Schmerzerleben (Intensität, Qualität, Ort, Zeit).

Weitere Ausführungen zu dieser Thematik folgen in Kap. 11.2 Besondere Risikofaktoren.

11.1.3 Erkrankungsbeispiele

Da sich chronische Schmerzsyndrome aus den verschiedensten Ursachen entwickeln können, soll hier nicht auflistend auf einzelne Krankheitsfelder eingegangen werden. Stattdessen sollen an 2 Fallbeispielen Hinweise für die Begleitung chronischer Schmerzpatienten aufgezeigt werden (vgl. Kap. 10 Erkrankungen des Stütz- und Bewegungsapparates):

- **Chronisch-regionales Schmerzsyndrom (CRPS):**
  40-jähriger Mann, berufliche Tätigkeit als Milchwagenfahrer. Hierbei häufiges Auf- und Absteigen sowie Ziehen und Kuppeln der Leitungsschläuche erforderlich. Quetschverletzung des linken Fußes mit mehreren Fußwurzelbrüchen. Zunächst konservative Behandlung. Verzögerter knöcherner Heilungsverlauf, operative Versteifung des unteren Sprunggelenks. Im weiteren Verlauf Ausbildung eines chronischen Schmerzsyndroms mit anhaltend verminderter Belastungsfähigkeit des Beines, Haut- und Weichteilveränderungen im Rahmen eines regionalen Schmerzsyndroms. Immer wieder Versuch, die Arbeit auszuüben, jedoch vermehrte Ausfallzeiten wegen starker Beschwerden. Hierdurch Gefährdung des Arbeitsplatzes sowie zunehmende Spannungen im familiären Bereich. Besserung durch stationäre multimodale Schmerzbehandlung, bisherige Tätigkeit jedoch auf Dauer vollschichtig nicht mehr möglich. Nach entsprechender Fahreignungsdiagnostik Ausbildung zum Busfahrer und Beschäftigung beim gleichen Arbeitgeber halbtags im Liniendienst.
- **Chronischer Rückenschmerz:**
  56-jährige Frau, berufliche Tätigkeit als Angestellte in einem Lebensmittelgeschäft. Hierbei Arbeiten mit Bestückung der Regale und Kassentätigkeit. Konservative Behandlung eines lumbalen Bandscheibenvorfalls. In der Folgezeit Dauerschmerzen mit zwischenzeitlich schmerzverstärkten Phasen. Zunehmende Verunsicherung und Angst vor körperlicher Belastung, wiederholte Ausfallzeiten mit Gefährdung des Arbeitsplatzes. Stationäre medizinische Rehabilitationsmaßnahme mit Einbezug des Arbeitsanforderungsprofils, standardisierter Erhebung des Leistungsbildes durch EFL-Test (vgl. Kap. 3.3.4) und hierauf abgestimmtes körperliches Training, begleitet von psychologischer und sozialpädagogischer Unterstützung, in engem Kontakt mit dem betriebsärztlichen Dienst der Firma. Wiederaufnahme der bisherigen Tätigkeit mit in der Folgezeit deutlich konstanterer Arbeitsfähigkeit.

11.2 Besondere Risikofaktoren

Körperliche Risikofaktoren wurden bereits in Kap. 11.1 angesprochen. Besondere Bedeutung beim chronischen Schmerzsyndrom haben psychosoziale Risikofaktoren. Sie prädestinieren für einen ungünstigen und langwierigen Krankheitsverlauf und sollten möglichst frühzeitig erkannt und angegangen werden. Man könnte es in einem sehr einfachen Modell auch so umschreiben, dass das „Schmerzfass", welches bereits mit körperlichen Risikofaktoren angefüllt ist, durch zusätzliche psychosoziale Risikofaktoren „zum Überlaufen" gebracht wird.

11.2.1 Psychosoziale Risikofaktoren – „yellow flags"

In Anlehnung an Kendall (1997) führt Waddell (2004) folgende wichtige psychosoziale Risikofaktoren für einen ungünstigen Verlauf von Rückenerkrankungen an:

- Überzeugung, dass der Schmerz gefährlich und möglicherweise schwer beeinträchtigend ist,
- ängstlich-vermeidendes Verhalten (Vermeidung von Bewegungen oder Aktivitäten aus Angst vor Schmerzen) und Reduzierung der körperlichen Aktivität,
- depressive Verstimmung und sozialer Rückzug
- Erwartung, dass passive Behandlungen besser helfen als Aktivität.

Wichtige Fragen an den betroffenen Beschäftigten sind:

- Waren Sie wegen dieser Schmerzen schon einmal arbeitsunfähig?
- Was glauben Sie, ist die Ursache Ihrer Schmerzen?
- Was glauben Sie, wird Ihnen helfen?
- Wie reagiert Ihr Arbeitgeber auf Ihre Schmerzen? Ihre Kollegen? Ihre Familie?
- Was tun Sie, um Ihre Schmerzen zu lindern?
- Glauben Sie, dass Sie wieder zur Arbeit zurückkehren? Wann?

Risiken für einen ungünstigen Verlauf sind zu erwarten, wenn einzelne schwerwiegende Faktoren zutreffen oder auch bei einer Häufung weniger schwerwiegender Faktoren (Waddell 2004). Diese vorgenannten Punkte sind nicht spezifisch für Rückenerkrankungen. Sie lassen sich auf andere chronische Schmerzsyndrome übertragen.

11.2.2 Unterschiedliche Strategien der Schmerzbewältigung

Die meisten Patienten mit chronischen Schmerzen haben ein körperliches Problem. Hinzu kommt jedoch fast immer auch ein Problem im Umgang mit den Schmerzen. Hier können in Anlehnung an Hasenbring (1999) vor allem 3 verschiedene Persönlichkeitstypen skizziert werden.

- **„Fröhliche Durchhalter"** handeln nach dem „Alles-oder-nichts-Prinzip". Sie schießen in ihren Aktivitäten über das Ziel hinaus, überlasten sich – und wenn es dann zu massiven Schmerzen kommt, tun sie gar nichts mehr.
- **„Verbissene Durchhalter"** zeigen Aktivität, beschweren sich jedoch über die Umgebungssituation und Personen, machen diese für ihre schlechte Situation verantwortlich. Ihre Stimmung ist oft beeinträchtigt.
- **„Depressive Vermeider"** ziehen sich zurück, vermeiden Aktivitäten aus Angst vor Schmerzen und Problemen. Aufgrund dieses Vermeidungsverhaltens treten bei immer geringeren Belastungen schon Beschwerden auf, was zu weiterem Rückzug und Vermeiden führt.

11.3 Behandlung chronischer Schmerzsyndrome

Abhängig von den in Kap. 11.1 genannten körperlichen Risikofaktoren können im Einzelfall operative Maßnahmen z. B. zur Stabilisierung oder Entlastung bestimmter Strukturen erforderlich sein. Bei Personen mit chronischen Schmerzen sind unterstützend – möglichst frühzeitig – weitere Behandlungsansätze angezeigt. Diese sollten fall- und indikationsbezogen kombiniert im Rahmen einer multimodalen Therapie angewendet werden. Wichtig ist, dass die einzelnen Behandler ihre Behandlungsmaßnahmen gut abstimmen und einen aktivierenden Ansatz verfolgen, damit der Schmerzpatient lernt, eigenverantwortlich seine Erkrankung zu „managen".

11.3.1 Medikation

Ziel der Medikation bei chronischem Schmerzsyndrom ist nicht unbedingt die Schmerzfreiheit, sondern eine Verbesserung der Lebensqualität durch Schmerzreduktion. Es sollte nach dem Stufenkonzept der WHO vorgegangen werden, also Beginn mit Medikamenten für leichte bis mäßige Schmerzen und erst, wenn diese in ihrer schmerzstillenden Wirkung nicht ausreichen, Übergang auf die nächsthöhere Stufe, parallel ggf. auch schon in Stufe 1 Komedikation.

Das **WHO-Stufenschema der Schmerzmedikation**:

- **Stufe 1 – Nichtopioidanalgetika:**
  Zu dieser Stufe gehören Schmerzmittel zur Linderung leichter bis mäßiger Schmerzen (z. B. Paracetamol, Ibuprofen, Diclofenac).
- **Stufe 2 – schwach wirksame Opioidanalgetika:**
  Reicht die Wirkung der Schmerzmittel der Stufe 1 nicht aus, können zusätzlich schwach wirksame Opioide der Stufe 2 zum Einsatz kommen (z. B. Tramadol und Tilidin/Naloxon).
- **Stufe 3 – stark wirksame Opioidanalgetika:**
  Wird mit der Gabe eines Nichtopioids und eines schwach wirksamen Opioids keine ausreichende Schmerzlinderung erzielt, kann in der 3. Stufe das schwach wirksame Opioid gegen ein stark wirksames Opioid ausgetauscht werden (z. B. Morphin, Fentanyl, Oxycodon, Buprenorphin, Hydromorphon). Die Schmerzmittel dieser Stufe unterliegen der Betäubungsmittelverordnung.

Besonders wichtig ist bei der Medikation, diese nicht „bedarfsweise" bei Schmerzen einzusetzen bzw. mit der Anwendung zu warten, „bis die Schmerzen zu stark sind". Stattdessen ist eine für die jeweilige Person und ihre täglichen Anforderungen einschleichend austarierte „Dauermedikation nach festem Zeitschema" einzusetzen. Dazu werden möglichst Schmerzmittelzubereitungen genommen, die den Wirkstoff langsam und gleichmäßig freisetzen. Zusätzlich wird für stärkere Schmerzspitzen oder Anforderungen eine ergänzende definierte „Bedarfsmedikation" festgelegt.

Zu den o. g. Schmerzmitteln kommen je nach Schmerzart und individuellen Gegebenheiten ergänzende Medikamente im Rahmen der **Komedikation** zum Einsatz:

- **Antidepressiva** werden bei chronischen Schmerzen insbesondere zur Hebung der Schmerzschwelle eingesetzt. Die Dosierungen liegen hierzu niedriger als die antidepressive Dosierung. Weiterhin kommen diese Medikamente in antidepressiver Dosierung zur Behandlung einer begleitenden Depression in Frage (z. B. Amitriptylin, Doxepin).
- **Antikonvulsiva** werden angewandt bei Nervenschmerzen mit z. B. einschießendem oder brennendem Charakter (Carbamazepin, Gabapentin, Pregabalin).
- **Tranquilizer** wirken muskelentspannend und angstlösend, bergen jedoch bei regelmäßiger Einnahme eine Suchtgefahr (z. B. Diazepam, Tetrazepam), sollten deshalb nur vorübergehend für wenige Tage (3–5) genommen werden.
- **Sonstige Medikamente**: Flupirtin wirkt muskelentspannend und schmerzlindernd.

Zu beachten und im Einzelfall auszutesten sind die Nebenwirkungen der verschiedenen Medikamentengruppen. Die Mittel wirken individuell auf den Organismus und das Wohlbefinden. Was bei dem einen Patienten gut wirkt, muss beim anderen nicht genauso wirken bzw. kann andere oder gar keine Nebenwirkungen haben (Fachklinik Enzensberg 2008).

Das Thema „Fahreignung" betrifft vor allem die Medikamente der WHO-Stufe 2 und 3 sowie auch die ergänzenden Medikamente. Hierauf wird in Kap. 11.4 Auswirkungen auf die Leistungsfähigkeit im Beruf eingegangen.

11.3.2 Interventionelle Verfahren

Verschiedene Injektionstechniken können indikationsbezogen mit diagnostischem und therapeutischem Ziel eingesetzt werden, wie z. B. Triggerpunkt- und Gelenkinfiltrationen, Epiduralblockaden und Blockaden von Nervenganglien, „medial branch" oder Thermokoagulation und Akupunkturverfahren. Diese Maßnahmen können im Rahmen stationärer oder ambulanter Behandlungen zum Einsatz kommen. Abhängig vom eingesetzten Verfahren sind bestimmte Verhaltensregeln zu beachten, über die der behandelnde Arzt aufklären wird, z. B. begleitende Medikation, Fahreignung oder einzuhaltende Ruhephasen nach der Injektion. Diese Verfahren sollten jedoch in die anderen genannten Behandlungsformen eingebettet werden und nur angewandt werden, wenn die Schmerzumgangsstrategien stimmig sind.

11.3.3 Entspannungstechniken

Durch die muskulären und vegetativen Reflexe auf Schmerz- und Stressreize können Teufelskreise aus Verspannungen und Schmerzen entstehen. Hier kann mit verschiedenen Entspannungstechniken positiv eingewirkt werden. Die Schmerzpatienten sollen die Techniken unter Anleitung erlernen und dann selbständig regelmäßig im Alltag einsetzen, um zu einem Gleichgewicht aus Anspannung und Entspannung zu finden. Mögliche Entspannungstechniken sind progressive Muskelrelaxation nach Jacobson, autogenes Training, Ablenkungstechniken oder Biofeedbackverfahren.

11.3.4 Krankengymnastisch-physikalische Therapie

Hierunter fallen Anwendungen wie Krankengymnastik mit verschiedenen Techniken, Bewegungsbäder, Massagen, reiz- und schmerzlindernde Strombehandlungen, Packungen, medizinische Trainingstherapie, Bewegungsübungen und Sporttherapie.

11.3.5 Psychoedukation und Verhaltenstherapie

Bei Personen mit chronischen Schmerzsyndromen ist es besonders wichtig, nicht nur monokausal die körperlichen Einschränkungen therapeutisch anzugehen, sondern möglichst frühzeitig darauf einzugehen, wie der erkrankte Beschäftigte mit der Schmerzsituation umgeht, wie die Umgebungsbedingungen im betrieblichen und im häuslich-sozialen Bereich gestaltet sind, welche hemmenden oder fördernden Faktoren bestehen.

In der Verhaltenstherapie sollen die Betroffenen üben, problematisches Verhalten zu verlernen und positives, gesundheitsförderndes Verhalten zu trainieren. Ziel ist nicht die Schmerzfreiheit, sondern Schmerzen eventuell zu vermeiden und auftretende Schmerzen besser annehmen und bewältigen zu können bzw. mit einem Dauerschmerz angemessen umgehen zu können.

11.3.6 Multimodale Konzepte

Bei der Komplexität und Problematik chronischer Schmerzsyndrome zeigen multimodale Behandlungskonzepte die meisten Aussichten auf Erfolg. Hierbei arbeitet ein interdisziplinäres Team mit Ärzten, Psychologen, Physio- und Ergotherapeuten, Sozialarbeitern und Pflegepersonal eng zusammen. Bestandteile der Behandlung sind Aufklärung über die zugrunde liegenden Schmerzmechanismen, individuelle medikamentöse Schmerztherapie, psychologische Exploration und Verhaltenstraining mit Erlernen von Entspannungstechniken, Training von Schmerzbewältigungstechniken und Selbstsicherheit, verhaltensorientierte Physiotherapie sowie aktivierende Sport- und Bewegungstherapie (Fachklinik Enzensberg 2008).

Ziele der Behandlung sind:

- den Patienten zu vermitteln, dass sie selbst in der Lage sind, sehr viel für sich zu tun,
- sie im positiven Sinn zu Experten ihrer eigenen Krankheit zumachen,
- Angst und Vermeidungsverhalten zu reduzieren,
- angstfreie und gedankenfreie Bewegung wiederherzustellen.

Beim Belastungstraining bewährt sich das stufenweise Heranführen des Patienten an Aktivitäten wie Alltag, Sport, Hobbies, Arbeit („graded exposure"). Damit soll ein negativer Kreislauf aus Überaktivität mit Schmerzspitzen und Inaktivität vermieden werden.

Im Rahmen des darin eingeschlossenen Pacing-Modells („langsam Gas geben") wird zunächst bestimmt, wie lange eine Aktivität ausgeführt werden kann, bis sie aus funktionellen Gründen abgebrochen werden muss. Diese Zeitspanne (z. B. 60 Minuten) wird um 30 % reduziert. Die resultierende Zeit (ca. 40 Minuten) ist dann die aktuelle Trainingszeit. Damit wird für 2–4 Wochen trainiert. Anschließend bestimmt man in einem Wiederholungstest die dann aktuelle Abbruchleistung und legt erneut die Trainingszeit fest (Butler u. Moseley 2005).

11.4 Auswirkungen auf die Leistungsfähigkeit im Beruf

Verschiedene Faktoren haben im Rahmen eines chronischen Schmerzsyndroms Einfluss auf die Leistungsfähigkeit im Beruf. Bei ausgeprägten funktionellen Einschränkungen kann es erforderlich sein, zunächst eine stationäre multimodale und arbeitsplatzorientierte Behandlung des Schmerzsyndroms durchzuführen, um beim schmerzerkrankten Beschäftigten überhaupt die Voraussetzungen für einen dauerhaften beruflichen Einsatz zu schaffen. Danach kann unter ambulanter therapeutischer Begleitung ein Einstieg in die berufliche Tätigkeit begonnen und nach den individuellen Gegebenheiten fortgesetzt werden.

Auf drei Bereiche soll im Folgenden näher eingegangen werden: Medikation, Motivation und Psyche sowie Assessmentverfahren, um einerseits Warnsymptome und Einschränkungen und andererseits Möglichkeiten und Potenziale ausfindig zu machen.

11.4.1 Medikation und Fahreignung

Zu beachten ist gerade bei chronischen Schmerzpatienten eine inzwischen häufigere Medikation mit Antidepressiva (z. B. Amitriptylin), Antiepileptika (z. B. Gabapentin bzw. Pregabalin) und Opioiden. Sowohl Schmerzen als auch die Medikation können zu wesentlichen Beeinträchtigungen der psychophysischen Leistungssysteme wie z. B. Aufmerksamkeitsfunktionen führen. Andererseits kann gerade durch die Medikation das Grundleiden so weit gebessert werden, dass dadurch die Voraussetzungen zum Führen von Kraftfahrzeugen wieder erreicht werden.

Aus Gründen der Verkehrssicherheit ist während der Phase der medikamentösen Einstellung und ggf. späterer Umstellungen zunächst keine Eignung zum Führen von Kraftfahrzeugen gegeben. Eine Eignung kann nach mindestens 2-wöchiger stabiler Medikation ohne fahreignungsrelevante negative kognitive Beeinflussungen wieder bestehen. Im Einzelfall ist dies ggf. mittels geeigneter neuropsychologischer Testverfahren und praktischer Fahrproben zu objektivieren. Darüber hinaus ist eine regelmäßige ärztliche Überwachung und Therapieführung nachzuweisen (Bundesanstalt für Straßenwesen 2000, DGUV 2007).

11.4.2 Motivation und Psyche

Wie bereits zuvor ausgeführt, spielt bei Personen mit chronischen Schmerzsyndromen ihr persönlicher Umgang mit den Schmerzen, der beruflichen und häuslichen Situation und Perspektive eine ganz bedeutende Rolle. Oft sind die Betroffenen stark verunsichert in ihrer Selbsteinschätzung und haben Angst vor weiteren Schädigungen durch Belastungen. Nicht zu unterschätzen sind in diesem Zusammenhang Äußerungen von therapeutischer Seite, die zu weiterer negativer Konditionierung und Angstentwicklung beitragen können, etwa:

- „Haben Sie eine schreckliche Wirbelsäule!"
- „Wenn Sie sich falsch bücken, landen Sie im Rollstuhl!"
- „Damit müssen Sie leben!" etc.

In der Folge werden die Schmerzpatienten als schwierig und fraglich unmotiviert angesehen, und die Spirale dreht sich weiter. Wichtig ist, dieser zunehmenden Unsicherheit und Katastrophisierung entgegenzuwirken. So sollten die eben beispielhaft genannten Negativausdrücke neutral-positiv umgesetzt werden:

- „Auf den Bildern sind Veränderungen zu sehen, dies bedeutet aber nicht, dass Sie ständig Schmerzen haben müssen."
- „Wir üben mit Ihnen zusammen für Sie günstige Bewegungsabläufe ein, die Sie gut im Alltag anwenden können."
- „Ihre Schmerzkrankheit kann nicht geheilt werden, Sie können jedoch selbst viel machen, um Ihre Lebensqualität zu verbessern."

Hier brauchen alle Beteiligten sowohl eine Menge Geduld als auch Konsequenz. Der betroffene Beschäftigte muss sich im Betrieb angenommen und verstanden fühlen, damit gemeinsam Lösungswege gefunden werden können.

11.4.3 Situationsanalyse mit Assessmentverfahren

Ergänzend zum Anamnesegespräch und klinischen sowie apparativen Untersuchungen können verschiedene standardisierte Assessmentverfahren hilfreich sein, um psychophysische Risikofaktoren zu erkennen und Maßnahmen in der betrieblichen Eingliederung zu steuern (vgl. Kap. 3.3.4). Beispielhaft wird auf folgende fünf Verfahren näher eingegangen:

- Vermont Disability Prediction Questionnaire,
- EFL-Test,
- Performance Assessment and Capacity Testing (PACT),
- IMBA-Profilvergleich,
- Reha/Case-Management Support.

Vermont Disability Prediction Questionnaire

Dieser von Linton und Hallden 1998 entwickelte Fragebogen zu soziodemografischen Faktoren wird von Waddell als einer der besten psychosozialen Screening-Fragebogen bezeichnet (Waddell 2004). Abgefragt werden vom Probanden Angaben zu Schmerzsituation und -entwicklung, Beeinflussungsmöglichkeiten, beruflicher Situation, psychischer Befindlichkeit, Aktivitäten in häuslichem Alltag und Beruf, Gedanken über die Zukunft. Hierdurch sollen möglichst frühzeitig Personen erkannt werden, bei denen eine hohe Wahrscheinlichkeit besteht, dass sie (z. B. auf Basis von Rückenbeschwerden) ein chronisches Schmerzsyndrom mit längerfristigem Arbeitsausfall entwickeln.

EFL-Test

EFL steht für „Evaluation arbeitsbezogener funktioneller Leistungsfähigkeit". Dieser 2-tägige, standardisierte Leistungstest untersucht mit 29 arbeitsbezogenen Einzeltests die Belastbarkeit für die Aktivitätsbereiche:

- Hantieren von Lasten/(Hand-)Kraft,
- Haltung/Beweglichkeit,
- statische Haltung,
- Fortbewegung,
- Handkoordination.

Ziel dieser Untersuchung ist eine realitätsgerechte Beurteilung der arbeitsbezogenen, ergonomisch sicheren Belastbarkeit. Dadurch wird ein Vergleich mit den Anforderungen der bisherigen beruflichen Tätigkeit oder einer vorgesehenen anderen Tätigkeit möglich.

Wie aus der vorgenannten Beschreibung zu entnehmen ist, soll bei der EFL-Testung primär die körperliche Leistungsfähigkeit des Probanden ermittelt werden. In den einzelnen Testübungen soll der Proband entweder bei zunehmender Belastung oder in einer bestimmten Zeiteinheit jeweils seine persönliche Maximalleistung erbringen. Der speziell geschulte Testleiter gibt dem Probanden Anweisungen zur jeweiligen Übungsausführung und beobachtet den Haltungs- und Bewegungsablauf sowie objektivierbare funktionelle Belastungszeichen (z. B. zunehmender Gebrauch von Muskelgruppen, Ausgleichshaltung, Pulsanstieg etc.).

Besondere Aufmerksamkeit liegt auf Konsistenz der verschiedenen Testitems, mit konsistenten Zeichen für jeweils maximale funktionelle Ausbelastung. Gerade bei Probanden mit chronischen Schmerzsyndromen fällt teilweise ein Vermeidungsverhalten mit Angst vor körperlichen Belastungen auf, und doch können diese negativ befürchteten Belastungen funktionell sicher ausgeführt werden. Hier ist es besonders wichtig, dem Probanden nicht „Simulation" zu unterstellen, sondern die Diskrepanz offen und ermutigend anzusprechen und als Grundlage für ein angepasstes Aufbau- und Belastungstraining zu nehmen. Weitere Informationen zum Testverfahren finden sich auf der Website der EFL-Akademie in Braunschweig unter www.efl-akademie.de.

PACT-Test

Der PACT-Test (Performance Assessment and Capacity Testing) nach Matheson & Matheson stellt ein Modul des im vorigen Abschnitt erläuterten EFL-Tests dar, kann jedoch auch unabhängig davon angewandt werden. Im PACT-Test schätzt der Proband seine körperliche Leistungsfähigkeit anhand 50 bebilderter typischer Arbeitsgänge selbst ein. Diese reichen von leichten Tätigkeiten (z. B. Streichen mit einem kleinen Pinsel in Brusthöhe) bis zu sehr schweren Tätigkeiten (z. B. Heben eines 50-kg-Gewichts). Der Proband soll einschätzen, ob er die jeweilige Tätigkeit einmal durchführen kann; wenn ja, wie leicht oder schwer ihm das gelingt (auf einer 5-stufigen Skala von „0" – unfähig bis „4" – fähig ohne Einschränkungen). Aus der gewichteten Summe ergibt sich mit 0–200 Punkten ein Gesamtscore der selbst eingeschätzten körperlichen Leistungsfähigkeit. Dieser Wert kann dem Arbeitsbelastungsniveau mit den Stufen „sehr leicht, vorwiegend sitzend" (ab 100 Punkte) bis „sehr schwer" (>195 Punkte) gemäß dem Dictionary of Occupational Titles DOT (Matheson u. Matheson – Schweizerische Arbeitsgemeinschaft für Rehabilitation) zugeordnet werden.

Im Rahmen der EFL-Testung wird der PACT-Test zu Beginn und am Ende durchgeführt. Von besonderer Bedeutung ist dabei die dargestellte **Selbsteinschätzung des Probanden**, in Verbindung mit der ermittelten Leistungsfähigkeit im Test. Gerade Probanden mit chronischen Schmerzsyndromen zeigen zu Beginn oft eine sehr niedrige, z. T. sogar unter den Anforderungen sehr leichter sitzender Tätigkeit liegende Selbsteinschätzung, können aber den gesamten EFL-Test absolvieren und liegen mit ihrer Selbsteinschätzung nach Testende auf einem höheren, realistischeren Niveau. Hier zeigt sich deutlich die bestehende Dekonditionierung mit Angst vor schädlichen Belastungen, die einen wichtigen Ansatzpunkt für die weitere Zusammenarbeit von Akteuren in der medizinischen Rehabilitation und der betrieblichen Eingliederung darstellt.

Der PACT-Test kann auch ohne EFL-Testung bei Rehabilitations- und Eingliederungsmaßnahmen mit der gleichen Zielrichtung eingesetzt werden:

- Wie schätzt sich der Betroffene selbst ein?
- Wie realistisch ist diese Selbsteinschätzung?
- Wo sollen die Schwerpunkte im Eingliederungsprogramm gelegt werden?
- Wie ändert sich die Selbsteinschätzung im Verlauf?

IMBA-Profilvergleich

IMBA steht für Integration von Menschen mit Behinderungen in die Arbeitswelt. Mit diesem Profilsystem lassen sich Arbeitsplatzanforderungen und menschliche Fähigkeiten auf der Basis einheitlicher Merkmale beschreiben und direkt miteinander vergleichen. Maßnahmen zur Prävention und Rehabilitation können daraus abgeleitet werden. IMBA ist ein standardisiertes Erhebungs- und Dokumentationssystem (www.imba.de), das aus

9 Hauptkomplexen besteht, die in weitere 70 Merkmale unterteilt sind. Die Hauptkomplexe beinhalten die Bereiche Körper, Information, Umwelt, Arbeitssicherheit, Arbeitsorganisation und Psyche.

Reha/Case Management Support

Für besonders gelagerte, komplizierte Fälle mit unklarem Leistungsprofil und schwer einzuschätzenden Krankheitsverläufen und Behinderungsfolgen wurde in der Fachklinik Enzensberg ein spezieller Bereich eingerichtet, um Leistungsträger in ihrem Reha-Management und Betriebe im betrieblichen Eingliederungsmanagement zu unterstützen (vgl. Kap. 2.4.2). Das Kernteam zweier zertifizierter Disability Manager (CDMP) mit arbeitsmedizinischer und sozialpädagogischer Qualifikation steuert die Prozesse und koordiniert das fallweise zusammengestellte Netzwerkteam. In enger Abstimmung untereinander und mit dem Auftraggeber wird die Situation der Beschäftigten fachübergreifend analysiert. Hierzu können funktionelle Leistungstestungen wie vorgenannt, neuropsychologische Testungen und Fahreignungsbegutachtungen erfolgen. Anschließend wird, ebenfalls in enger gemeinsamer Abstimmung, ein möglicher Lösungsweg ausgearbeitet (Riedl et al. 2008).

11.5 Wichtige Maßnahmen im Betrieb

Von besonderer Bedeutung ist gerade bei Beschäftigten mit chronischen Schmerzsyndromen, dass beim betrieblichen Eingliederungsmanagement eine enge und systematische Kooperation der beteiligten Fachkräfte im Betrieb besteht und in diese Kooperation fallweise erforderliche externe Partner einbezogen werden. Die Beteiligten müssen über die fachlichen und rechtlichen Bedingungen untereinander informiert sein und, gerade in der Zusammenarbeit mit dem schmerzkranken Beschäftigten, *eine* Sprache sprechen, um Unsicherheiten zu vermeiden und ein realisierbares aufbauendes Konzept durchführen zu können. Bei ambulanten oder stationären medizinischen Maßnahmen ist die Kontaktaufnahme zur behandelnden Einrichtung vorteilhaft, um Arbeitsanforderungen und arbeitsplatzbezogene Therapie- und Trainingsmaßnahmen direkt abstimmen zu können.

Betriebsärzte können – etwa mit dem Leistungsträger der gesetzlichen Rentenversicherung – für einen Beschäftigten selbst Maßnahmen beantragen wie Leistungen zur medizinischen Rehabilitation (einschließlich MBO = Medizinisch-beruflich orientierte Rehabilitation), Präventivleistungen, Leistungen zur Teilhabe am Arbeitsleben oder Kraftfahrzeughilfe.

Sehr gute eigene Erfahrungen resultieren aus einem Kooperationsprojekt der Fachklinik Enzensberg mit den Partnern AUDI AG Ingolstadt, BKK Audi und DRV Oberbayern (vgl. Kap. 6 Herzerkrankungen u. Kap. 10 Erkrankungen des Stütz- und Bewegungsapparates). In diesem Projekt wurden Beschäftigte mit vorwiegend orthopädischen Erkrankungen stationär medizinisch rehabilitiert und anschließend in den Betrieb wiedereingegliedert. Zentrale Punkte waren eine enge Kommunikation zwischen Gesundheitsschutz und Rehabilitationsklinik, Übermittlung und Abgleich von Anforderungs- und Leistungsprofil als Basis der Rehabilitation und der anschließenden betrieblichen Maßnahmen. Die Auswertung zeigte einen zügigeren Wiedereinstieg am Arbeitsplatz mit konstanterer Arbeitsfähigkeit, weniger Arbeitsplatzwechsel sowie eine hohe Zufriedenheit der Beschäftigten mit dem Programm (Haase et al. 2002).

11.5.1 Erkennen von Warnsignalen

Im Verlauf der betrieblichen Eingliederung ist auf körperliche Faktoren zu achten, wie Zeichen einer Überlastung (Kraft und Ausdauer, Bewegungsumfänge), entzündliche Reaktionen oder neurologische Symptomatik. Darüber hinaus von besonderer Bedeutung sind die genannten psychosozialen Faktoren, um hier möglichst frühzeitig negativen Verläufen vorbeugen oder zumindest den weiteren Eingliederungsverlauf besser und ohne wiederholte Negativerfahrungen gestalten zu können. Warnen sollten beispielsweise folgende Ansichten oder Situationen (Hildebrandt 2008):

- Erwartung von Schmerzfreiheit vor Beginn der beruflichen Aktivitäten,
- Angst vor Schädigung durch Aktivitäten,
- extremes Schmerzverhalten,
- Rückzug, Schon- und Vermeidungsverhalten,
- Katastrophisieren, Gefühl der Unkontrollierbarkeit,
- überprotektives familiäres Umfeld,
- schwerwiegende Konflikte im familiären Umfeld,
- geringe Unterstützung oder Konflikte im beruflichen Umfeld.

11.5.2 Arbeitsergonomie und -organisation

Eine rein mechanische Betrachtung der schmerzbedingten Herausforderung am Arbeitsplatz führt nicht zum Erfolg. Unterstützend können jedoch ergonomische Maßnahmen sinnvoll sein, um einseitigen Belastungen vorzubeugen bzw. aktiveres Bewegungsverhalten zu fördern. Mit den Beschäftigten ist fallweise herauszufinden, was ihnen gut tut und mehr Sicherheit gibt. Wichtig ist eine gute Einweisung, wie die gestaltete Arbeitsumgebung zu nutzen ist. Beispielsweise kann auch auf einem sehr teuren „rückengerechten" Stuhl die Sitzhaltung des Einzelnen ungünstig sein, und nicht für alle ist die gleiche Haltung vorteilhaft. Lumbale Stützbandagen könne ebenfalls im Sinne eines aktivierenden Konzepts bei bestimmten Tätigkeitsinhalten eingesetzt werden.

Ein Schwerpunkt sollte die Anleitung zur Bewegung sein, mit einem individuell ausgearbeiteten Plan, der eine schrittweise Steigerung der Belastung nach den vorgenannten Konzepten beinhaltet. Darin eingeschlossen sind arbeitsorganisatorische Aspekte mit Gestaltung der Arbeitsabläufe. Bei schwerbehinderten Beschäftigten kann auch der Technische Beratungsdienst des Integrationsamtes hinzugezogen werden, um im Betrieb den Arbeitsplatz mit seinen konkreten Anforderungen und Belastungsfaktoren zu analysieren, ein Fähigkeitsprofil des Beschäftigten zu erstellen und arbeitsplatztechnische sowie arbeitsorganisatorische Lösungsvorschläge zu erarbeiten. Zu diesem Thema bietet die BIH Online Akademie auf der Website www.integrationsaemter.de unter „Betriebliches Eingliederungsmanagement" umfassende Informationen.

11.5.3 Coaching – Fördern der Eigenverantwortlichkeit

Von besonderer Bedeutung ist es, die betroffenen Beschäftigten ernst zu nehmen, authentisch zu sein, Interesse zu zeigen. Die Strategien sind an das jeweilige Bewältigungsmodell der Beschäftigten anzupassen. So wird mit einem „fröhlichen Durchhalter" trainiert, Leistungsgrenzen zu respektieren und Entspannungstechniken einzuüben, mit einem „verbissenen Durchhalter" werden positive Verhaltensweisen im Rahmen der Leistungsgrenzen angebahnt oder mit einem „depressiven Vermeider" eine langsame Steigerung der Belastung nach dem Pacing-Modell durchgeführt.

Ziel ist nicht primär die Schmerzfreiheit, sondern eine verbesserte Leistungsfähigkeit in Alltag und Beruf mit verbesserter Selbstbehandlung und Eigenkontrolle. Die Betroffenen sollen kompromissfähig werden, wieder regelmäßig körperlich aktiv sein, ohne sich zu überfordern, d. h. wieder in eine Art Gleichgewicht gebracht werden. Zuletzt seien die 11 Tipps genannt, die das Schmerzzentrum der Fachklinik Enzensberg seinen Patienten mit chronischem Schmerzsyndrom mitgibt:

- Übernehmen Sie Verantwortung.
- Setzen Sie sich Ziele.
- Beobachten Sie Ihre Fortschritte.
- Werden Sie körperlich aktiv.
- Lassen Sie sich anregen.
- Finden Sie Ihre Balance.
- Suchen und akzeptieren Sie Unterstützung.
- Tun Sie, was Ihnen Spaß macht.
- Investieren Sie in Beziehungen.
- Wappnen Sie sich für Rückschläge.
- Belohnen Sie sich.

12 Psychosoziale Störungen

Detlef Glomm

12.1 Einleitung

Psychische und psychosomatische Befindlichkeitsstörungen und Erkrankungen verursachen heute im Gesundheitswesen wie in den Betrieben hohe Kosten mit deutlich steigender Tendenz. Obwohl die **Arbeitsunfähigkeitszeiten** insgesamt seit Anfang der 90er Jahre deutlich rückläufig sind und 2006 einen historischen Tiefstand erreichten, nehmen die durch psychische Erkrankungen bedingten Arbeitsunfähigkeitstage seit Jahren kontinuierlich zu und haben sich in den letzten 10 Jahren mehr als verdoppelt. Die Statistiken der Krankenkassen belegen darüber hinaus, dass psychische Erkrankungen im Durchschnitt eine sehr lange Falldauer von >30 Tagen haben, die in der gleichen Größenordnung wie bei Krebserkrankungen liegt.

Die volkswirtschaftliche Bedeutung der psychischen und psychosomatischen Erkrankungen wird außerdem durch die ständig steigende Zahl der **Renten wegen verminderter Erwerbsfähigkeit** verdeutlicht. Nach der Statistik über die Rentenzugänge 2007 der Deutschen Rentenversicherung wegen verminderter Erwerbsfähigkeit waren von rund 88000 Zugängen bei Männern 29% und von 72000 Zugängen bei Frauen 40% wegen psychischer Erkrankungen berentet worden. Muskel- und Skeletterkrankungen folgen mit jeweils ca. 16% weit abgeschlagen an 2. Stelle.

Auch wenn dieser Trend zum Teil auf eine gestiegene gesellschaftliche Akzeptanz gegenüber psychischen Erkrankungen und dem damit verbundenen veränderten diagnostischen Verhalten von Ärzten zurückgeführt wird, sind sich die Experten in der Einschätzung einig, dass insbesondere Depressionen und Angststörungen in ihrer Häufigkeit zugenommen haben.

Psychische und psychosomatische Befindlichkeitsstörungen und Erkrankungen sind das Resultat einer komplexen Interaktion zwischen genetischen, konstitutionellen und organischen Faktoren einerseits und psychosozialen Entwicklungsbedingungen andererseits. Neben den in der individuellen Lebensgeschichte begründeten Faktoren beeinflussen häufig Belastungen im privaten Umfeld und am Arbeitsplatz die Entwicklung von psychischen und psychosomatischen Erkrankungen. Nach dem **ICD-10** (International Classification of Diseases) werden folgende Krankheitsbilder unterschieden:

- F 0 Organische einschließlich symptomatischer psychischer Störungen,
- F 1 Psychische und Verhaltensstörungen durch psychotrope Substanzen,
- F 2 Schizophrenie, schizotype und wahnhafte Störungen,
- F 3 Affektive Störungen,
- F 4 Neurotische, Belastungs- und somatoforme Störungen,
- F 5 Verhaltensauffälligkeiten mit körperlichen Störungen oder Faktoren,
- F 6 Persönlichkeits- und Verhaltensstörungen,

- F 7 Intelligenzminderung,
- F 8 Entwicklungsstörungen,
- F 9 Verhaltens- und emotionale Störungen mit Beginn in der Kindheit und Jugend.

Auswirkungen dieser Erkrankungen sind in der Regel Störungen der zwischenmenschlichen Kommunikation und Interaktion, ausgelöst durch Beeinträchtigung der Selbstwahrnehmung, der Stimmung, des Antriebs, des Denkens, des Bewusstseins, des Gedächtnisses und/oder die illusionäre Verkennung von Teilen der Lebenswelten in wechselnder Kombination und Intensität. Diese Funktionsstörungen stellen oft eine erhebliche Barriere bei der Kommunikation mit dem Patienten dar, z. B. durch ausgeprägtes Misstrauen, übertriebene Empfindlichkeit, Entscheidungsunfähigkeit oder streitsüchtiges Beharren auf eigenen Rechten. Immer ist dabei zu bedenken, dass diese Symptome auch Ausdruck einer organischen, das Gehirn direkt betreffenden Erkrankung oder das Gehirn sekundär beeinträchtigenden Allgemeinerkrankung, z. B. einer Stoffwechsel- oder Infektionskrankheit, sein können.

In den folgenden Abschnitten werden die häufigsten psychischen und Verhaltensstörungen, affektiven Störungen, Angst- und Panikstörungen, dissoziativen und somatoformen Störungen, Essstörungen, die Schizophrenie und Persönlichkeitsstörungen abgehandelt.

12.2 Affektive Störungen

Affektive Störungen sind durch eine krankhafte Veränderung der Stimmung gekennzeichnet. Dabei handelt es sich überwiegend um depressive Verstimmungen (Depressionen), gelegentlich auch um euphorische, gehobene Stimmungsveränderungen (Manie) und um bipolare Störungen mit Wechsel zwischen depressiven und manischen Phasen.

12.2.1 Depressionen

Depressionen gehören zu den häufigsten psychischen Erkrankungen. Das Lebenszeitrisiko, an einer klinisch relevanten Depression zu erkranken, liegt bei etwa 20%. Die Häufigkeit depressiver Erkrankungen bei Patienten in Allgemeinarztpraxen beträgt etwa 10%. Wegen des vielgestaltigen Erscheinungsbildes werden Depressionen häufig nicht als solche erkannt. Oft klagen die Patienten über körperliche Symptome, meist über Schmerzsymptome, Schlafstörungen oder Abgeschlagenheit und Müdigkeit, während die depressive Verstimmung im Hintergrund bleibt. Frauen erkranken etwa doppelt so häufig an Depressionen wie Männer. Das durchschnittliche Ersterkrankungsalter liegt bei 40 Jahren.

Die Entstehung der Depression wird heute als multifaktorielles Geschehen angesehen. Neben genetischen und neurobiologischen Faktoren werden kritische negative Lebensereignisse, entwicklungspsychologische Faktoren (Störung der Mutter-Kind-Beziehung) und negative Lernerfahrungen (negative Wahrnehmung der eigenen Person, Umwelt und Zukunft) als auslösende Faktoren diskutiert.

Das Ausmaß der Depression reicht von leicht gedrückter Stimmung bis zum Gefühl der völligen Niedergeschlagenheit und Hoffnungslosigkeit (schwere depressive Episode, „major depression"). Typischerweise ist der Antrieb gehemmt. Die Kranken können sich zu nichts aufraffen, sie sind interesse- und initiativlos, fühlen sich leer und wie versteinert, so dass jede Tätigkeit zur Qual wird. Häufig klagen sie über Angst und quälende innere Unruhe. Das Denken ist einerseits gehemmt, andererseits besteht meist ein starker Grübelzwang. Ein obligates Symptom sind Schlafstörungen. Häufig finden sich auch rhythmische Tagesschwankungen mit Morgentief und Stimmungsaufhellungen am Nachmittag und Abend. Etwa 10–15 % der Patienten sterben durch Suizid.

Depressive Störungen verlaufen phasisch oder episodisch mit schleichendem oder auch plötzlichem Beginn. Durchschnittlich erleben die Patienten 4 depressive Episoden im Laufe ihres Lebens. Nach jeder Krankheitsphase kommt es in der Regel zur vollständigen Erholung. Bei etwa 20–30 % der Kranken findet man im Intervall einen Restzustand mit Stimmungslabilität, Ermüdbarkeit und Leistungsschwäche. Etwa 15 % der schweren Depressionen nehmen einen chronischen Verlauf.

12.2.2 Manie

Die Manie ist durch eine inadäquate gehobene Stimmung, Antriebssteigerung und Selbstüberschätzung mit Hyperaktivität, Rededrang und vermindertem Schlafbedürfnis gekennzeichnet. Die Selbstüberschätzung kann bis hin zum Größenwahn gehen. Distanzlosigkeit und Enthemmung führen nicht selten zu beruflichen und familiären Tragödien. Da eine Krankheitseinsicht völlig fehlt, kann zum Schutz des Kranken und seiner Angehörigen eine Behandlung gegen den Willen des Patienten erforderlich sein. Eine Manie bedingt in der Regel Schuldunfähigkeit und fehlende Testierfähigkeit. Der folgende Abschnitt bezieht sich sowohl auf die Depressionen als auch auf die Manie.

Grundlage der **Therapie** ist das ärztliche Gespräch mit Erstellung eines Gesamtbehandlungsplans, in der Regel eine Kombination von Pharmako- und Psychotherapie. Darüber hinaus ist gelegentlich eine Behandlung durch gezielten Schlafentzug oder eine Lichttherapie erfolgreich. Auch ein moderates Ausdauertraining wirkt häufig stimmungsaufhellend. Wesentlich ist der Aufbau eines therapeutischen Bündnisses, das Akzeptanz des Patienten und Empathie des Therapeuten voraussetzt. Wichtig ist es, den Betroffenen über sein Krankheitsbild zu informieren und seine Angehörigen und ggf. Arbeitskollegen einzubeziehen. Im Vordergrund steht zunächst die Frage, ob nach Abschätzung der Suizidalität eine ambulante oder stationäre Therapie erfolgen kann oder muss. Auf jeden Fall muss diese Thematik wegen des **hohen Suizidrisikos Depressiver** in geeigneter Form mit dem betroffenen Menschen erörtert werden. Weitere Indikationen für eine stationäre Behandlung sind unter anderem therapieresistente Schlaflosigkeit, kombinierte Störungen mit Angst-, Persönlichkeits- und wahnhaften Störungen oder Suchterkrankungen oder schwerwiegende psychosoziale Konflikte.

Die Behandlungsstrategie gliedert sich in 3 Phasen:

- Akutbehandlung,
- Erhaltungstherapie (ca. 6 Monate),
- Rückfallverhütung (Jahre bis lebenslang).

Die Auswahl der **Antidepressiva** richtet sich in 1. Linie nach dem klinischen Erscheinungsbild der Depression und dem Nebenwirkungsprofil des Medikaments. Nach Abklingen der Symptomatik empfiehlt es sich, eine antidepressive Erhaltungsmedikation über einen Zeitraum von 6–12 Monaten fortzuführen, da während dieser Zeit eine hohe Rückfallgefahr besteht.

Als spezielles Psychotherapieverfahren hat sich insbesondere die **kognitive Verhaltenstherapie** bewährt, die den Patienten in kleinen Schritten dabei unterstützt, die Fähigkeit zur Bewältigung von Alltags- und Lebensproblemen aufzubauen. Wichtig ist, dass sich Therapeut und Disability-Manager nicht von der Depression anstecken lassen. Jammern und Vorwürfe sind Krankheitssymptome und dürfen nicht persönlich genommen werden.

Bei Beeinträchtigungen von **Aktivitäten und Teilhabe**, die nach einer affektiven Störung zurückbleiben können, handelt es sich in der Regel nicht um dauerhafte Einschränkungen. Etwa 15 % der betroffenen Menschen erholen sich jedoch nicht vollständig, sondern stabilisieren sich auf einem mehr oder weniger reduzierten Niveau. Die als Folge auftretenden Beeinträchtigungen können in wechselnder Kombination und Ausprägung auftreten. Der Betroffene ist in seinen Lebenswelten passiv, die Fähigkeiten, mit veränderten oder neuen sozialen Beziehungen oder neuen, unbekannten Situationen und Anforderungen zurechtzukommen, sind beeinträchtigt, die Wahrnehmung und Wertung von verbaler und nonverbaler Kommunikation und sozialen Situationen ist gestört und wird z. T. als feindselig und verwirrend erlebt. Die Fähigkeit zur Bewältigung von unklaren, widersprüchlichen oder konfliktträchtigen sozialen Situationen in der Familie oder am Arbeitsplatz ist beeinträchtigt, was zu schweren Belastungen, Rückzug und Fehlreaktionen führen kann. Als Folgen können Vereinsamung, Ausgliederung, Verlust der Arbeit und der Wohnung und letztlich Verarmung und Isolation auftreten.

Der Übergang zwischen kurativer Behandlung und **medizinischer Rehabilitation** ist fließend. Hierbei kommt der tagesklinischen und ambulanten Behandlung eine besondere Bedeutung zu. Die ambulante Rehabilitation und Nachsorge sollte immer dann Vorrang haben, wenn die Wohnsituation stabil ist und das soziale Umfeld eine unterstützende Funktion bieten kann, weil die Vertrautheit des persönlichen Umfelds und tragende soziale Beziehungen wesentlich zur Stabilisierung beitragen können.

Auch die **berufliche Wiedereingliederung** sollte möglichst früh, je nach individuellem Krankheitsverlauf und Hilfebedarf, unter fachlicher Begleitung eines Therapeuten, z. B. des psychosozialen Fachdienstes, und Einbeziehung der betrieblichen Bezugspersonen und des Betriebsarztes in der gewohnten Arbeitsumgebung erfolgen. Die betriebliche Wiedereingliederung trägt vielfach zur Strukturierung des Tagesablaufs bei und trainiert Konzentration und Ausdauer.

Wesentlich für den Erfolg der Eingliederung ist ein Abgleich von Anforderungs- und Fähigkeitsprofil als Grundlage für die Erstellung eines Eingliederungsplans, was eine enge Zusammenarbeit mit den betrieblichen Ansprechpartnern unabdingbar macht. Wichtig ist eine Begrenzung und klare Beschreibung der Aufgaben während der Wiedereingliederungsphase. Dabei sollten möglichst überschaubare Tätigkeiten ausgewählt werden, die von den Beschäftigten in der vorgegebenen Zeit auch bewältigt und abgeschlossen werden können, um Erfolgserlebnisse zu ermöglichen. Für den zeitlichen Ablauf einer stufenweisen Wiedereingliederung (vgl. Kap. 2 Rechts- und Sozialordnung) ist der individuelle Krankheitsverlauf von entscheidender Bedeutung. Bei einem noch bestehenden morgendlichen Stimmungstief ist ein Beginn um 6 oder 7 Uhr nicht sinnvoll. Die zeitlichen Belastungsstufen orientieren sich vor allem an Faktoren wie Ermüdbarkeit, Stimmungslabilität und Leistungsschwäche. Eine Überforderung kann durch das Erleben des persönlichen Versagens einen Rückfall auslösen. Als nützlich hat es sich erwiesen, die Anforderungen gemeinsam mit Vorgesetzten und Arbeitskollegen unter Beteiligung der betroffenen Person und in Zusammenarbeit mit Betriebsarzt und ggf. Integrationsfachdienst (vgl. Kap. 2 Rechts- und Sozialordnung) festzulegen, auch um Konflikte im Arbeitsteam vorzubeugen.

12.3 Angst- und Panikstörungen

Angst ist ein Phänomen, das jeder Mensch in unterschiedlichen Situationen und in unterschiedlicher Ausprägung wiederholt erlebt hat (s. auch Kap. 6.4.4). Grundsätzlich kann Angst als unangenehm erlebtes Gefühl einer Bedrohung beschrieben werden, die im Sinne eines Alarms Aktivitäten zur Beseitigung einer bestehenden oder drohenden Gefahr auslösen soll. Wenn die Gefahr behoben ist, verschwindet in der Regel auch die Angst. Ein Übermaß an Angst bewirkt das Gegenteil: Es lähmt körperliche und geistige Funktionen. Eine derartige Störung findet man insbesondere auch bei Angstsymptomen, die scheinbar grundlos auftreten.

Unter dem Oberbegriff Angststörung werden mehrere Erkrankungsformen zusammengefasst, die durch unterschiedliche Erscheinungsweisen der Angst geprägt sind:

- **Panikstörungen** treten plötzlich, häufig ohne sichtbaren Anlass, auf und sind mit ausgeprägten körperlichen Symptomen wie Herzrasen, unregelmäßigem Herzschlag, Erstickungsgefühlen, Brustschmerzen, Schweißausbrüchen, Mundtrockenheit, Verlust der Darm- oder Blasenkontrolle und Schwindel verbunden. Hinzu kommt das Gefühl, die Kontrolle zu verlieren oder wahnsinnig zu werden. Die Attacken dauern meist 10–20 Minuten, können aber auch einige Stunden anhalten.
- **Agoraphobie (Platzangst) mit und ohne Panikstörungen** tritt vorzugsweise an Orten auf, wo beim plötzlichen Auftreten von hilflos machenden oder peinlichen Symptomen eine Flucht nur schwer möglich oder keine Hilfe verfügbar scheint. Am häufigsten erfolgen Angstanfälle in Menschenmengen, öffentlichen Verkehrsmitteln, engen Räumen (z. B. Fahrstuhl, Tunnel) oder Höhen (z. B. Brücken).
- Eine **generalisierte Angststörung** ist nicht auf bestimmte Situationen oder Objekte begrenzt. Es bestehen unrealistische Befürchtungen, z. B. dass ihnen oder nahen Angehörigen und Freunden Unfälle oder schwere Erkrankungen zustoßen. Im Vordergrund stehen körperliche Ausdrucksformen der Angst wie Zittern, Herzrasen, Schwindel, Übelkeit, Muskelverspannungen etc., Konzentrations- und Schlafstörungen sowie Nervosität in wechselnder Kombination und Ausprägung im Sinne eines unterschwelligen Dauerzustands.
- **Soziale Phobie** ist eine anhaltende Angst vor Situationen, in denen die Person im Mittelpunkt der Aufmerksamkeit anderer steht. So besteht Angst vor dem Sprechen in der Öffentlichkeit, vor Vorgesetzten, Behördengängen, Kontakten mit dem anderen Geschlecht und anderen Situationen.
- **Einfache (spezifische) Phobien** sind isolierte Ängste vor einem umschriebenem Objekt oder einer umschriebenen Situation wie z. B. Tier, insbesondere Spinnenphobien, Blutphobie oder Höhenangst.
- Auch **Zwangsstörungen** können im weitesten Sinne zu den Angststörungen gerechnet werden.

Angststörungen sind noch vor den affektiven Störungen die häufigste Form psychischer Störungen. Das Lebenszeitrisiko, an einer therapiebedürftigen Angststörung zu erkranken, liegt zwischen 20 und 25 %. Ähnlich komplex wie die Erscheinungsformen der Angst sind die Theorien über deren Entstehung. Allgemein akzeptiert ist eine ererbte oder erworbene Prädisposition für das Auftreten von Angsterkrankungen, wenngleich nicht abschließend geklärt ist, ob die bei Patienten festgestellten Regulationsstörungen verschiedener Neurotransmittersysteme Ursache oder Folge der Angst- und Panikstörungen sind. Auch durch frühkindliche Trennungserlebnisse, Traumatisierungen oder pathogene elterliche Interaktionsmuster können die Weichen für eine Angsterkrankung sehr früh gestellt werden. Im Kindes- und Jugendalter scheint dann eine selektive Überempfindlichkeit für bestimmte körperliche Empfindungen für die weitere Krankheitsentwicklung von Bedeutung zu sein. Bestimmte zentralnervöse Schaltstellen, die für die Risikobewertung von körperlichen Symptomen oder bestimmten Situationen zuständig sind, scheinen übermäßig aktiviert zu sein, was zu „Fehlalarmen" führen kann. So wird beispielsweise eine nur unwesentlich erhöhte Pulsfrequenz als lebensbedrohliches Ereignis fehlinterpretiert.

Auf der Grundlage einer gesteigerten Wahrnehmung für körperliche Symptome und eine ängstlich-hypochondrische Selbstbeobachtung kann es zur Entstehung eines psychophysiologischen Teufelskreises kommen, der akut Angstreaktionen und Panikattacken auslösen kann. Die daraus resultierende Erwartungsangst erhöht die Wahrscheinlichkeit für das Auftreten weiterer akuter Angstreaktionen und Panikattacken. Sekundär kommt es zu einer Vermeidung von Situationen, die von den Betroffenen als drohende Gefahr gedeutet wird. Das Vermeiden derartiger Situationen trägt zu einer Chronifizierung der Erkrankung bei, indem die Vermeidungsreaktion zu einer positiven Verstärkung der Angst führt, da die befürchtete drohende Gefahr auf diese Weise abgewendet werden konnte.

Darüber hinaus ist zu bedenken, dass Angst auch ein sehr häufiges Begleitsymptom anderer psychischer oder organischer Erkrankungen ist. Hierzu zählen insbesondere nichtorganische psychische Störungen wie eine schizophene oder affektive Psychose, organisch bedingte psychische Störungen, substanzabhängige psychische Störungen, z. B. bei Intoxikationen oder Entzug von Halluzinogenen oder Alkohol, neurologische Erkrankungen wie hirnorganische Anfallsleiden, Migräne oder multiple Sklerose und internistische Erkrankungen wie Herzrhythmusstörungen, Hyperthyreose oder Hypoglykämien (vgl. Kap. 6 Herzerkrankungen).

Die **Therapie** der Angst- und Panikstörungen erfolgt in der Regel mehrdimensional. Dabei stehen psychotherapeutische Verfahren im Vordergrund, während eine Psychopharmakotherapie insbesondere mit Antidepressiva fallbezogen und nicht generell erfolgt. Wegen des hohen Risikos einer Abhängigkeitsentwicklung sollten Benzodiazepine nur noch kurzzeitig zur Akutbehandlung von Panikattacken eigesetzt werden. Bewährt haben sich insbesondere systematische Desensibilisierungs- oder Konfrontationsverfahren (bei isolierten Phobien) und die kognitive Verhaltenstherapie, die den Patienten in kleinen Schritten mit seinen internen körperlichen Sensationen und Angst auslösenden Situationen konfrontiert und diese mit ihm aufarbeitet. In den letzten Jahren haben sich psychodynamische Konzepte zunehmend bewährt. Sie legen den Schwerpunkt darauf, die meist unbewussten konflikthaften Hintergründe der Angstsymptomatik aufzudecken und eingehend zu bearbeiten, um eine kognitive Umstrukturierung zu erreichen. Darüber hinaus können Entspannungsverfahren, z. B. die progressive Muskelrelaxation nach Jacobsen, einen positiven Beitrag zur Angstbewältigung leisten.

Angststörungen können je nach Schweregrad und Verlauf erhebliche Einschränkungen von **Aktivitäten und Teilhabe** mit sich bringen. So können bestimmte Objekte oder Situationen am Arbeitsplatz, auf dem Weg zur Arbeit, im persönlichen Umfeld oder im Alltagsleben akute Angstreaktionen auslösen. Alle Angststörungen neigen unbehandelt zu einem chronischen Verlauf. Die Beschäftigten praktizieren zunehmend ein Schonverhalten, indem sie Angst auslösende Situationen oder Objekte meiden, was unter anderem Auswirkungen auf die Arbeitsleistung und Beschäftigungsfähigkeit hat. Zunehmend vermeiden die betroffenen Menschen die Konfrontation mit Aufregungen jeglicher Art, insbesondere mit unbekannten Situationen, und schränken ihre körperliche Aktivität ein. Gedankeninhalte konzentrieren sich auf Befürchtungen wie Angst vor Bewusstseinsverlust, Todesangst, Angst zu fallen, abzustürzen oder zu ersticken und erschweren grundsätzlich Aktivitäten und Teilhabe in Familie, Beruf und Freizeit.

Bei der Agoraphobie, insbesondere in der Kombination mit Panikattacken, können die Erwartungsangst und das Vermeidungsverhalten so ausgeprägt sein, dass ein Aufenthalt außerhalb der Wohnung für den Betroffenen unmöglich wird. Auch die soziale Phobie kann zu einer vollständigen sozialen Isolierung des Betroffenen führen. Patienten mit dieser Störung sind besonders anfällig für Alkohol- und Medikamentenmissbrauch.

Eine **beruflichen Wiedereingliederung** kommt vor allem für diejenigen Beschäftigten in Betracht, die ein ausgeprägtes soziales Rückzugsverhalten entwickelt haben. Bei der Erstellung eines Eingliederungsplans sollte insbesondere der Weg zur Arbeit thematisiert werden, z. B. hinsichtlich phobischer Vermeidung von Verkehrsmitteln, bestimmten Straßen, Brücken oder Tunneln. Auch die Arbeitsstätte selbst oder bestimmte Tätigkeiten wie Arbeiten in engen Räumen oder in Höhen können Angst auslösende Situationen darstellen. Für eine erfolgreiche Wiedereingliederung ist eine genaue Analyse eventuell noch angstbesetzter Situationen zwingend erforderlich. Im Eingliederungsplan wird ggf. eine vorübergehende Freistellung von belastenden oder symptomauslösenden Arbeitsaufgaben festgelegt. Darüber hinaus sollten Vorgesetzte und Arbeitskollegen im Einvernehmen mit der betroffenen Person und unter Einbindung des Betriebsarztes und der Schwerbehindertenvertretung über die Auswirkungen der Erkrankungen am Arbeitsplatz informiert werden. Bei Phobien mit starker Fokussierung auf den Arbeitsplatz oder bestimmte Tätigkeiten sollte eine Unterstützung durch den psychosozialen Fachdienst mit Begleitung an den Arbeitsplatz während der ersten Phase der Wiedereingliederung erwogen werden.

12.4 Somatoforme und dissoziative Störungen

Hauptmerkmal **dissoziativer Störungen** bzw. Konversionsstörungen ist eine Entkopplung seelischer und körperlicher Funktionen mit vielfältigen, organisch anmutenden Krankheitsbildern, ohne dass der zugrunde liegende Konflikt bewusst wird. Die Symptome bringen den Konflikt in symbolischer Form zum Ausdruck. Dieser Vorgang heißt Konversion.

Die Funktionsstörungen betreffen das willkürlich innervierte motorisch-sensorische und das vegetative System. Im Vordergrund stehen Bewegungs- oder Sensibilitäts- und Empfindungsstörungen wie Lähmungen, Gangstörungen, Zittern und Schütteln, Verlust der Sehschärfe, Gesichtsfeldausfälle, Taubheit, Störungen des Geruchssinns oder der Oberflächensensibilität. Im Einzelfall können auch Krampfanfälle auftreten, die einem epileptischen Anfall sehr nahe kommen, wobei spontaner Urinabgang, Zungenbiss oder schwere Verletzungen beim Sturz meist fehlen. Auffällig ist der demonstrative Zug. Generalisierte Anfälle und große Lähmungen waren zu Zeiten Freuds eine typische Erscheinungsform der Hysterie, kommen heute jedoch nur noch selten vor, gelegentlich bei Migranten. Das Erscheinungsbild ist heute eher geprägt durch Herz-Kreislauf-Störungen, Magen-Darm-Leiden, Rückenbeschwerden, Blasenstörungen, Kopfschmerzen und multiplen vegetativen Störungen. Damit ähneln sie in der Symptomatik weitgehend den somatoformen Störungen, was die Differenzialdiagnose schwierig macht.

Typisch für den **Verlauf** ist ein abrupter Beginn, der oft in einem engen zeitlichen Zusammenhang mit einem als belastend empfundenen Ereignis steht. Die Symptombildung ist meist flüchtig und klingt spontan ab. Manche Menschen entwickeln in Belastungssituationen ein wiederkehrendes Reaktionsmuster.

Zur Erklärung dissoziativer Störungen werden vor allem psychoanalytische Theorien herangezogen. Unerfüllte Triebwünsche, die ins Unbewusste verdrängt wurden, äußern sich in unterschiedlichen Konversionssymptomen mit deutlichem Symbolcharakter. Als **Therapie** stehen psychotherapeutische Verfahren ganz im Vordergrund. Dem Patienten darf unter keinen Umständen das Gefühl vermittelt werden, dass seine Beschwerden als „eingebildet" betrachtet werden.

Somatoforme Störungen zeichnen sich gegenüber Konversionsstörungen durch weitgehende Stabilität und Persistenz der Symptomatik aus. In der Regel fehlt auch ein zeitlicher Zusammenhang mit Belastungen oder traumatisierenden Erlebnissen. Die körperlichen Beschwerden werden meist von psychischen Symptomen wie innerer Unruhe, Konzentrationsstörungen, Erschöpfbarkeit, Schlafstörungen, Angst oder depressiven Verstimmungen begleitet. Typisch sind eine lange Anamnese und Krankengeschichte, häufige Arztwechsel, multiple Beschwerden in unterschiedlichen Organsystemen, häufiger Symptomwandel und eine auffällige Diskrepanz zwischen objektiven Befunden und subjektiven Beschwerden. Die Patienten schildern ihre Beschwerden wortreich klagsam-pedantisch.

Klassisches Modell ist die **Hypochondrie**. Der Betroffene befürchtet, an einer schweren körperlichen Krankheit zu leiden, obwohl für die weitgehend unspezifischen körperlichen Symptome keine organische Ursache gefunden werden kann. Dies wird der Inkompetenz der Ärzte zugeschrieben.

Neben psychoanalytischen Erklärungsmodellen analog zu den dissoziativen Störungen werden auch lerntheoretische Aspekte mit Symptomfixierung und Persönlichkeitsaspekte diskutiert. Eine spezifische **Therapie** für diese Art von Störungen existiert bisher nicht. Eine Therapie kann nur dazu beitragen, dem Patienten zu helfen, die Ursachen seiner Beschwerden besser zu verstehen und die Beeinträchtigungen im psychosozialen Bereich möglichst gering zu halten. Eine medikamentöse Behandlung mit Psychopharmaka, z. B. Benzodiazepinen, ist eher kontraindiziert, da die Patienten zu einem missbräuchlichen Medikamentenkonsum neigen.

Grundsätzlich ist sowohl bei den dissoziativen als auch bei den somatoformen Störungen der Aspekt des **sekundären Krankheitsgewinns** zu beachten. Darunter wird ein äußerer Vorteil verstanden, den der Patient nachträglich aus bestehenden Krankheitssymptomen ziehen kann, z. B. vermehrte Zuwendung, vermehrte Rücksichtnahme, Entlastung von ungeliebten Aufgaben oder Erlangung einer Rente oder von Unterhaltszahlungen. Wegen der organbezogenen Symptome ist eine gründliche Diagnostik zum Ausschluss organischer Störungen unerlässlich.

Patienten mit somatoformen Störungen finden sich gehäuft in dem Personenkreis, bei denen der Arbeitgeber nach § 84 Abs. 2 SGB IX ein Eingliederungsmanagement durchzuführen hat, da sie mehr als 6 Wochen in den letzten 12 Kalendermonaten arbeitsunfähig waren. Voraussetzungen für die Aktzeptanz von Maßnahmen sind eine umfassende Aufklärung und Beratung, hilfreich sind häufig auch Modifikationen der Arbeitsinhalte oder der Arbeitsplatzausstattung. Problematisch sind wegen der Gefahr der Chronifizierung und des sekundären Krankheitsgewinns Arbeitsunfähigkeitszeiten von mehr als 3 Monaten Dauer.

12.5 Schizophrenien

Schizophrene Psychosen gehören zur Hauptgruppe der endogenen Psychosen, bei denen anlagebedingte Faktoren als wichtige Teilursache gesehen werden. Das Lebenszeitrisiko, an einer Schizophrenie zu erkranken, liegt für Männer und Frauen bei etwa 1 %. Das Haupterkrankungsalter liegt zwischen der Pubertät und dem 30. Lebensjahr. Männer erkranken früher als Frauen. **Charakteristische Symptome** sind formale Denkstörungen wie zerfahrenes Denken oder Abreißen der Gedanken, Wahnbilder, insbesondere Verfolgungs- und Beziehungswahn, Halluzinationen, insbesondere das Hören von Stimmen, Ich-Störungen wie Depersonalisation oder Erlebnisse der Fremdbeeinflussung, Affektstörungen wie Gefühlsarmut, Misstrauen und Gereiztheit, Störungen des Willens wie Interessenlosigkeit, Apathie oder auch Agitiertheit sowie Störungen des Sozialverhaltens mit Kontaktmangel. Diese Symptome können in wechselnder Kombination und Intensität auftreten. Wahnbilder oder Halluzinationen findet man keineswegs in jedem Fall. Die betroffenen Menschen erleben sich selbst in der akuten Phase einer schizophrenen Psychose fremd und beängstigend verändert, wie in einem Alptraum, dem sie nicht entfliehen können. Der ICD-10 unterscheidet mehrere Subtypen schizophrener Erkrankungen:

- **paranoid-halluzinatorischer Typ:** bestimmt durch Wahn und Halluzinationen,
- **katatoner Typ:** geprägt von anhaltenden Bewegungsstörungen, stereotypen Haltungen und Befehlsautomatismen,
- **hebephrener Typ:** gekennzeichnet durch affektive Störungen mit läppischer Grundstimmung und leerer Heiterkeit sowie formalen Denkstörungen,
- **Residualtyp:** gekennzeichnet durch Persönlichkeitsstörungen im Sinne von Antriebsmangel, Affektarmut und sozialem Rückzug,
- **Schizophrenia simplex:** symptomarme Form ohne Wahnbilder oder Halluzinationen.

Heute wird von einer multifaktoriellen Entstehung der Schizophrenie ausgegangen. Es bestehen eindeutige Hinweise für eine genetische Teilverursachung. Bei Verwandten nimmt mit wachsendem Verwandtschaftsgrad das Erkrankungsrisiko zu und liegt bei eineiigen Zwillingen bei mehr als 50 %. Dabei wird eine polygene Erbanlage angenommen. Nach dem **Vulnerabilitäts-Stress-Bewältigungsmodell** müssen für die Auslösung einer Epilepsie mehrere Faktoren zusammenkommen. Der Begriff der Vulnerabilität drückt aus, dass ein Mensch aufgrund bestimmter biologischer und psychosozialer Faktoren in seiner Lebensentwicklung besonders anfällig für diese Krankheit ist. Dies zeigt sich insbesondere in Störungen der Verarbeitung von Informationen und Emotionen sowie der sozialen Kompetenz.

Psychosoziale Faktoren scheinen auch für den Verlauf der Erkrankung bestimmend zu sein. In den letzten Jahren wird aus jugendpsychiatrischen Einrichtungen zunehmend berichtet, dass bei einer Erstmanifestation der Schizophrenie im Jugendalter ganz überwiegend ein exzessiver Cannabiskonsum vorausgegangen ist. Unklar ist, ob der Konsum ursächlich als Auslöser der Erkrankung zu betrachten ist oder das Manifestationsalter nach vorn verschiebt. Darüber hinaus spricht ein enger zeitlicher Zusammenhang zwischen Konflikten oder belastenden Situationen insbesondere in Zusammenhang mit emotionalen Beziehungen und dem Ausbruch einer schizophrenen Erkrankung für die ursächliche Mitwirkung solcher psychosozialen Faktoren.

Differenzialdiagnostisch ist die Abgrenzung gegenüber einer Vielzahl entzündlicher, toxischer, neoplastischer und anderer hirnorganischer Prozesse wichtig. Auch eine Reihe spezifischer Erkrankungen wie die Hämochromatose, Morbus Wilson, Homozystinurie und andere können entsprechende Symptome auslösen.

Eine Schizophrenie kann akut auftreten oder sich schleichend entwickeln. Das Vollbild dauert Wochen bis Monate und rezidiviert in der Regel nach unterschiedlich langen Intervallen. Die Krankheit verläuft in Schüben, wobei je nach Häufigkeit der Schübe dauernde Funktionsstörungen wie Apathie, Sprachverarmung und Affektstörungen zeitlebens bestehen bleiben. Auch nach Abklingen eines akuten Krankheitsschubes findet man in der Regel Funktionsstörungen im Sinne eines postpsychotischen Erschöpfungszustands, geprägt durch leichte Erschöpfbarkeit, Antriebsmangel, depressive Verstimmung, Konzentrationsstörungen etc. Diese können über Wochen oder Monate bestehen bleiben, klingen aber mit der Zeit ab. Während der akuten Erkrankung und in der Remissionsphase ist die Suizidalität deutlich erhöht. Die Suizidrate liegt in der Größenordnung von 10 %.

Die **Therapie** orientiert sich an der multifaktoriellen Genese. Im Vordergrund steht die Pharmakotherapie mit Neuroleptika sowohl in der akuten Krankheitsphase als auch zur Rezidivprophylaxe. Mit Abklingen der akut-psychotischen Phase wird die Pharmakotherapie durch psycho- und soziotherapeutische Maßnahmen ergänzt. Die konsequente Durchführung der Therapie wird im akuten Stadium oft durch fehlende Krankheitseinsicht erschwert. Das gilt auch für die Fortsetzung der Rezidivprophylaxe nach längeren symptomfreien Phasen. Bei Erstmanifestation oder langen symptomfreien Intervallen sollte eine 1- bis 2-jährige Rezidivprophylaxe erfolgen, nach mehreren, insbesondere rasch aufeinanderfolgenden Manifestationen mindestens eine 2- bis 5-jährige Prophylaxe, im Einzelfall auch eine lebenslange Dauertherapie.

Wesentlicher Bestandteil der **medizinischen Rehabilitation** sind soziotherapeutische Maßnahmen. Dabei kommt einer wohnortnahen Rehabilitation eine entscheidende Bedeutung zu, um Belastungen durch soziale Entwurzelung zu vermeiden. Patienten sind nach Abklingen der akuten Symptomatik in einer reizarmen Umgebung stark gefährdet, eine Negativsymptomatik mit Apathie und Affektstörungen auszubilden. Die Soziotherapie soll dazu beitragen, vorhandene soziale Fähigkeiten des Patienten zu fördern und gleichzeitig die Entstehung oder Verstärkung sozialer Defizite zu verhindern. Zur Soziotherapie gehören neben der Arbeits- und Beschäftigungstherapie auch weitergehende Maßnahmen der **Wiedereingliederung** in den Arbeitsprozess. Wichtig ist, die Wiedereingliederung nach dem Prinzip der kleinen Schritte zu organisieren. Oft ist es erforderlich, dass der Beschäftigte mit überschaubaren Aufgaben geringer Komplexität beginnt und allmählich über einen längeren Zeitraum von 6 Monaten und mehr an sein früheres Leistungsniveau herangeführt wird. Dabei müssen krankheitsbedingte Funktionsstörungen identifiziert und berücksichtigt werden. So sind Beschäftigte in der Remissionsphase häufig nicht in der Lage, akustische Hintergrundreize, z. B. in einem Großraumbüro auszublenden, was Aufmerksamkeits- und Konzentrationsleistungen stark beeinträchtigt. Bei regelmäßiger erheblicher Minderleistung kann der Betrieb finanzielle Hilfen als Ausgleich für den ökonomischen Nachteil erhalten.

12.6 Persönlichkeitsstörungen

Die Persönlichkeit eines Menschen bedingt die für ihn charakteristischen, weitgehend stabilen Verhaltensweisen und Interaktionsmuster. „Persönlichkeitszüge sind überdauernde Formen des Wahrnehmens, der Beziehungsmuster und des Denkens in Hinblick auf die Umwelt und sich selbst. Wir sprechen von Persönlichkeitsstörungen nur dann, wenn Persönlichkeitszüge unflexibel und wenig angepasst sind und die Leistungsfähigkeit wesentlich beeinträchtigen oder zu subjektiven Beschwerden führen." (APA American Psychiatric Association 1994, S. 630) In Anbetracht der Komplexität der Persönlichkeit und eingedenk der Schwierigkeiten, „normales Verhalten" eindeutig zu definieren, sind Persönlichkeitsstörungen sehr vielgestaltig und heterogen. Der ICD-10 fasst die Persönlichkeitsstörungen in 4 **Hauptgruppen** zusammen:

- paranoide und schizoide Persönlichkeitsstörungen,
- dissoziale (antisoziale), emotional instabile (Borderline), histrionische (hysterische) und narzisstische Persönlichkeitsstörungen,
- ängstliche, abhängige, anankastische (zwanghafte) und passiv-aggressive Persönlichkeitsstörungen.

Letztlich können Persönlichkeitsstörungen nur vor dem Hintergrund des jeweiligen kulturellen Hintergrundes als gravierende Abweichung von den allgemeinen Erwartungen verstanden werden. Damit unterscheiden sie sich wesentlich von üblichen psychiatrischen Diagnosen. Erschwerend kommt hinzu, dass sich Persönlichkeitsstörungen üblicherweise nicht auf Funktionsstörungen einer bestimmten Person begrenzen lassen, sondern in der Regel auch gravierende Störungen der zwischenmenschlichen Interaktion und Kommunikation infolge stark eingeschränkter sozialer Anpassung sind. Ein stark von den geltenden Normen und Regeln abweichendes Verhalten führt in der Regel zu Konflikten mit dem engeren und erweiterten sozialen Umfeld in der Familie und am Arbeitsplatz. Neben den Interaktionsstörungen finden wir Störungen der Emotionalität, der Realitätswahrnehmung, der Selbstwahrnehmung und -darstellung sowie der Impuls- und Selbstkontrolle.

Typisch für den **Verlauf** sind ein Beginn in der Kindheit oder Jugend sowie die dauerhafte Manifestation im Erwachsenenalter. Etwa ein Drittel der Patienten bieten einen eher günstigen Verlauf mit erhaltener Berufstätigkeit, bei einem weiteren Drittel findet man Lebensläufe mit partieller Bewältigung der Anforderungen und eingeschränkter Berufstätigkeit, während das letzte Drittel einen ungünstigen Verlauf mit stark eingeschränkter sozialer Anpassung zeigt.

Oft besteht keine Krankheitseinsicht, so dass von den betroffenen Menschen auch keine Therapie angestrebt wird. Ziel einer **Therapie** bei Persönlichkeitsstörungen ist keine „Heilung" im traditionellem Sinn, sondern eine möglichst tragfähige Kompensation der bestehenden Interaktionsprobleme. Häufig setzt die Therapie an Begleitstörungen wie einer Depression oder Angststörung an.

Bei der **beruflichen Wiedereingliederung** sind insbesondere die Leistungseinschränkungen im sozial-kommunikativem Bereich zu berücksichtigen und ein Kompetenz- und Fähigkeitsprofil zu erstellen. Falls gravierende Defizite in diesem Bereich vorliegen, wird ein Einsatz in sozialen Arbeitsfeldern, im Umgang mit Kunden und Publikum sowie mit hohen Anforderungen an die Teamfähigkeit früher oder später zu Problemen führen. Auch Tätigkeiten, die mit Führungsaufgaben verbunden sind und ein Mindestmaß an emotionaler Intelligenz voraussetzen, können bei entsprechenden Defiziten rasch erhebliche Konflikte auslösen.

12.7 Essstörungen

Die Häufigkeit von Essstörungen hat in den letzten Jahrzehnten erheblich zugenommen. Mit verantwortlich für diese Entwicklung ist das Propagieren von Schönheitsidealen, die unkritisch das Schlanksein zur Maxime erheben und zur Schau stellen. Essstörungen treten überwiegend bei jungen Frauen zwischen 15 und 25 Jahren auf. Männliche Patienten haben nur einen Anteil von 5–10%, allerdings mit steigender Tendenz. Bei Essstörungen handelt es sich häufig um dramatische Krankheitsbilder mit einer hohen Mortalitätsrate.

Unter Essstörungen werden im Wesentlichen 2 Krankheitsbilder zusammengefasst, die Anorexia nervosa (Magersucht) und die Bulimia nervosa (Ess-Brech-Sucht), wobei es Übergänge zwischen beiden Formen gibt. Bei beiden Störungen sind genetische Einflussfaktoren belegt. Darüber hinaus kommt dem gesellschaftlichen Druck (Schönheitsideal) und einer gestörten familiären Interaktion (Überbehütung, Rigidität und defizitäres Konfliktlösungsverhalten) sowie Schwierigkeiten bei der Identitätsfindung in der Pubertätsphase eine besondere Rolle zu. Gemeinsam sind beiden Formen auch das gehäufte Auftreten affektiver Störungen, z. B. von depressiven Symptomen, Angst und Zwangssymptomen.

12.7.1 Anorexia nervosa

Die Magersucht ist durch Nahrungsrestriktion und Hungern bis zur völligen Nahrungsverweigerung gekennzeichnet. Dadurch kommt es zu einer deutlichen, teilweise extremen Gewichtsabnahme bis zur Kachexie. Die Magersucht ist unter den psychosomatischen Krankheitsbildern eine der Erkrankungen mit der höchsten Mortalitätsrate. Nach 10- bis 20-jährigen Verläufen findet man eine Letalität von 10–20%. Das Essverhalten ist auffällig: Die Patienten weigern sich, an gemeinsamen Mahlzeiten in der Familie oder Kantine teilzunehmen, zerpflücken die Speisen und brauchen lange für geringste Nahrungsmengen. Sie überschätzen ihren Körperumfang und halten sich trotz Untergewicht für zu dick. Darüber hinaus treiben sie, solange sie körperlich dazu in der Lage sind, exzessiv Sport, um ihr Gewicht zu beeinflussen. Diese Patienten legen oft einen ausgesprochener Ehrgeiz an den Tag. Sie zeichnen sich häufig durch herausragende Leistungen in Schule, Ausbildung und Beruf aus, engagieren sich in der Jugendvertretung und sind nicht selten überdurchschnittlich intelligent.

Die Anorexie ist eine chronische Erkrankung. Nur bei etwa 40% entwickelt sich ein günstiger Verlauf. Etwa ein Drittel der behandelten Patienten wird innerhalb von 4 Jahren rückfällig. 25–30% nehmen einen eher ungünstigen Verlauf. Bei Absinken des Body-Mass-Index (BMI) auf unter 17,5 treten verstärkt körperliche Symptome wie

Ausbleiben der Regelblutung, Absinken der Herzfrequenz, des Blutdrucks und der Körpertemperatur, Ausbilden von Ödemen und Abnahme der allgemeinen Leistungsfähigkeit auf. Bei dauerndem Abführmittelmissbrauch kann es zur Osteomalazie und Osteoporose kommen.

Da die Anorexie eine potenziell lebensbedrohliche Erkrankung ist, muss in der akuten Erkrankungsphase eine stationäre Behandlung erfolgen. Kriterien für die **stationäre Therapie** sind unter anderem ein Gewichtsverlust unter 75 % des Normalgewichts, bedrohliche körperliche Folgeerscheinungen und depressive Verstimmung mit Suizidgefahr. Notwendige Voraussetzung für eine erfolgreiche psychotherapeutische Arbeit sind das Erreichen eines ausreichenden Körpergewichts und die Wiederherstellung eines normalen Essverhaltens.

Der multimodulare **Rehabilitation**sansatz beinhaltet strukturierte Ernährungsberatung sowie ein strukturiertes Ernährungsprogramm, stationäre und weiterführende ambulante Psychotherapie mit Einzel- und Gruppentherapie, Mitarbeit in Selbsthilfegruppen und Hilfestellung bei der sozialen und beruflichen Reintegration.

12.7.2 Bulimia nervosa

Typisches Symptom der Bulimie sind rezidivierende Heißhungerattacken. Dabei werden große, meist hochkalorische Nahrungsmengen hastig heruntergeschlungen und alles an Nahrung aufgenommen, was verfügbar ist. Im Anschluss wird meist manuell Erbrechen provoziert, das später fast reflexartig abläuft. Viele Patienten mit Bulimie weisen zwar ein normales Körpergewicht auf, zeigen aber dennoch Symptome der Mangelernährung ähnlich wie bei der Anorexie. Typisch für Bulimiepatienten ist eine ausgeprägte Zahnkaries durch Säureschäden. Neben multimodularen Rehabilitationsmaßnahmen analog zur Anorexie werden bei der Bulimie in der Akutphase Neuroleptika oder Antidepressiva eingesetzt.

Differenzialdiagnostisch müssen organische Ursachen für eine Essstörung ausgeschlossen werden. Dazu gehören insbesondere konsumierende Erkrankungen (Krebs, chronische Infektionen), Stoffwechselstörungen und Magen-Darm-Erkrankungen. Heißhungerattacken können auch bei einigen Epilepsieformen, Hirntumoren und genetischen Defekten auftreten.

Bei der **beruflichen Wiedereingliederung** ist ein Abgleich von Anforderungs- und Fähigkeitsprofil unverzichtbar (vgl. Kap. 3 Allgemeine Leitgedanken). Die Wiederaufnahme der Arbeit kann positiv zur Strukturierung der Tagesaktivitäten beitragen. Im Eingliederungsplan bzw. Therapievertrag sollte die Pausenregelung zur Nahrungsaufnahme, z. B. regelmäßiger Besuch der Kantine, festgehalten werden. Eher ungünstig wirkt sich in dieser Hinsicht ein Einsatz im vollkontinuierlichen Schichtdienst aus. Sinnvoll ist eine regelmäßige Vorstellung beim Betriebsarzt zum Gespräch und zum Wiegen.

12.8 Abhängigkeit und Sucht

Menschen haben schon immer Drogen genommen – Substanzen, die ihr Bewusstsein verändern. Rausch und Ekstase sind uralte Phänomene, die untrennbar mit bestimmten kulturellen Praktiken verbunden waren. Als der Einfluss der Priester und Schamanen und damit der „bestimmungsgemäße Gebrauch" der Drogen zurückging, trat der individuelle Genuss in den Vordergrund und mit ihm die Maßlosigkeit des Konsums.

Der ursprüngliche Begriff „Sucht" wurde vor einigen Jahren von der WHO durch „Abhängigkeit" ersetzt, um das Phänomen verständlicher zu machen. Dabei wird zwischen körperlicher und seelischer Abhängigkeit differenziert:

- **Seelische Abhängigkeit** ist der unbezwingbare Drang, sich die Substanz um jeden Preis, ggf. durch kriminelle Handlungen oder Prostitution, zu beschaffen und einzunehmen.
- Die **körperliche Abhängigkeit** ist eine Folge einer Anpassung des Stoffwechsels an die Droge mit der Folge, dass körperliche Entzugserscheinungen bei Unterbrechung der Zufuhr auftreten. Ein Vorzeichen körperlicher Abhängigkeit ist die **Gewöhnung** mit Dosissteigerung.

Körperlich und seelisch Abhängige erkennt man daran, dass das Suchtmittel für sie zum Mittelpunkt ihres Lebens geworden ist, dem alle anderen Interessen und Bindungen untergeordnet werden.

Nach Schätzungen der Deutschen Hauptstelle für Suchtfragen (DHS) sind etwa 1,7 Millionen Menschen in Deutschland **alkoholabhängig**, weitere 1,7 Millionen betreiben Alkoholmissbrauch und sind gefährdet. Nach Angaben der DHS sind mindestens 5 % aller Beschäftigten alkoholkrank, weitere 10 % gelten als gefährdet. Jährlich sterben etwa 42 000 Menschen an den Folgen des Alkoholmissbrauchs. Die gesetzlichen Unfallversicherungen schätzen, dass bei etwa 25 % aller Arbeits- und Wegeunfälle Alkohol eine wesentliche Rolle spielt. Die betriebswirtschaftlichen Kosten werden auf ca. 10 000 Euro je 100 Beschäftigte durch Lohnausfallkosten, Minderleistung und zusätzliche Beanspruchung von Kollegen und Vorgesetzten geschätzt, die volkswirtschaftlichen Kosten zwischen 15 und 40 Milliarden Euro. Suchtkranke haben im Vergleich zu Nichtabhängigen 16-mal häufigere Fehlzeiten, sind 2,5-mal so oft krank geschrieben, sind 3,5-mal häufiger in Arbeitsunfälle verwickelt und fehlen nach Unfällen 1,4-mal so lange. Seit einem Urteil des Bundessozialgerichts aus dem Jahre 1968 gilt Alkoholismus als Krankheit.

Nach Schätzungen des Bundesverbandes der Innungskrankenkassen sind etwa 2,9 Millionen Menschen in Deutschland **medikamentenabhängig** oder abhängigkeitsgefährdet. Rund 16 % aller verordneten Medikamente besitzen ein eigenes Suchtpotenzial.

In Deutschland wird die Zahl der Konsumenten **harter Drogen** auf 450 000 geschätzt, darunter ca. 188 000 Heroin-, 144 000 Kokain- und 118 000 Amphetamin-Konsumenten. Etwa 20 % aller Kinder und Jugendlichen zwischen 12 und 21 Jahren haben Drogenerfahrungen.

Cannabis ist die dominierende **illegale Droge**. Fast jeder Drogenkonsument nimmt auch Cannabis, 80 % ausschließlich. Problematisch ist insbesondere, das der Wirkstoffgehalt (THC) durch selektive Züchtungen seit Ende der 60er Jahre von 3 auf über 20 % gesteigert worden ist, was zu einer erheblichen Zunahme cannabisinduzierter schizophrener Psychosen und depressiver Reaktionen geführt hat. Im Betäubungsmittelgesetz, das ständig aktualisiert werden muss, sind weit über 100 Stoffe und Zubereitungen aufgeführt. Im Januar 2009 ist die Kräutermischung „Spice" neu aufgenommen worden.

Die **klinischen Erscheinungsbilder** bei Störungen durch Rauschmittel lassen sich wie folgt einteilen:

- akute Vergiftung (Intoxikation),
- Missbrauch,

- Abhängigkeitssyndrom,
- Entzugssyndrom,
- induzierte psychotische Störung.

Eine akute Vergiftung kann mit Komplikationen wie Delir, Koma oder Krampfanfällen einhergehen. Ein Missbrauch geht mit einer Schädigung der psychischen oder physischen Gesundheit einher. Eine Abhängigkeit ist durch den übermächtigen Wunsch, Substanzen zu konsumieren, durch verminderte Kontrollfähigkeit, Toleranzentwicklung mit Dosissteigerung, Entzugssymptome bei Unterbrechung der Zufuhr, Einengung der Verhaltensmuster, auffällige Stimmungsschwankungen und Vernachlässigung anderer Interessen gekennzeichnet.

Entstehung und Verlauf einer Sucht ist abhängig von Persönlichkeitsfaktoren und der sozialen Umwelt. Dazu gehören das Konsumverhalten und die Trinksitten in der Familie, im Freundeskreis und im Betrieb genauso wie psychische Belastungen im privaten Umfeld und am Arbeitsplatz. Der Tod naher Angehöriger, Trennung vom Partner, Dauerarbeitslosigkeit oder -konflikte mit den heranwachsenden Kindern können ebenso dazu beitragen wie Schlafstörungen bei Schichtarbeit, Monotonie, Unter- oder Überforderung, Termindruck oder schlechtes Arbeitsklima.

12.8.1 Alkoholabhängigkeit

Bei der Entwicklung der Alkoholkrankheit unterscheidet man modellhaft 4 Stufen mit Veränderungen im Trinkverhalten, zunehmendem Kontrollverlust, sozialen Folgen und der Entwicklung einer psychischen und körperlichen Abhängigkeit. Alkoholkrank ist jemand, der nicht auf Alkohol verzichten kann oder der zwar auf Alkohol verzichten kann, aber die Alkoholmenge nicht mehr kontrollieren kann, wenn er/sie angefangen hat zu trinken. Klassisch werden 3 Formen der Alkoholkrankheit unterschieden:

- **Gamma- bzw. süchtige Alkoholiker**, bei denen sich zunächst eine seelischen und dann auch eine körperliche Abhängigkeit entwickelt. Hier steht der Kontrollverlust im Vordergrund. Sie sind jedoch fähig, zeitweise alkoholfrei zu leben.
- **Delta- bzw. Spiegel-Alkoholiker**, die körperlich abhängig sind und einen bestimmten Alkoholspiegel im Blut benötigen, um zu funktionieren. Bei ihnen fehlt der Kontrollverlust meistens, dafür sind sie unfähig, alkoholfrei zu leben.
- **Epsilon- bzw. Quartals-Alkoholiker**, die episodisch, dann aber hemmungslos trinken. Bei ihnen besteht eine seelische Abhängigkeit mit Kontrollverlust bei Trinkphasen. Zwischenzeitig sind sie aber fähig, alkoholfrei zu leben.

Chronischer Alkoholmissbrauch **schädigt** eine Vielzahl von Körperstrukturen und Funktionen. Im Vordergrund stehen zunächst Leberschäden mit Leberverfettung und späterer Schrumpfung (Leberzirrhose) sowie Beeinträchtigung vieler Stoffwechselfunktionen, z. B. Bildung von Bluteiweiß und Gerinnungsfaktoren. Darüber hinaus können Entzündungen der Bauchspeicheldrüse (Pankreatitis) mit dem Risiko der Entstehung eines Diabetes (vgl. Kap. 4 Diabetes mellitus), Entzündungen der Magenschleimhaut (Gastritis), Herzmuskelschädigungen, Muskelschwund, Schädigung der Hoden mit Impotenz und Krebserkrankungen, insbesondere Kehlkopf-, Speiseröhren-, Leber- und Magenkrebs sowie Brustkrebs bei der Frau auftreten (vgl. Kap. 7 Krebserkrankungen). Im weiteren Verlauf kommt es in der Regel auch zu Schädigungen des Nervensystems, insbesondere Zitterleiden (Tremor), chronischen Nervenentzündungen (Polyneu-ropathie) und Hirnschäden mit Persönlichkeitsveränderungen bis zur Demenz sowie organischen Psychosyndromen mit Störungen der Merkfähigkeit, Desorientiertheit und Konfabulationen (Korsakow-Syndrom). Häufigste Folgekrankheit ist das **Alkoholdelir**, ein lebensbedrohlicher psychiatrischer Notfall, der durch Entzug oder akute Erkran-kungen und Operationen ausgelöst wird. Bei Kindern und Ungeborenen führt Alkohol zu besonders gravierenden Folgen.

Erheblich gestört sind durch Alkoholeinwirkung unter anderem Reaktionsvermögen, Gleichgewicht, Aufmerksamkeitssteuerung, Sehvermögen sowie Selbsteinschätzung und Risikoverhalten. In der Regel liegt **Fahruntauglichkeit** vor. Tätigkeiten mit Fremd- und Eigengefährdung, mit hohen Anforderungen an Konzentration und Aufmerksam-keit sowie mit Verantwortung für Dritte sind nicht möglich. Chronischer Alkoholmiss-brauch beeinträchtigt darüber hinaus auch in hohem Maß das soziale Umfeld. Er führt zur **Auflösung sozialer Bindungen und Kontakte**, sei es in der Familie, im Freundes-kreis oder in der Arbeitswelt.

Von entscheidender Bedeutung für die **Therapie** ist die Frühdiagnose, bevor es zur Auflösung sozialer Bindungen in der Familie und Verlust des Arbeitsplatzes gekom-men ist. Ziel ist das Erreichen einer dauernden Abstinenz. Dabei lassen sich 4 Be-handlungsschritte unterscheiden:

- Kontakt und Motivierungsphase,
- Entgiftungs- und Entzugsphase (meist stationär),
- Entwöhnungsphase (stationär oder ambulant),
- Nachsorge- und Rehabilitationsphase (Selbsthilfegruppen).

In vielen Betrieben, Verwaltungen oder auf überbetrieblicher Ebene (z. B. Handwerks-kammern) existieren heute betriebliche Vorbeugungs- und Hilfsprogramme, Betriebs-vereinbarungen zum Substanzmissbrauch, betriebliche Suchtkrankenhelfer oder ent-sprechende Arbeitskreise. Daher ist es zwingend erforderlich, die betrieblichen Akteure, insbesondere den Betriebsarzt, schon in die Kontakt- und Motivationsphase einzubinden und auch die Maßnahmen zur **betrieblichen Wiedereingliederung** früh-zeitig und eng abzustimmen und zu planen (s. Kap. 2.5.1). Sinnvoll ist in der Regel auch, vor Beginn der Wiedereingliederung ein gemeinsames Gespräch mit dem be-troffenen Beschäftigten, den unmittelbaren Vorgesetzten und Arbeitskollegen zu orga-nisieren, um die Wiedereingliederung vorzubereiten und das Risiko eines Rückfalls z. B. durch betriebliche Trinksitten zu minimieren. Problematisch hinsichtlich des Rückfallrisikos könnte die Wiedereingliederung in Brauereien, Kellereien, Schnaps-brennereien oder im Gastronomiebereich aufgrund des regelmäßigen Umgangs mit Alkohol sein. Hier wäre ggf. die Notwendigkeit einer innerbetrieblichen Umsetzung oder beruflicher Qualifizierungs- und Weiterbildungsmaßnahmen zu prüfen.

12.8.2 Medikamentenabhängigkeit

Medikamente sind ein wesentlicher Bestandteil der Therapie. Sie haben ein positives Image, weil sie der Wiederherstellung der Gesundheit und Arbeitsfähigkeit dienen. Dies ist einer der Gründe, warum die Bedeutung der Medikamentenabhängigkeit eher unterschätzt wird und auch im betrieblichen Alltag kaum Beachtung findet. Viele Me-dikamente haben ein starkes Suchtpotenzial, wobei das Risiko, medikamentenabhängig zu werden, mit zunehmender Behandlungsdauer steigt. Die Zahl der hochgradig gefährdeten und abhängigen Menschen ist nicht zuletzt auch ein Resultat ärztlicher Verordnung. Allzu leichtfertig werden Psychopharmaka bereits Kindern im Grundschulalter zur besseren Bewältigung von Schulstress verordnet. Eine psychische oder auch körperliche Abhängigkeit entwickelt sich insbesondere bei der Einnahme folgender Mittel:

- Beruhigungsmittel (Tranquilizer),
- Schlafmittel (Hypnotika),
- Schmerzmittel (Analgetika),
- Neuroleptika,
- Antidepressiva,
- Psychostimulanzien.

Besonders kritisch ist die Einnahme von benzodiazepinhaltigen Medikamenten zu bewerten. Hier kann sich bereits nach wenigen Wochen eine schwere psychische und körperliche Abhängigkeit einstellen. Darüber hinaus wird eine Vielzahl weiterer Stoffe mit Abhängigkeitspotenzial missbräuchlich verwendet wie Laxanzien (Abführmittel), Nasentropfen mit Ephedrin, Betablocker oder Hustenblocker mit Kodein.

In Hinblick auf die **Verkehrs- und Arbeitssicherheit** sind vor allem zentralnervöse Medikamentenwirkungen von Bedeutung. Etwa 6–7 % aller Verkehrsunfälle gehen zu Lasten dieser Wirkungen. Besonders häufig wird der Konsum von Benzodiazepinen nachgewiesen. Als **Nebenwirkungen** eines Medikamentenmissbrauchs kann auf Dauer eine Vielzahl von Funktionsstörungen und Organschäden auftreten: Leber- und Nierenschäden bis zum Nierenversagen, Depressionen, Wahnvorstellungen und Persönlichkeitsveränderungen.

Therapie sowie Maßnahmen zur **betrieblichen Rehabilitation und Wiedereingliederung** entsprechen im Wesentlichen den allgemeinen Behandlungsprinzipien, die in Kap. 12.8.1 Alkoholabhängigkeit dargestellt wurden. Unterschiede in der Vorgehensweise ergeben sich immer dann, wenn es sich um ärztlich verordnete Arzneimittel handelt. In diesen Fällen ist die Einbeziehung des behandelnden Arztes zur Reduzierung der Koabhängigkeit unbedingt erforderlich. Grundsätzlich geht es bei jeder Therapie einer Abhängigkeit um den Entzug und die dauerhafte Abstinenz. Besonders problematisch ist der Entzug bei längerem Konsum/Missbrauch von Benzodiazepinen, insbesondere bei Hochdosisabhängigkeit. Hier muss der Entzug langsam über Wochen oder Monate in der Regel stationär erfolgen, um das Auftreten von Angst- und Panikstörungen zu vermeiden.

12.8.3 Illegale Drogen

Der Konsum illegaler Drogen in Deutschland bewegt sich seit Jahren auf konstant hohem Niveau. Die Polizei registriert jährlich zwischen 200 000 und 300 000 Rauschgiftdelikten. Angesichts der Häufigkeit des Konsums illegaler Drogen muss mit einer größeren Anzahl Konsumenten am Arbeitsplatz gerechnet werden. Nach wie vor stellen Drogenabhängige eine Risikogruppe für blutübertragbare Infektionskrankheiten, insbesondere HIV, Hepatitis B und C dar. Die Symptome und Verhaltensmuster sind je nach Drogentyp unterschiedlich. Je nach Substanz kommt es früher oder später zu Veränderungen der Persönlichkeit, sozialer Isolation und dissozialem Verhalten. Einige

Substanzen wie LSD, Designerdrogen oder Cannabis sind wegen möglicher „Flash-back-Räusche" mit akuten Halluzinationen Wochen oder Monate nach dem letzten Konsum besonders problematisch.

Cannabis, das Harz der Hanfpflanze, gilt als Einstiegsdroge schlechthin. Immer wieder werden in der Öffentlichkeit die Auswirkungen insbesondere im Vergleich zur sozial akzeptierten Droge Alkohol relativiert und die Legalisierung gefordert. Auch wenn es bisher keine Hinweise auf eine körperliche Abhängigkeit gibt, entwickelt sich bei gewohnheitsmäßigem Konsum häufig eine psychische Abhängigkeit. Cannabiskonsum führt zu Euphorie, Sorglosigkeit, Gedächnisstörungen, akustischen und optischen Halluzinationen sowie Zeitgitterstörungen. Infolge der langen Halbwertzeit von THC lassen sich Störungen der Merkfähigkeit und des Reaktionsvermögens noch Wochen nach Absetzen nachweisen.

Chronischer Cannabiskonsum kann zu Teilnahmslosigkeit, Passivität und Apathie führen. Darüber hinaus können affektive und schizophrene Psychosen ausgelöst werden. Relativ häufig sind atypische Verläufe: sog. Horrortrip mit paranoiden Reaktionen, akuten Angst- und Panikreaktionen sowie „Flash-back-Räusche" mit unterschiedlicher Latenzzeit.

Ecstasy (XTC) ist eine chemisch hergestellte Droge auf der Basis eines Amphetamins (MDMA), die antriebsteigernd wirkt und Kommunikations- und Kontaktfreudigkeit deutlich steigert. Körperlich kommt es zu einem Anstieg von Blutdruck, Herzfrequenz und – unter körperlicher Belastung – der Körpertemperatur auf über 40°C mit der Gefahr des Herz-Kreislauf-Versagens. Unerwünschte Nebenwirkungen treten vor allem als Nacheffekte der Einnahme auf. Dazu zählen Schläfrigkeit, depressive Verstimmung, Muskelkater, Konzentrationsstörungen, Unruhe und Ängstlichkeit. Nach wiederholter Einnahme können schwere psychotische Störungen mit Halluzinationen, Personenverkennung, Wahn, Beziehungsideen und psychomotorische Störungen auftreten. Ecstasy verursacht keine körperliche, jedoch eine seelische Abhängigkeit.

Amphetamine und **Designerdrogen** können typische Psychosen und bleibende Hirnschäden verursachen, die sich unter anderem als Bewegungsstörungen (Stereotypien) und gedankliche Perseverationen (krankhaftes Hängenbleiben an Vorstellungen und Themen) ausprägen.

Heroin und **Opiate** besitzen unter den Drogen das höchste Abhängigkeitspotenzial mit einer ausgeprägten psychischen und körperlichen Abhängigkeit und rascher Toleranzentwicklung. Entzugssymptome treten bei Heroinabhängigkeit ca. 6–12 Stunden nach der letzten Einnahme auf und erreichen ihren Höhepunkt nach 24–48 Stunden. Körperliche Symptome bei Abhängigkeit sind Gewichtsverlust, Störungen der Magen-Darm-Funktion bis hin zum Darmverschluss, Blasenentleerungsstörungen , Tremor und fahlgraue Haut. Bei Heroinabhängigen findet man häufig Spritzenabszesse und spezifische Infektionskrankheiten.

Im Zustand der akuten Suchtmittelwirkungen bestehen verschiedene substanzabhängige Beeinträchtigungen von Aktivitäten und Teilhabe: Einschränkungen des Bewusstseinszustands, inadäquate Realitätseinschätzung, herabgesetzte sensorische, motorische und koordinative Fähigkeiten, Konzentrations- und Gedächnisleistungsstörungen oder Störungen der emotionalen Steuerungsfähigkeit. Diese Einschränkungen schließen die Teilnahme am Straßenverkehr sowie das Ausüben zahlreicher beruflicher Tätigkeiten aus.

Ziel der **Therapie** und **Rehabilitation** bei allen Abhängigkeitskrankheiten ist der kontrollierte Entzug sowie die Etablierung einer dauernden Abstinenz. Die rehabilitative Entwöhnungstherapie differenziert nach den großen Substanzgruppen. Wesentlich für den Therapieerfolg sind auch Konzepte zur individuellen Rückfallprävention wie die zeitnahe Verfügbarkeit von Kriseninterventionsprogrammen.

Die Maßnahmen zur **betrieblichen Wiedereingliederung** sind abhängig von der Konstellation des Einzelfalls zu planen (vgl. Kap. 12.8.1 Alkoholabhängigkeit). Vielfach sind zusätzliche Unterstützungsmaßnahmen wie Schuldenberatung, Familienberatung oder ein Wohnungs- und Milieuwechsel erforderlich.

Literatur

Kapitel 2 und 3

Akabas SH, Gates LB, Galvin DE. Disability management: A complete system to reduce costs, increase productivity, meet employee needs, and ensure legal compliance. New York: AMA-COM 1992

Badura B Schellschmidt H, Vetter C. Fehlzeiten-Report 2006 (Chronische Krankheiten). Heidelberg: Springer 2007

Bloch F, Prins R, eds. Who returns to work and why? New Brunswick (NJ): Transaction Publisher 2001

Brader et al. Case Management zur Erhaltung von Arbeits- und Ausbildungsverhältnissen behinderter Menschen. 2004 (www.bar-frankfurt.de)

Breuer J, Mehrhoff F. Management von Personenschäden – Herausforderungen und Strategien aus der Sicht der gesetzlichen Unfallversicherung. Die BG 2005; 13–16

Bundesarbeitsgemeinschaft für Rehabilitation, Hrsg. Rehabilitation und Teilhabe. Wegweiser für Ärzte und andere Fachkräfte der Rehabilitation. 3. Aufl. Köln: Deutscher Ärzte-Verlag 2005

Dyck D. Disability management: Theory, strategy and industry practice. Toronto (ON): Butterworths 2000

Fritze J, Mehrhoff F, Hrsg. Die ärztliche Begutachtung. 7. Aufl. Heidelberg: Steinkopff 2008

Gagel A. Betriebliches Eingliederungsmanagement, Rechtspflicht und Chance. Neue Zeitschrift für Arbeitsrecht (NZA) 2004; 1359–62

Giesert M, Hrsg. Prävention: Pflicht und Kür. Gesundheitsförderung und Prävention in der betrieblichen Praxis. Hamburg: VSA 2008

Harder HG, Scott LR. Comprehensive disability management. Edinburgh: Elsevier Churchill Livingstone 2005

Hetzel C Flach T, Mozdzanowski M. Mitarbeiter krank – Was tun!? Wiesbaden: Universum 2007

ILO (Internationale Arbeitsorganisation, Genf). Umgang mit Behinderung am Arbeitsplatz, Ein Leitfaden. Berlin: 2004 (www.ilo.org, E-Mail: berlin@ilo.org)

Iqpr (www.iqpr.de). Diskussionsforum A: Leistungen zur Teilhabe und Prävention

Kuhn D, Sommer D, Hrsg. Betriebliche Gesundheitsförderung. Wiesbaden: Gabler 2004

Landau K, Pressel G, Hrsg. Medizinisches Lexikon der beruflichen Belastungen und Gefährdungen. 2. Aufl. Stuttgart: Gentner 2009

Leistner K, Beyer H-M, Hrsg. Rehabilitation in der gesetzlichen Krankenversicherung. Landsberg/Lech: ecomed Medizin 2005

Magin J, Schnetter B. Die Einführung des betrieblichen Eingliederungsmanagement – Erste Erfahrungen aus der Praxis. Behindertenrecht 2005; 52–59

Mehrhoff F, Hrsg. Disability Management. Stuttgart: Gentner 2004

Mehrhoff F, Schönle W, Hrsg. Betriebliches Eingliederungsmanagement. Stuttgart: Gentner 2005

Mehrhoff F. Betriebliches Eingliederungsmanagement – Neuland für Betriebe und soziale Versicherungen. Die BG 2005; 329–333

Mehrhoff F. Externe Dienstleister helfen beim Disability Management. Soziale Sicherheit 2005; 318–323

Mehrhoff F. Zurück ins Berufsleben – Neue Aufgabe für die Prävention. Bundesarbeitsblatt 2005; 19–21

National Institute of Disability Management and Research. Code of practice for disability management. Port Alberni (BC): NIDMAR 2000

National Institute of Disability Management and Research. Disability management in the workplace: A guide to establishing a joint workplace program. Port Alberni (BC): NIDMAR 1995

National Institute of Disability Management and Research. Ethical standards and professional conduct. Occupational standards in disability management. Port Alberni (BC): NIDMAR 1999

Rankin N. An employers guide to disability management. Aurora (ON): Canada Law Books 2001

Riessner S. Shrey D, Zimmermann W, eds. Strategies for success: Disability management in the workplace. Port Alberni (BC): National Institute of Disability Management and Research 1997

Schott, Hrsg. Eingliedern statt ausmustern. Weinheim, München 2005

Schuntermann MF. Einführung in die ICF. Landsberg/Lech: ecomed Medizin 2005

Shain M. Best advice on stress: Risk management in the workplace. Ottawa (ON): Health Canada 2000

Shrey DE, Lacerte M. Principles and practices of disability management in industry. Winter Park (FL): GR Press 1994

Shrey DE. Effective worksite-based disability programs. In: King PM, ed. Sourcebook of occupational rehabilitation. New York (NY): Plenum Press 1998: 389–409

Spector RE. Cultural diversity in health and illness. 5th ed. Upper Saddle River (NJ): Prentice Hall Health 2000

Thomas KW, Kilmann RH. Thomas-Kilmann Conflict Mode Instrument. Mountain View (CA): Xicom and CPP, Inc. 1974

Triebig G, Kentner M, Schiele R, Hrsg. Arbeitsmedizin. 2. Aufl. Stuttgart: Gentner 2008

Watson Wyatt. Staying at work: Improving workforce productivity through integrated disability management. Bethesda (MD): Watson Wyatt Worldwide 2001

Kapitel 3

Bund-Länder-Kommission. Materialband zu Reha-Futur (in Vorbereitung). Ende 2009. www.bmas.de/portal/19582

Fahle K. Materialband zu Reha-Futur (in Vorbereitung). Ende 2009. www.bmas.de/portal/19582

Bundesministerium für Bildung und Forschung (BMBF), Hrsg. (Referat EU-Bildungsprogramme; Internationale Zusammenarbeit in der Bildung). Programm für lebenslanges Lernen. Europäische Auftaktveranstaltung am 6. und 7. Mai 2007 in Berlin. Bonn, Berlin 2008

Bundesarbeitsgemeinschaft für Rehabilitation (BAR), Hrsg. Rehabilitation und Teilhabe – Wegweiser für Ärzte und andere Fachkräfte der Rehabilitation. 3. Aufl. Köln: Deutscher Ärzteverlag 2005

Schian H-M. ICF – Nationale, europäische und internationale Auswirkungen auf Politik und Recht. In: Blumenthal W., Schliehe F, Hrsg. Teilhabe als Ziel der Rehabilitation – 100 Jahre Zusammenwirken in der Deutschen Vereinigung für Rehabilitation e. V. Heidelberg: DVfR 2009

Schuntermann MF. Einführung in die ICF: Grundkurs – Übungen – offene Fragen. 3. Aufl. Heidelberg: ecomed 2009

Kapitel 4

Aldana SG, Merrill RM, Price K et al. Financial impact of a comprehensive multi-site workplace health promotion program. Prev Med 2005; 40: 131–7

Eriksson KF, Lindgarde F. Prevention of type 2 (non-insulin-dependent) diabetes mellitus by diet and physical exercise. The 6-year Malmo feasibility study. Diabetologia 1991; 34: 891–8

Gaede P, Lund-Andersen H, Parving HH et al. Effect of a multifactorial intervention on mortality in type 2 diabetes. N Engl J Med 2008; 358: 580–91

Hambrecht R, Walther C, Möbius-Winkler S et al. Percutaneous coronary angioplasty compared with exercise training in patients with stable coronary artery disease: a randomized trial. Circulation 2004; 109: 1371–8

Hauner H, Köster I, Schubert I. Trends in der Prävalenz und ambulanten Versorgung von Menschen mit Diabetes mellitus: Eine Analyse der Versichertenstichprobe AOK Hessen/KV Hessen im Zeitraum von 1998 bis 2004, Germany, 1998–2004. Dtsch Ärztebl 2007; 104: A-2799

Holman RR, Paul SK, Bethel MA et al. 10-year follow-up of intensive glucose control in type 2 diabetes. N Engl J Med 2008a; 359: 1577–89

Holman RR, Paul SK, Bethel MA et al. Long-term follow-up after tight control of blood pressure in type 2 diabetes. N Engl J Med 2008b; 359: 1565–76

Knowler WC, Barrett-Connor E, Fowler SE et al. Reduction in the incidence of type 2 diabetes with lifestyle intervention or metformin. N Engl J Med 2002; 345: 393–403

Köster I, von Ferber L, Ihle P et al. The cost burden of diabetes mellitus: the evidence from Germany – the CoDiM study. Diabetologia 2006; 49: 1498–504

Lankisch M, Füth R, Gülker H et al. Screening for undiagnosed diabetes in patients with acute myocardial infarction. Clin Res Cardiol 2008; 97: 753–9

Martin S, Schramm W, Schneider B et al. Epidemiology of complications and total treatment costs from diagnosis of type 2 diabetes in Germany (ROSSO 4). Exp Clin Endocrinol Diabetes 2007; 115: 495–501

Norhammar A, Tenerz A, Nilsson G et al. Glucose metabolism in patients with acute myocardial infarction and no previous diagnosis of diabetes mellitus: a prospective study. Lancet 2002; 359: 2140–4

Tuomilehto J, Lindstrom J, Eriksson JG et al. Prevention of type 2 diabetes mellitus by changes in lifestyle among subjects with impaired glucose tolerance. N Engl J Med 2001; 344: 1343–50

Kapitel 5

Apfelbacher CJ, Radulescu M, Diepgen TL et al. Occurrence and prognosis of hand dermatitis in the car industry: results from the PACO follow-up study (PACO II). Contact Dermatitis 2008; 58: 322–9

Brandenburg S. Integration der Wiedereingliederung in das betriebliche Management. Vortrag anlässlich des Symposiums „Rehabilitation und Wiedereingliederung – der Rehabilitand im Mittelpunkt". Lübeck: 19. 11. 2007

Butz M. Deutsche Gesetzliche Unfallversicherung. Persönliche Mitteilung 2008

de Jongh CM, Khrenova L, Verberk M et al. Loss-of-function polymorphisms in the filaggrin gene increase susceptibility to chronic irritant contact dermatitis. Br J Dermatol 2008; 159: 621–7

Deutsche Gesetzliche Unfallversicherung, Hrsg. Berufsgenossenschaftliche Grundsätze für arbeitsmedizinische Vorsorgeuntersuchungen. 4. Aufl. Stuttgart: Gentner 2007

Diepgen TL, Sauerbrei W, Fartasch M. Development and validation of diagnostic scores for atopic dermatitis incorporating criteria of quality and practical usefulness. J Clin Epidemiol 1996; 49: 1031–8

Drechsel-Schlund C, Francks HP, Klinkert M et al. Das Stufenverfahren Haut. Die BG 2007; 1: 32–5

Funke U, Fartasch M, Diepgen TL. Incidence of work-related hand eczema during apprenticeship: first results of a prospective cohort study in the car industry. Contact Dermatitis 2001; 44: 166–72

Funke U. Hautbelastende Tätigkeit. In: Petersen J, Wahl-Wachendorf A, Hrsg. Praxishandbuch Arbeitsmedizin. Wiesbaden: Universum 2009 (im Druck)

John SM Hautarztverfahren: Universelle Plattform für die dermatologische Frühintervention. In: Szliska S, Brandenburg S, John SM, Hrsg. Berufsdermatologie. 2. Aufl. München Deisenhofen: Dustri Verlag Dr. Karl Feistle 2006: 517–46

John SM, Diepgen TL, Elsner P, Köllner A, Richter G, Rothe A, Schindera I, Stary A, Wehrmann W, Schwanitz HJ. Vier Jahre Qualitätssicherung im Hautarztverfahren: Bericht aus der Clearingstelle der ABD. JDDG 2 (2004) 717–21

John SM, Skudlik C, Römer W et al. Empfehlung: Hautarztverfahren. J Dtsch Dermatol Ges 2007; 5: 1146–8

John SM. Leitlinien für das neue Hautarztverfahren – Sekundärprävention durch den Betriebsarzt? In: Harwerth A, Hrsg. Arbeitsmedizinische Herbsttagung 2006 des Verbandes Deutscher Betriebs- und Werksärzte (VDBW). Stuttgart: Gentner 2007; ferner CD-ROM der VDBW-Tagung: 227–36

Malten KE. Thoughts on irritant contact dermatitis. Contact Dermatitis 1981; 7: 238–47

Oppolzer A. Gesundheitsmanagement im Betrieb. Hamburg: VSA-Verlag 2006: 182

Schwarzer R. Psychologie des Gesundheitsverhaltens. Göttingen: Hogrefe 2004

Skudlik C, Breuer K, Jünger M et al. Optimierte Versorgung von Patienten mit berufsbedingten Handekzemen Hautarztverfahren und Stufenverfahren Haut der gesetzlichen Unfallversicherung. Hautarzt 2008a; 59: 690–5

Skudlik C, John SM. Hauterkrankungen in der betriebsärztlichen Praxis – was gibt es Neues in der Zusammenarbeit zwischen Betriebsarzt, Hautarzt und BG? Arbeitsmed Sozialmed Umweltmed 2009 (im Druck)

Skudlik C, Weisshaar E, Wulfhorst B et al. Multi-Center-Studie „Medizinisch-Berufliches Rehabilitationsverfahren Haut – Optimierung und Qualitätssicherung des Heilverfahrens (ROQ)" – Konzeption und Einbindung in das Stufenverfahren Haut. J Dtsch Dermatol Ges 2009; 7: 1–5

Skudlik C, Wulfhorst B, Gediga G et al. Tertiary individual prevention of occupational skin diseases – a decade's experience with recalcitrant occupational dermatitis. Int Arch Occup Environ Health 2008b; 81: 1045–58

Wulfhorst B. Gesundheitserziehung und Patientenschulung. In: Hurrelmann K, Laaser U, Hrsg. Handbuch Gesundheitswissenschaften. Weinheim: Juventa 2006: 819–44

Wulfhorst B, Bock M, John SM. Worker's education and teaching programmes: The german experience. In: Frosch PJ, Menné T, Lepoittevin JP, eds. Textbook of contact dermatitis. Berlin: Springer 2006: 855–60

Wulfhorst B, Hurrelmann K, Hrsg. Handbuch Gesundheitserziehung. Bern: Huber 2009

Kapitel 6

Badura B, Kaufhold G, Lehmann H et al. Leben mit dem Herzinfarkt. Eine sozialepidemiologische Studie. Heidelberg: Springer 1987

Beckers H. Arbeitsmedizinische Einschränkungen bei bestimmten Erkrankungen. Köln: Verlag Arzt+Information 1998

Hadler NM. The last well person. How to stay well despite the health-care system. Montreal: McGill-Queen's University Press 2005

Knülle E. Probleme der Planung einer Evaluationsstudie zur kardiologischen Rehabilitation bei der Ford Werke GmbH, Köln, in Erfolgsbeurteilung in der Rehabilitation. Interdisziplinäre Schriften zur Rehabilitation. Band 3. 1993

Kapitel 7

Ahles TA, Saykin AJ. Candidate mechanisms for chemotherapy-induced cognitive changes. Nature Rev Cancer 2005; 39; 192–201

Bower JE, Ganz PA, Desmond KA et al. Fatigue in long-term breast carcinoma survivors – a longitudinal investigation. Cancer 2006; 106: 751–8

Bradley CJ, Bednarek HL. Employment patterns of long-term cancer survivors. Psychooncology 2002; 11: 188–98

Carter O. Cancer in the workplace project: Report on consultations with managers and employees. Curtin University of Technology: Centre for Behavioural Research in Cancer Control, Cancer Council Western Australia. 2006 (http://www.cbrcc.curtin.edu.au/reports/060123.pdf)

Drolet M, Maunsell E, Mondor M et al. Work absence after breast cancer diagnosis: A population-based study. Canad Med Assoc J 2005; 173: 765–71

Hartmann U, Kluge A, Ring C et al. Effektivität stationärer onkologischer Rehabilitation in der Therapie von Angst und Depression bei Brustkrebspatientinnen – Ergebnisse einer prospektiven Studie. Rehabilitation 2006; 45: 88–94

Hartmann U, Muche R, Reuss-Borst M. Effects of a step-by-step in-patient rehabilitation programme on quality of life in breast cancer patients. A prospective randomised study. Onkologie 2007; 30: 177–82

Hurria A, Somlo G, Ahles T. Renaming „Chemobrain". Cancer Invest 2007; 25: 373–7

Kangas M, Bovbjerg DH, Montgomery GH. Cancer-related fatigue: A systematic and meta-analytic review of non-pharmacological therapies for cancer patients. Psychol Bulletin 2008; 134: 700–41

Lawrence DP, Kupelnick B, Miller K et al. Evidence report on the occurrence, assessment, and treatment of fatigue in cancer patients. J Natl Cancer Inst Monogr 2004; 32: 40–50

Minton O, Stone P. A systematic review of the scales used for the measurement of cancer-related fatigue (CRF). Ann Oncol 2009; 20: 17–25

Pryce J, Munir F, Haslam C. Cancer survivorship and work: Symptoms, supervisor response, coworker disclosure and work adjustment. J Occup Rehabil 2007; 17: 83–92

Reuss-Borst M, Riehl S, Muche R et al. Osteoporosis in male cancer patients – an underestimated problem? Onkologie 2008; 31: Suppl 4: 213

Reyes Gibby CC, Wu X, Spitz M et al. Molecular epidemiology, cancer-related symptoms, and cytokines pathway. Lancet Oncol 2008; 9: 777–85

Seruga B, Zhang H, Bernstein LJ et al. Cytokines and their relationship to the symptoms and outcome of cancer. Nat Rev Cancer 2008; 8: 887–99

Spelten ER, Spangers MAG, Verbeek JH. Factors reported to influence the return to work of cancer survivors: A literature review. Psychooncology 2002; 11: 124–31

Taskila T, Lindbohm ML, Martikainen R et al. Cancer survivors' received and needed social support from their work place and the occupational health services. Support Care Cancer 2006; 14: 427–35

Kapitel 8

Angerer P et al. Working in permanent hypoxia for fire protection-impact on health. Int Arch Occup Environ Health 2003; 76: 87–102

Arbeitsgemeinschaft der Wissenschaftlichen Medizinischen Fachgesellschaften (AWMF). http://www.uni-duesseldorf.de/WWW/AWMF/index.html

Atemwegsliga. Leitlinien Asthma (2006) und COPD (2007). http://www.atemwegsliga.de

Börger HH. EKG-Information. 5. Aufl. Darmstadt: Steinkopff 1987

Criee CP et al. Empfehlungen der Deutschen Atemwegsliga zur Spirometrie. Atemwegs Lungenkrankh 2006; 32: 372–84

Fischer J et al. Zielorientierte Messung von kurz-, mittel- und langfristigen Effekten in der pneumologischen Rehabilitation. Pneumologie 2000; 54: 458–63

Fischer J et al. Rehabilitation von Patienten mit chronisch obstruktiver Lungenerkrankung (COPD), S2-Leitlinie der Deutschen Gesellschaft für Pneumologie und Beatmungsmedizin (DGP) und der Deutschen Gesellschaft für Rehabilitationswissenschaften (DGRW). Pneumologie 2007; 61: 233–48

Hubbard R. Occupational dust exposure and the aetiology of cryptogenic fibrosing alveolitis. Eur Respir J 2001; 32: 119s–121s

Konietzko N, Fabel H, Hrsg. Weißbuch Lunge 2005. Stuttgart: Thieme 2005

Paris W et al. Return to work after lung transplantation. J Heart Lung Transplant 1998; 17: 430–6

Kapitel 9

Schriftenreihe der Bundesarbeitsgemeinschaft für Rehabilitation (BAR), Hrsg.:
- Arbeitshilfe für die Rehabilitation von Schlaganfallpatienten
- Arbeitshilfe für die stufenweise Wiedereingliederung in den Arbeitsprozess
- Empfehlungen zur neurologischen Rehabilitation von Patienten mit schweren und schwersten Hirnschädigungen in den Phasen B und C
- Empfehlungen zur stationären Langzeitpflege und Behandlung von Menschen mit schweren und schwersten Schädigungen des Nervensystems in der Phase F
- ICF-Praxisleitfaden, ICF-Praxisleitfaden 1, ICF-Praxisleitfaden 2

Bezug über www.bar-frankfurt.de, E-Mail: info@bar-frankfurt.de

Bundesministerium für Arbeit und Soziales. RehaFutur – Zwischenbericht – in Vorbereitung für Internetpräsentation auf der Homepage des BMAS, siehe auch Abschlussbericht (in Vorbereitung), Ende 2009. http://www.bmas.de/portal/19582

Exner G. In Bundesarbeitsgemeinschaft für Rehabilitation, Hrsg. Rehabilitation und Teilhabe – Wegweiser für Ärzte und andere Fachkräfte der Rehabilitation. 3. Aufl. Köln: Deutscher Ärzteverlag 2005

Francke J, Gagel A. Der Sachverständigenbeweis im Sozialrecht: Inhalt und Überprüfung medizinischer Gutachten. Baden-Baden: Nomos 2009

Fries W, Fischer S. Beeinträchtigungen der Teilhabe nach erworbenen Hirnschädigungen: Zum Verhältnis von Funktionsstörungen, personbezogenen und umweltbezogenen Kontextfaktoren – eine Pilotstudie. Rehabilitation 2008; 47: 265–74

Fries W, Lössel H, Wagenheuser S, Hrsg. Teilhabe! – Neue Konzepte der Neurorehabilitation – für eine erfolgreiche Rückkehr in Alltag und Beruf. Stuttgart: Thieme 2007

Hillert A, Müller-Fahrnow W, Radoschewski FM, Hrsg. Medizinisch-beruflich orientierte Rehabilitation. Köln: Deutscher Ärzteverlag 2009

Hoeß U et al. Versorgung von Schlaganfallpatienten mit ambulanten Heil- und Hilfsmitteln im Langzeitverlauf nach stationärer, neurologischer Rehabilitation. Phys Med Rehab Kuror 2008; 18: 115–21

IFDM. Gemeinsam Grenzen überwinden. 4. Internationales Forum zum Disability-Management. Forumsbeiträge. September 2008. http://www.disability-manager.de/d/:fdm2008/info/pdf-images/programm.pdf

Jungbauer J, Döll K, Wilz G. Geschlechts- und altersspezifische Aspekte des Hilfebedarfs bei Angehörigen von Schlaganfallpatienten – Ergebnisse einer qualitativen Längsschnittstudie. Rehabilitation 2008; 47: 145–9

Müller SV, Klaue U, Specht A, Schulz P. Neuropsychologie in der beruflichen Rehabilitation: ein neues Interventionsfeld? Rehabilitation 2007; 46: 93–101

Nelles G, Hrsg. Neurologische Rehabilitation. Stuttgart: Thieme 2004

Schlate A, Poppendick U, Möller C et al. Kenntnis von Unterstützungsangeboten nach erstem Schlaganfall. Rehabilitation 2007; 47: 136–44

Waldmann G, Schubert M, Hummelsheim H. Patientenindividuelle Behandlungspfade in der neurologischen Rehabilitation der Phase D. Rehabilitation 2007; 46: 246–50

Kapitel 10

AMWF online: Leitlinie Rehabilitation nach Bandscheibenvorfall mit radikulärer Symptomatik und nach Bandscheibenoperation. http://www.uni-düsseldorf.de/AMWF

Bertelsmann Stiftung: Gesundheitspfad Rücken. Innovative Konzepte zur Verbesserung der Versorgung von Patienten mit Rückenschmerzen. Leitfaden für Entscheider und Gestalter. Gütersloh: Juni 2007. http://www.bertelsmann-stiftung.de/cps/rde/xbcr/SID-0A000F0A-3C1FBF18/bst/xcms_bst_dms_21627_21628_2.pdf

Berufsgenossenschaft Metall Nord Süd, Hrsg. VMBG Mitteilungen 2008; 3: 30

BGI 504-46. http://www.arbeitssicherheit.de/arbeitssicherheit/html/modules/bgi500549/500-549/504_46.pdf

BMA, Hrsg. Merkblatt zur BK 2102: Meniskusschäden nach mehrjährigen andauernden oder häufig wiederkehrenden, die Kniegelenke überdurchschnittlich belastenden Tätigkeiten. BArbBl 1999; 2: 135

Bundesvereinigung der Deutschen Arbeitgeberverbände, Hrsg. Demografiebewusstes Personalmanagement, Strategien für die betriebliche Praxis. Gütersloh: Verlag Bertelsmann Stiftung 2008: 99–103

Glatz A, Anneken V, Heipertz W et al. Zur ärztlichen Beurteilung körperlicher Leistungsfähigkeit anhand des FCE Assessments ERGOS Work Simulator. Arbeitsmed Sozialmed Umweltmed 2007; 42: 56–63

Hartmann B, Ellegast R, Schäfer K et al. Eine Checkliste zur Prüfung des Angebots arbeitsmedizinischer Vorsorge bei körperlichen Belastungen des Muskel-Skelett-Systems. Arbeitsmed Sozialmed Umweltmed 2007; 42: 499–507

Hartmann B, Spallek M, Kuhn W et al. Arbeitsmedizinische Vorsorge bei Belastungen des Muskel-Skelettsystems. Teil 3: Die Beratung bei Befunden am Muskel-Skelett-System als Teil der arbeitsmedizinischen Vorsorge. Arbeitsmed Sozialmed Umweltmed 2005; 40: 298–306

Hellmann W, Hrsg. Gesunde Mitarbeiter als Erfolgsfaktor. Heidelberg: Economica-Verlag MedizinRecht.de 2007: 143–58

Kaufmännische Krankenkasse Hannover, Hrsg. Weißbuch Prävention 2007/2008 „Beweglich? Muskel-Skelett-Erkrankungen" Berlin: Springer 2008

Kuhn W, Spallek M. Differenzialdiagnostik von Schulterbeschwerden unter arbeitsmedizinischen Aspekten – PHS-Syndrom oder Impingement? ErgoMed 2005; 29: 164–8

Landau K. Lexikon Arbeitsgestaltung, Best Practice im Arbeitsprozess. Stuttgart: Gentner 2007: 911–2

Leinmüller R. Rückenschmerzen – der größte Teil ist myofaszial bedingt. Dtsch Ärztebl 2008; 105: A-1657 / B-1430 / C-1397

Liebers F, Thalau F, Dörre C et al. Leitlinien in der Prävention von Rückenbeschwerden. Zbl Arbeitsmed Arbeitsschutz Ergonomie 2008; 58: 253–4

Ochs P, Petrenz J, Reindl J. Ressource – Handbuch zur arbeitsnahen Gesundheitsförderung im Betrieb. Saarbrücken: Verlag Iso Institut 2006: 239ff

Schwarze M, Ristel N, Rebe T et al. Schnittstellenmanagement in der „JobReha" – Notwendigkeit einer verbesserten Zusammenarbeit zwischen Betriebs- und Rehabilitationsärzten. Zbl Arbeitsmed Arbeitsschutz Ergon 2008; 58: 11–4

Spallek M, Kuhn W, Schwarze S et al. Arbeitsmedizinische Vorsorge bei Belastungen des Muskel-Skelettsystems. Teil 2: Funktionsorientierte körperliche Untersuchungssystematik (fokus) des Bewegungsapparates in der Arbeitsmedizin. Arbeitsmed Sozialmed Umweltmed 2005; 40: 244–50

Waddell G, Burton AK. Occupational health guidelines fort he management of low back pain at work: evidence review. Occup Med 2001; 51: 124–35

Kapitel 11

Basler H-D, Franz C, Kröner-Herwig B et al. Psychologische Schmerztherapie. 5. Aufl. Berlin: Springer 2004

Bundesanstalt für Straßenwesen (bast): Begutachtungs-Leitlinien zur Kraftfahrereignung. Bremerhaven: Wirtschaftsverlag NW 2000

Butler D, Moseley L. Schmerzen verstehen. Heidelberg: Springer 2005

Deutsche Gesetzliche Unfallversicherung (DGUV): Berufsgenossenschaftliche Grundsätze für arbeitsmedizinische Vorsorgeuntersuchungen. 4. Aufl. Stuttgart: Gentner 2007

Fachklinik Enzensberg – Psychologenteam des Interdisziplinären Schmerzzentrums: Neue Chancen für Schmerzpatienten – Ein Schmerzmanagement-Programm als begleitende Broschüre zur Therapie. Eigenverlag 2008

Haase I, Riedl G, Birkholz LB et al. Verzahnung von medizinischer Rehabilitation und beruflicher Reintegration. Arbeitsmed Sozialmed Umweltmed 2002: 331–5

Hasenbring M. Prozesse der Chronifizierung von Schmerzen. In Basler H-D, Franz C, Kröner-Herwig B, Rehfisch H-P & Seemann H (Hrsg.), Psychologische Schmerztherapie. 4. Aufl. Berlin: Springer 1999: 161–76

Heisel J, Jerosch J. Schmerztherapie der Halte- und Bewegungsorgane. Heidelberg: Springer 2007

Hetzel C, Flach T, Mozdzanowski M. Mitarbeiter krank – was tun!? Praxishilfen zur Umsetzung des betrieblichen Eingliederungsmanagements in kleinen und mittleren Unternehmen. Wiesbaden: Universum 2007

Hildebrandt J. Paradigmenwechsel im Umgang mit dem Rückenschmerz – Körperliche Aktivität als Therapie der ersten Wahl. Notfall & Hausarztmedizin 2008; 08/09: 424–9

Kendall NAS, Linton SJ, Main CJ. Guide to assessing psychosocial yellow flags in acute low back pain. Accident Rehabilitation and Compensation Insurance Corporation and National Advisory Committee on Health and Disability. Wellington, New Zealand 1997

Matheson LN, Matheson ML. Spinal function sort – Selbsteinschätzung der körperlichen Leistungsfähigkeit (PACT-Test). Schweizerische Arbeitsgemeinschaft für Rehabilitation SAR, Interessengemeinschaft Ergonomie, www.sar-rehab.ch, www.testraum.ch/Serie%2010/PACT.pdf

Riedl G, Schlechter K, Maier J et al. Reha/Case Management Support mit Fahreignungszentrum Allgäu im Betrieblichen Eingliederungsmanagement – Befragung von Maschinenbauunternehmen im Allgäu. Eigenverlag Fachklinik Enzensberg 2008

Waddell G. The back pain revolution. 2nd ed. Edinburgh: Churchill Livingstone 2004

Kapitel 12

Bandelow B. Angst- und Panikerkrankungen. Ätiologie, Diagnostik, Therapie. 2. Aufl. Bremen: UNI-MED 2006

Bundesarbeitsgemeinschaft für Rehabilitation (BAR), Hrsg. Rahmenempfehlung zur ambulanten Rehabilitation bei psychischen und psychosomatischen Erkrankungen vom 22. Januar 2004. Frankfurt/Main 2004 (www.bar-frankfurt.de)

Bundesarbeitsgemeinschaft für Rehabilitation (BAR), Hrsg. Rehabilitation und Teilhabe, Wegweiser für Ärzte und andere Fachkräfte der Rehabilitation. Frankfurt/Main 2005

Deutsche Hauptstelle gegen die Suchtgefahren, Hrsg. Substanzbezoge Störungen am Arbeitsplatz. Eine Praxishilfe für Personalverantwortliche. Hamm 2001

DGUV. Empfehlungen zur Prävention und Rehabilitation von psychischen Traumen und PTBS. 2008 (www.dguv.de)

Ebel H, Beichert K. Depressive Störungen bei Patienten der Allgemeinmedizin. Dtsch Ärztebl 1999 (3) 18. Januar 2002

Fabra M. Posttraumatische Belastungsstörung und psychischer Querschnittsbefund: Konsequenzen für die psychiatrisch-psychotherapeutische Begutachtung. MedSach 2006; 102 (1): 26

Fiedler P. Persönlichkeitsstörungen. 6. Aufl. Weinheim: Beltz PVU 2007

Foerster K. Psychiatrische Begutachtung der Erwerbs(un)fähigkeit bei depressiven Störungen. MedSach 2007; 103 (2): 48

Hauptverband der gewerblichen Berufsgenossenschaften und Deutscher Verkehrssicherheitsrat, Hrsg. Suchtprobleme im Betrieb – Alkohol, Medikamente, illegale Drogen. Bonn 2006

Hautzinger M. Kognitive Verhaltenstherapie bei psychischen Störungen. Weinheim: Beltz PVU 2000

Hermann J-M. Stellenwert psychischer Störungen in der Begutachtung – Umgang mit psychosomatischen Störungen in der Begutachtung. MedSach 2001; 97 (2): 46

Möller H-J, Laux G, Deister A. Psychiatrie. 2. Aufl. (Duale Reihe.) Stuttgart: Hippokrates 1996

Weber A. Neue Aspekte in der Beurteilung psychoreaktiver und neuropsychologischer Störungen als Leistungsgrund – sozialmedizinische und gesundheitsökonomische Bedeutung. MedSach 2006; 102 (2): 49

Wissenschaftliches Kuratorium der Deutschen Hauptstelle für Suchtfragen (DHS), Hrsg. Alkoholabhängigkeit. Suchtmedizinische Reihe. Band 1. Hamm: DHS 2003

Zielke M, Keyserlingk H von, Hackhausen W. Angewandte Verhaltensmedizin in der Rehabilitation. Lengerich: Pabst Science Publ 2001

Register

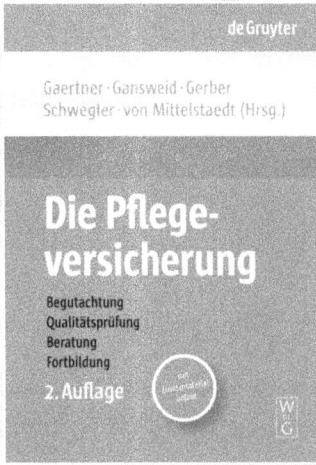

Thomas Gaertner / Barbara Gansweid / Hans Gerber /
Friedrich Schwegler / Gert von Mittelstaedt (Hrsg.)

■ Die Pflegeversicherung

Handbuch zur Begutachtung, Qualitätsprüfung, Beratung, Fortbildung

2. Aufl. Ca. XX, 300 Seiten. 18 Abb. 25 Tab. Broschur.
ISBN 978-3-11-020709-5
erscheint August 2009

Auch erhältlich als eBook
ISBN 978-3-11-021195-5

Das Handbuch ist eine Referenz für alle diejenigen, die in der Begutachtung, Qualitätsprüfung, Beratung und Fortbildung tätig sind. Zudem bietet es die Grundlage für eine weitergehende wissenschaftliche Auseinandersetzung mit dem Thema Pflegeversicherung. Dabei wird auch auf die private Pflegeversicherung und ihre Besonderheiten im Vergleich zur sozialen Pflegeversicherung eingegangen.

Die Autoren und Herausgeber der Medizinischen Dienste der Krankenversicherung (MDK) und der Sozialmedizinischen Expertengruppe „Pflege / Hilfebedarf" sind seit Jahren sachverständig tätig. Als Experten haben sie beständig zur Thematik fachkundig Stellung bezogen und sind maßgeblich an der Qualitätssicherung in der Pflege sowie Fortentwicklung der Pflegeversicherung beteiligt.

W
DE
G
de Gruyter
Berlin · New York

www.degruyter.de

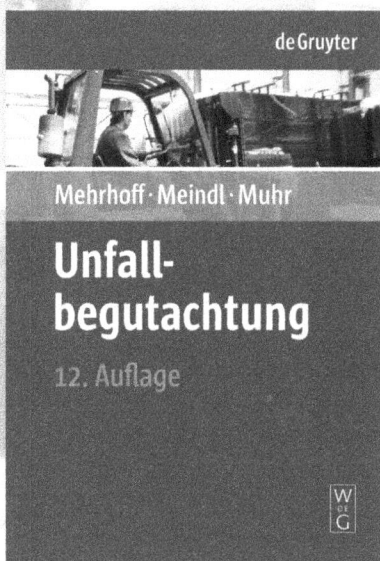

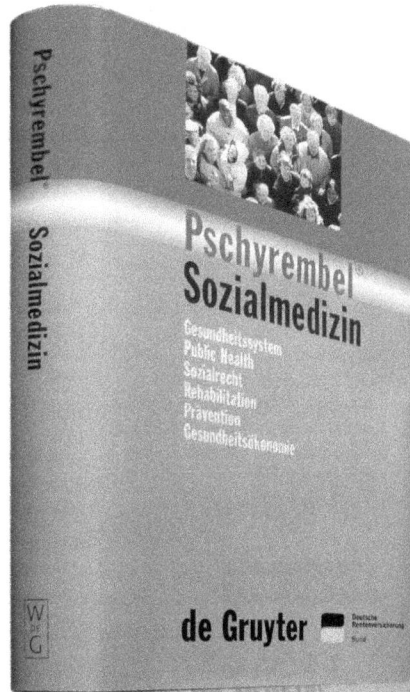

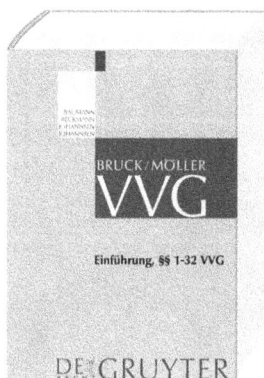

www.ingramcontent.com/pod-product-compliance
Lightning Source LLC
Chambersburg PA
CBHW081104220326
41598CB00038B/7221